心肌梗死
心原性休克研究进展

● 主 编　颜红兵　赵汉军　余小平　王丽丽

● 审 阅　胡盛寿（中国工程院院士）

华南理工大学出版社
SOUTH CHINA UNIVERSITY OF TECHNOLOGY PRESS
·广州·

图书在版编目（CIP）数据

心肌梗死心原性休克研究进展 / 颜红兵等主编 . —广州：华南理工大学出
版社，2022.1

ISBN 978−7−5623−6641−6

Ⅰ . ①心⋯　Ⅱ . ①颜⋯　Ⅲ . ①心原性休克 – 诊疗　Ⅳ . ① R541.6

中国版本图书馆 CIP 数据核字（2021）第 275994 号

心肌梗死心原性休克研究进展

颜红兵　赵汉军　余小平　王丽丽　主编

出 版 人：卢家明

出版发行：华南理工大学出版社

（广州五山华南理工大学 17 号楼，邮编 510640）

http://hg.cb.scut.edu.cn　E-mail: scutc13@scut.edu.cn

营销部电话：020-87113487 87111048（传真）

策划编辑：陈苑雯　庄　严

责任编辑：陈苑雯　骆　婷

责任校对：郑宇奇　梁晓艾

印 刷 者：广州商华彩印有限公司

开　　本：889mm×1194mm　1/16　印张：16　字数：313 千

版　　次：2022 年 1 月第 1 版　2022 年 1 月第 1 次印刷

定　　价：98.00 元

本资料为下列项目指定用书

★ 深圳市医学重点学科（2020—2024 年）（心血管内科）

★ 深圳市心血管疾病防治中心

★ 深圳市医防融合心血管病项目

★ 深圳市医疗卫生"三名工程"中国医学科学院阜外医院
  颜红兵教授急性冠状动脉综合征诊治团队

★ 珠江人才计划项目

编者名单

曾繁芳　杨大浩　卢永康　罗　颖　张杰波　柯　晓
郭　超　何松坚　金光临　陈怡粤　张怡清　王丽丽
罗新林　郭文玉　左辉华　李　超　闫少迪　丁立刚
江　勇　高　立　张　瑜　赵汉军　颜红兵

学术秘书

郭　超　姜　琳

审阅

胡盛寿（国家心血管病中心中国医学科学院阜外医院）

前言

多学科标准化治疗 努力降低心原性休克死亡率

5%～12% 的急性心肌梗死（acute myocardial infarction, AMI）患者合并心原性休克（cardiogenic shock, CS）。随着人口老龄化，心原性休克发病率呈上升趋势，患者的情况变得越来越复杂，并伴有更多合并性疾病。AMI-CS患者伴有左心室心肌损失的情况通常超过 40%；而对于已有心肌功能障碍的患者而言，即使是范围很小的缺血损伤也可能诱发休克；机械并发症，如游离壁破裂、室间隔缺损和乳头肌断裂也可能诱发 AMI-CS。

CS 伴随多器官系统衰竭患者的住院死亡率达 50%，且住院时间更长、医疗资源消耗更大。一项纳入 444,253 例 AMI-CS 住院患者的分析显示，发生多器官系统衰竭的风险增加了 4.3 倍，幸存者生活质量下降，伴有抑郁和慢性焦虑症状的比例更高。

CS 病理生理学变化的核心是心输出量减少，导致全身灌注不足及缺血、炎症、血管收缩和容量过载，最终进展为多器官系统衰竭和死亡。许多病因均可能导致心脏损伤。心输出量受损和进行性舒张功能障碍增加心室舒张末压，从而降低冠状动脉灌注压、心肌收缩力和每搏心输出量。作为对组织缺血和坏死的反应，释放的炎症介质会进一步损害组织代谢并诱导一氧化氮的产生，导致全身血管扩张并加剧低血压，使已经发生功能失调的心肌遭受进一步打击。缺氧和肺部炎症导致肺血管收缩，增加双心室后负荷和心肌氧需求。肾小球灌注受损后，肾脏反应性增加肾小管钠的重吸收和肾素－血管紧张素－醛固酮轴的激活，导致进一步的容量过载和利尿效果不佳。交感神经介导的内脏血管收缩使得 50% 的总血容量重新分配回循环，容量过载进一步恶化。心室充盈压增加会进一步影响心肌工作效率并导致缺血，尤其是右心室。如果不加以抑制，这种恶性循环往往会发展到死亡。

临床试验和各个学会指南采用了多种 CS 定义。SHOCK 试验基于临床和血液动力学标准入选患者，而其他试验则基于临床标准，包括有持续低血压和靶器官灌注不当的证据。基于使用心脏指数和肺毛细血管楔压的 Diamond-Forrester 分类系统，侧重于肺充血和全身灌注不足等 CS 的特征。现代 CS 的表型可能包括左室优势型、右室优势型和双心室型，三者各有不同的血液代谢特征。患者也可能出现休克前状态，有灌注不良，但代偿性血管收缩可将收缩压维持在接近正常水平，故临床中容易忽视。尽管这些正常血压和低灌注患者仅占 SHOCK 试验登记患者的 5.2%，但其住院死亡率达 43%，属于高危患者。从更加实用的目的出发，心血管造影和介入治疗学会（Society for Cardiovascular Angiography and Interventions, SCAI）提出了 CS 的 5 期（A 至 E）分类系统。有回顾性研究显示，这种分类系统能预测住院和心脏重症监护病房死亡率。

有效的急诊分诊是早期识别和治疗 CS 的关键。急诊医务人员要及时获取和解释 AMI-CS 患者的 12 导联心电图，并立即将患者转院到有经皮冠状动脉介入治疗（percutaneous coronary intervention, PCI）能力的机构。在急诊科，可以通过查体、心电图、实验室评估和床旁超声心动图完善 CS 诊断。虽然可以直接将休克前患者送至心导管室，但对于 SCAI 分期 C 期或 D 期 CS 患者，可能需要首先使用血管升压药和机械通气初步稳定情况，这样做并不会显著延迟再灌注时间。对于 SCAI 分期 E 期或终末期 CS 患者，积极治疗可能无效，有必要与家属讨论姑息治疗和在急诊的治疗目的。

越来越多的证据支持在 CS 患者早期应用有创血流动力学评估。肺动脉导管插管评估可以更早、更准确地识别 CS 的具体表型，有针对性地治疗。因此，常规应用早期有创血流动力评估，应当是现代 CS 处理的标准措施。

静脉正性肌力和血管升压药仍然是 CS 急性期治疗的基础。这些药物可增加心室收缩力和心输出量，降低充盈压力，维持靶器官灌注。现有的正性肌力药物通过调节心肌细胞钙离子流量发挥其生理作用。这些药物包括肾上腺素能药物（去甲肾上腺素和肾上腺素）、同类药物（多巴酚丁胺和多巴胺）、磷酸二酯酶抑制剂（米力农）和左西孟旦，它们通过钙增敏和选择性磷酸二酯酶 -3 抑制的组合来调节正性变力作用。有限的数据支持使用去甲肾上腺素作为首选一线药物。回顾性分析表明多巴酚丁胺和米力农的疗效相似。米力农和左西孟旦的作用机制不依赖于β肾上腺素能受体，因此可以增加心输出量，尤其是对于正在接受β受体阻滞剂治疗的患者。然而，鉴于其存在增加心肌氧需求、增加缺血负荷和恶性心律失常的倾向，这些药物应短时间、低剂量使用。

超过50%的AMI-CS患者在CS之前或同时发生心脏骤停。心脏骤停会增加住院死亡率。缺氧性脑损伤仍然是院外心脏骤停患者死亡的主要原因，因此要根据心电图发现和临床特征识别早期进行血管造影可能获益的患者。对于合并心脏骤停的AMI-CS患者，要由多学科团队重点评估患者的总体预后、神经功能恢复的可能性，以及采取血运重建可能获益的患者。对经过选择的难治性心脏骤停的AMI-CS患者，早期使用体外生命支持可改善预后。

机械循环支持（mechanical circulatory support, MCS）装置越来越多地应用于稳定CS患者的血流动力学，但是何时应用、如何应用，仍存在争议。MCS的潜在获益包括减少左室每搏工作和降低心腔充盈压，提高冠状动脉和靶器官灌注。临床上应当根据疾病的严重程度、CS表型、所需的循环和心室支持强度、血管通路或解剖以及使用者的专业知识来选择MCS装置。了解每种支持装置如何改变心室压力－容积关系对于实施最佳策略至关重要。尽管与主动脉内球囊反搏（intra-aortic balloon counterpulsation, IABP）相比，轴流式和离心式流量装置可能改善血流动力学，但尚未证明其能为患者带来生存获益。此外，资料显示，不同医院轴流装置的使用存在很大差异，且可能引起安全问题，特别是严重出血、卒中和死亡。然而，新数据表明，当使用早期有创血流动力学和标准化多学科治疗流程有选择地使用机械循环支持设备时，可能会提高存活率。对于髂股动脉血管系统异常的患者，可以考虑经腋动脉途径使用IABP导管和Impella装置。

对于急性严重或难治性CS患者，应当在与多学科团队（由心脏介入医师、心胸外科医师、心脏重症监护医师和心力衰竭专家组成）快速会诊后，选择性地实施MCS。乳酸水平、心输出量和肺动脉搏动指数有助于选择MCS。MCS可作为心肌恢复的桥梁、心脏替代治疗，或作为评估患者是否适合使用持久性心室辅助装置或采用心脏移植的临时措施。优化处理血管路径、熟练处理装置故障和三级医院心脏重症监护病房多学科治疗，是优化治疗的关键组成部分。

心脏重症病房主要收治 CS 患者。治疗这些复杂患者，需要花费大量的医疗资源。由心脏科医师和重症监护医师共同强化管理可以提供更全面和更有效的服务。三级医院心脏重症病房应当能够进行有创血流动力学监测，有全面保护患者多器官和多系统的能力。多学科休克团队的参与可以提高治疗质量。

最好是由三级医院来提供 CS 全方位治疗。然而，大多数 CS 患者首先是在医疗资源较为不足的二级医院就诊，这种医院可能只提供 PCI 和 IABP 支持。还有部分 CS 患者也可能首先是在没有 PCI 能力的一级医院就诊。已经证实 CS 治疗质量存在病例数 - 结果关系，因此有必要建立区域化网络治疗系统。采用这种模式，急救医疗服务和一级或二级医院协作对 CS 患者进行分类、识别，稳定其病情，然后使用高效的一键式通信系统快速转院到三级医院，同时启动多学科休克团队，提供初始治疗建议并快速转院。

对于难治性 CS 患者，要早期和连续评估采用持久性 MCS 或心脏移植。治疗考虑因素包括常规风险因素，如年龄、肝肾功能、凝血疾病、主动脉瓣返流、右心室功能和药物依从性。需要全面进行临床和心理社会评估。随着移植器官共享网络的建立，可以优先考虑对临时 MCS 患者进行快速心脏移植，目前有越来越多的 CS 患者在使用这一途径。

经桡动脉途径是 AMI 患者施行冠状动脉造影和 PCI 的首选途径，该途径也可以应用于 AMI-CS 患者。如果经桡动脉途径不可行或需要 MCS，则应采用经股动脉途径，在超声和透视引导下使用微穿刺针和止血方案，以避免血管并发症和出血。

及时有效的抗血栓治疗在 AMI-CS 中至关重要。然而，以下因素对实现迅速和安全的抗血栓作用提出了挑战：①由于阿片类药物诱导的肠运动障碍，口服 $P2Y_{12}$ 抑制剂的吸收延迟；②内脏和肝脏灌注不当导致氯吡格雷细胞色素 P450 依赖性活化受损；③靶向温度管理和微血管血栓形成导致的血小板功能障碍；④与血管路径相关的出血风险。由于低分子量（相对分子质量，下同）肝素的皮下吸收受损而优先使用静脉注射普通肝素，给予粉碎的替格瑞洛可实现更快速和可预测的血小板抑制。

尽管 70% 以上的 AMI-CS 患者存在多支冠状动脉疾病，但少于 4% 的患者接受紧急冠状动脉旁路移植术（coronary artery bypass grafting, CABG）。PCI 与 CABG 在 AMI-CS 患者中的死亡率相似。尽管 AMI 患者采取完全血运重建获益，但仍不清楚 AMI-CS 中非梗死相关动脉病变的最佳治疗方案。迄今为止，CULPRIT-SHOCK 试验是唯一回答此问题的研究，该试验证明仅行罪犯病变 PCI 与一次性处理多支病变 PCI 相比，30 天死亡率或肾脏替代治疗的发生率降低。一项亚组研究表明，再灌注治疗前植入轴流 MCS 时，两种策略的死亡率、急性肾损伤（acute kidney injury, AKI）的发生率和住院时间具有可比性，这表明在 MCS 支持下，对非罪犯病变施行 PCI 可行。

总之，CS 是一种血流动力学复杂的综合征，其特征是低心排血量，常导致多器官系统衰竭和死亡。尽管近年来取得了一些进展，但 CS 患者的临床结果仍然很差，死亡率超过 40%。在缺乏足够有力的随机对照试验来指导治疗的情况下，休克的最佳治疗策略仍不一致。多学科标准化方案强调快速诊断、早期干预、持续血流动力学评估和多学科纵向治疗。建立区域化休克治疗体系可以大大提高临床治疗效果。

颜红兵　赵汉军　余小平　王丽丽

2021 年 6 月

参考文献

[1] Helgestad O K L, Josiassen J, Hassager C, et al. Contemporary trends in use of mechanical circulatory support in patients with acute MI and cardiogenic shock [J]. Open Heart, 2020;7:e001214.

[2] Elbadawi A, Elgendy I Y, Mahmoud K, et al. Temporal trends and outcomes of mechanical complications in patients with acute myocardial infarction [J]. J Am Coll Cardiol Intv, 2019;12:1825-1836.

[3] Vallabhajosyula S, Dunlay S M, Prasad A, et al. Acute noncardiac organ failure in acute myocardial infarction with cardiogenic shock [J]. J Am Coll Cardiol, 2019,73:1781-1791.

[4] Thiele H, Ohman E M, de Waha-Thiele S, et al. Management of cardiogenic shock complicating

myocardial infarction: an up-date 2019 [J]. Eur Heart J, 2019,40:2671-2683.

[5] Saxena A, Garan A R, Kapur N K, et al. Value of hemodynamic monitoring in patients with cardiogenic shock undergoing mechanical circulatory support [J]. Circulation, 2020,141:1184-1197.

[6] Baran D A, Grines C L, Bailey S, et al. SCAI clinical expert consensus statement on the classification of cardiogenic shock[J]. Catheter Cardiovasc Interv, 2019,94:29-37.

[7] Jentzer J C, van Diepen S, Barsness G W, et al. Cardiogenic shock classification to predict mortality in the cardiac intensive care unit [J]. J Am Coll Cardiol, 2019,74:2117-2128.

[8] van Diepen S, Hochman J S, Stebbins A, et al. Association between delays in mechanical ventilation initiation and mortality in patients with refractory cardio- genic shock [J]. JAMA Cardiol, 2020,5:965-967.

[9] Tehrani B N, Truesdell A G, Sherwood M W, et al. Standardized team-based care for cardiogenic shock [J]. J Am Coll Cardiol, 2019,73:1659-1669.

[10] Basir M B, Kapur N K, Patel K, et al. Improved Outcomes associated with the use of shock protocols: updates from the National Cardiogenic Shock Initiative [J]. Catheter Cardiovasc Interv, 2019,93:1173-1783.

[11] Taleb I, Koliopoulou A G, Tandar A, et al. Shock team approach in refractory cardiogenic shock requiring short-term mechanical circulatory support [J]. Circulation, 2019,140:98-100.

[12] Chioncel O, Parissis J, Mebazaa A, et al. Epidemiology, pathophysiology and contemporary management of cardiogenic shock – a position statement from the Heart Failure Association of the European Society of Cardiology [J]. Eur J Heart Fail, 2020, 22:1315-1341.

[13] Psotka M A, Gottlieb S S, Francis G S, et al. Cardiac calcitropes, myotropes, and mitotropes [J]. J Am Coll Cardiol, 2019,73:2345-2353.

[14] Mathew R, Visintini S M, Ramirez F D, et al. Efficacy of milrinone and dobutamine in low cardiac output states: systematic review and meta-analysis [J]. Clin Invest Med, 2019,42:E26-32.

[15] Jentzer J C, Henry T D, Barsness G W, et al. Influence of cardiac arrest and SCAI shock stage on cardiac intensive care unit mortality [J]. Catheter Cardiovasc Interv, 2020, 96:1350-1359.

[16] Dhruva S S, Ross J S, Mortazavi B J, et al. Association of use of an intravascular microaxial left ventricular assist device vs intra-aortic balloon pump with in-hospital mortality and major bleeding among patients with acute myocardial infarction complicated by cardiogenic shock [J]. JAMA, 2020,323:734-745.

[17] Amin A P, Spertus J A, Curtis J P, et al. The evolving landscape of Impella use in the United States among patients undergoing percutaneous coronary intervention with mechanical circulatory support [J]. Circulation, 2020,141:273-284.

[18] Tayal R, Hirst C S, Garg A, et al. Deployment of acute mechanical circulatory support de- vices via the axillary artery [J]. Expert Rev Cardiovasc Ther, 2019,17:353-360.

[19] Bohula E A, Katz J N, van Diepen S, et al. Demographics, care patterns, and outcomes of patients admitted to cardiac intensive care units: the Critical Care Cardiology Trials Network

Prospective North American Multicenter Registry of Cardiac Critical Illness [J]. JAMA Cardiol, 2019,4:928-935.

[20] Samsky M, Krucoff M, Althouse A D, et al. Clinical and regulatory landscape for cardiogenic shock: a report from the Cardiac Safety Research Consortium ThinkTank on cardiogenic shock [J]. Am Heart J, 2020,219:1-8.

[21] Varshney A S, Berg D D, Katz J N, et al. Use of temporary mechanical circulatory support for management of cardiogenic shock before and after the United Network for Organ Sharing Donor Heart Allocation System changes [J]. JAMA Cardiol, 2020,5:703-708.

[22] Tehrani B N, Damluji A A, Sherwood M W, et al. Transradial access in acute myocardial infarction complicated by cardiogenic shock: stratified analysis by shock severity [J]. Catheter Cardiovas Interv, 2021, 97:1354-1366.

[23] Gorog D A, Price S, Sibbing D, et al. Antithrombotic therapy in patients with acute coronary syndrome complicated by cardiogenic shock or out-of-hospital cardiac arrest: a joint position paper from the European Society of Cardiology (ESC) Working Group on Thrombosis, in association with the Acute Cardiovascular Care Association (ACCA) and European Association of Percutaneous Cardiovascular Interventions (EAPCI) [J]. Eur Heart J Cardiovasc Pharmacother, 2021,7:125-140.

[24] Mehta S R, Wood D A, Storey R F, et al. Complete revascularization with multivessel PCI for myocardial infarction [J]. N Engl J Med, 2019,382: 1411-1421.

[25] Lemor A, Basir M B, Patel K, et al. Multivessel versus culprit-vessel percutaneous coronary intervention in cardiogenic shock [J]. J Am Coll Cardiol Inv, 2020,13:1171-1178.

目　录

第 1 章

定义与分期

心原性休克（CS）是心力衰竭最严重的临床表现形式，是由于心脏排血功能衰竭不能维持其最低限度的心排血量，导致重要脏器和组织供血严重不足引起全身性微循环功能障碍，从而出现以缺血、缺氧、代谢障碍和重要脏器损害为特征的病理生理过程。

目前认为采用 IABP-SHOCK Ⅱ 研究的定义可操作性强。主要表现为组织灌注明显减低所致的临床和生化指标异常，包括持续性低血压（收缩压<90 mmHg，持续时间>30 min 或者在血管活性药物支持下收缩压>90 mmHg）和器官灌注受损的表现（至少一项：精神状态改变、皮肤湿冷、少尿或血清乳酸水平>2.0 mmol/L）。

1 病因

急性心肌梗死（AMI）是 CS 最常见的病因，约占所有 CS 的 80%。AMI-CS 发生率为 5%～10%，AMI 导致 40% 以上心室肌失去功能（包括梗死和严重缺血的濒危心肌）时则发生休克。近 10 年来由于再灌注治疗的进步，CS 发生率可能有所下降。CS 一旦发生，疾病呈进行性进展，若不及时治疗，死亡率达 80% 以上。即使在如今再灌注广泛普及的时代，各项研究表明 AMI-CS 死亡率仍高达 50% 以上。CS 的其他病因包括重症心肌炎、心脏压塞、心肌病和原发性肺动脉高压等（表 1-1）。内分泌功能（尤其是甲状腺）紊乱时，可能使 NSTE-ACS 病情加剧恶化。

表 1-1 心原性休克的主要病因

病理生理变化	临床情况
心肌病变	急性心肌梗死（泵衰竭）、严重右心室心肌梗死终末期心肌病、暴发性心肌炎 长时间缺血导致心肌顿抑（心肺复苏、低血压） 药物毒性（负性肌力药物有心肌毒性化疗药物） 严重酸碱失衡及代谢紊乱 严重感染和炎症反应 心肌挫伤 心脏切开术后 应激心肌病 心脏移植后排异 合并其他抑制心肌功能的临床情况
心脏结构病	急性心肌梗死合并机械并发症（乳头肌功能不全、乳头肌/腱索断裂导致急性二尖瓣反流、室间隔穿孔、游离壁破裂） 心室流出道梗阻（主动脉瓣狭窄、梗阻性肥厚型心肌病） 心室充盈受限（二尖瓣狭窄、心房黏液瘤） 急性二尖瓣反流（腱索断裂） 急性主动脉瓣反流 先天性心脏病 肺栓塞
心律失常	持续严重心动过缓或心动过速
心包疾病	大量心包积液 急性心包填塞 缩窄性心包炎

2 诊断

休克的诊断主要依据临床表现，依靠血流动力学指标进行诊断并非普遍适用。例如，急性冠状动脉综合征引起的 CS 可能存在低血压，而慢性心力衰竭患者可能有低血压或低心排指数，心室充盈压力升高，符合目前的 CS 定义，但患者没有低灌注临床表现。相反，低血压不是 CS 的绝对先决条件，在休克早期阶段，血压能够保持正常是由外周血管收缩维持的。

CS 应该是一个连续性过程。临床使用血压、血乳酸水平或心脏指数的界值来定义 CS 可能会导致诊断的敏感性和特异性发生变化。因此，明智的做法可能是将 CS 看成是一个连续变化的过程，并将休克分为休克前期、轻度休克、休克、深度休克和难治性休克（图 1-1）。

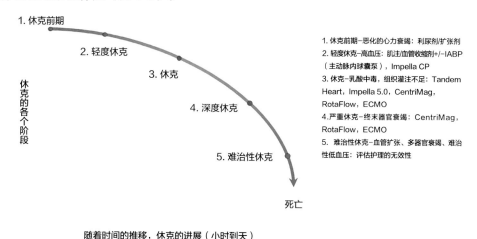

图 1-1 心原性休克的进展（数小时至数天）

注：CentriMag（马萨诸塞州沃尔瑟姆圣裘德医疗中心）；ECMO = 体外膜氧合；IABP = 主动脉内球囊泵；Impella（Abiomed，丹佛斯，马萨诸塞州）；RotaFlow（Maquet，拉施塔特，德国）；Tandem Heart（心脏辅助公司，宾夕法尼亚州匹兹堡）

CS 的诊断标准包括持续低血压、对液体复苏没有足够的反应以及内脏器官灌注低下的伴随临床表现（例如四肢冰冷、少尿或精神状态改变）。此外，通常存在组织灌注不足的生化表现，例如动脉血中的乳酸水平升高。在临床实践中，血流动力学参数（例如心脏指数降低和肺毛细血管楔压升高）有助于诊断，但不是诊断的强制指标。欧洲指南和主要随机临床试验中适用的 CS 诊断标准见表 1-2。

表 1-2　指南和主要随机临床试验中采用的 CS 诊断标准

SHOCK[13]	TRIUMPH[14]	IABP-SHOCK II[8]	CULPRIT-SHOCK[9]	ESC heart failure guidelines[15]
I. a. SBP <90 mmHg for ≥30 min or b. Support to maintain SBP >90 mmHg and II. Endorgan hypoperfusion (urine output <30 mL/h or cool extremities and heart rate >60 b.p.m.) III. Haemodynamic criteria[a]: a. CI of ≤2.2 L/min/m² and b. PCWP ≥15 mmHg	I. Patency of IRA spontaneously or after PCI II. Refractory cardiogenic shock >1 h after PCI with SBP <100 mmHg despite vasopressors (dopamine ≥7 µg/kg/min or norepinephrine or epinephrine ≥0.15 µg/kg/min) III. Endorgan hypoperfusion IV. Clinical or haemodynamic criteria for elevated left ventricular filling pressure V. LVEF <40%	I. SBP <90 mmHg for ≥30 min or catecholamines to maintain SBP >90 mmHg and II. Clinical pulmonary congestion and III. Impaired endorgan perfusion with at least one of the following criteria: a. Altered mental status b. Cold/clammy skin and extremities c. Urine output <30 mL/h d. Lactate >2.0 mmol/L	I. Planned early revascularization by PCI II. Multivessel coronary artery disease defined as >70% stenosis in at least two major vessels (≥2 mm diameter) with identifiable culprit lesion III. a. SBP <90 mmHg for >30 min or b. Catecholamines required to maintain SBP >90 mmHg IV. Pulmonary congestion V. Impaired organ perfusion with at least one of the following criteria: a. Altered mental status b. Cold/clammy skin and extremities c. Urine output <30 mL/h d. Lactate >2.0 mmol/L	SBP <90 mmHg with adequate volume and clinical or laboratory signs of hypoperfusion Clinical hypoperfusion: Cold extremities, oliguria, mental confusion, dizziness, and narrow pulse pressure. Laboratory hypoperfusion: Metabolic acidosis Elevated lactate Elevated creatinine

[a]Not required in anterior infarction or if pulmonary congestion in chest X-ray.
CI, cardiac index; ESC, European Society of Cardiology; IRA, infarct related artery; LVEF, left ventricular ejection fraction; PCI, percutaneous coronary intervention; PCWP, pulmonary capillary wedge pressure; SBP, systolic blood pressure.

注：CI= 心脏指数；ESC= 欧洲心脏病学会；IRA= 梗死相关动脉；LVEF= 左心室射血分数；PCI= 经皮冠状动脉介入治疗；PCWP= 肺毛细血管楔压； SBP= 收缩压。

3　分期

　　尽管文献中明确定义了 CS 的诊断标准，但是 CS 研究领域缺乏一个标准模式来统一描述研究方案和 CS 的严重性。CS 人群包括广泛的血液动力学紊乱患者，从容易逆转的孤立性低灌注到多器官衰竭和血液动力学衰竭的难治性休克。不同程度休克的患者可能对治疗和干预有不同的反应和不同的临床结果，但在临床试验和注册登记中认为是相同的，导致 CS 研究人群的实质异质性。有多个风险评分可以预测 CS 患者的死亡率，但这些评分主要适用于 CS 合并 AMI，对多个输入变量的需求降低了其临床适用性。尽管这些评分可以提供死亡率风险分层，但它们不能提供有意义的 CS 严重性特征，这种特征可以为治疗和转移决策提供信息。先前的研究未能确定整体疾病严重程度对可用治疗干预措施的风险 - 收益曲线的影响。因此，迫切需要对 CS 进行更为详细的分类，以指导治疗并预测结果。正是在这种背景下，美国心血管造影和介入学会（SCAI）组织了包括心脏病学（介入、晚期心力衰竭和无创）、急诊医学、重症医学和心脏护理等专业在内的多学科专家组，提出了 CS 的新分类模式。CS 的 SCAI 新分类如图 1-2 所示。

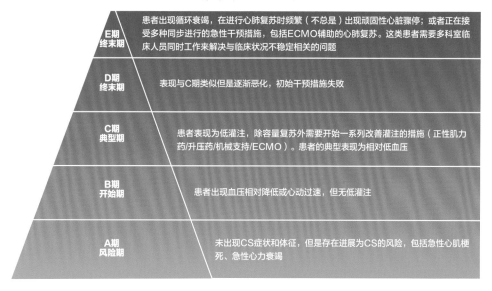

E期
终末期　患者出现循环衰竭，在进行心肺复苏时频繁（不总是）出现顽固性心脏骤停；或者正在接受多种同步进行的急性干预措施，包括ECMO辅助的心肺复苏。这类患者需要多科室临床人员同时工作来解决与临床状况不稳定相关的问题

D期
终末期　表现与C期类似但是逐渐恶化，初始干预措施失败

C期
典型期　患者表现为低灌注，除容量复苏外需要开始一系列改善灌注的措施（正性肌力药/升压药/机械支持/ECMO）。患者的典型表现为相对低血压

B期
开始期　患者出现血压相对降低或心动过速，但无低灌注

A期
风险期　未出现CS症状和体征，但是存在进展为CS的风险，包括急性心肌梗死、急性心力衰竭

图 1-2　CS 分类金字塔

CS 新分类的各期临床表现涉及实验室生化指标、床旁临床所见和血流动力学表现三个方面，见表 1-3。

表 1-3　新分类各期临床表现

分期	描述	体格检查 / 床旁发现	生物标志	物血流动力学
A 期风险期	当前患者未出现心原性休克的症状或体征，但存在发展为心源性休克的风险，包括大面积急性心肌梗死或既往急性心肌梗死和 / 或慢性心力衰竭症状急性发作的患者	颈静脉压正常、肺部听诊清晰、肢体温暖且灌注良好： ·远端脉搏强； ·精神状态正常	实验室检查正常： ·肾功能正常； ·乳酸正常。	血压正常（收缩压≥100 mmHg）；血流动力学检查：CI≥2.5 L/(min·m²)、CVP<10 cmH$_2$O、PA sat≥65%

分期	描述	体格检查/床旁发现	生物标志	物血流动力学
B期开始期	可能出现血压相对较低或心动过速,但不伴低灌注情况的患者	颈静脉压升高、肺部啰音、肢体温暖且灌注良好: ·远端脉搏强 ·精神状态正常	乳酸水平正常;轻微肾功能损害;BNP水平升高	收缩压<90 mmHg,或MAP<60 mmHg或较基线时下降>30 mmHg;脉搏≥100次/分;血流动力学检查:CI≥2.2 L/(min·m²);PA sat≥65%
C期典型期	表现为低灌注,为恢复灌注需要进行除容量复苏外的其他干预措施,如正性肌力药、升压药、机械支持(包括ECMO)。患者通常表现为相对低血压的典型休克症状	可能包括下列任何一项: 状态不佳;惊慌失措;面色苍白、斑驳、晦暗;容量超负荷;大范围啰音;Killip分级3级或4级;BiPap或机械通气;皮肤湿冷;精神状态急剧改变;尿量<30 mL/h	可能包括以下任意一项:乳酸≥2 mmol/L;肌酐水平翻倍,或GFR下降>50%;肝功能检查(LFTs)指标升高;BNP升高	可能包括以下任意一项:收缩压≤90 mmHg或MAP≤60 mmHg或较基线时下降>30 mmHg且需要接受药物/器械治疗以维持靶目标血压;血流动力学指标:CI<2.2 L/(min·m²);PCWP>15 mmHg;RAP/PCWP≥0.8;PAPI<1.85;心脏输出功率≤0.6W
D期恶化期	患者与C期相似,但正在恶化的患者,对初始的干预措施无反应	满足C期的任何一项	满足C期的任何一项,且出现恶化	满足C期的任何一项并且:需要多种升压药物或者机械循环辅助装置以维持灌注
E期终末期	正在进行心肺复苏和/或ECMO,并接受多种干预支持的心脏骤停患者	脉搏几乎消失;心血管崩溃;机械通气;使用除颤器	"Trying to die"需心肺复苏;pH≤7.2;乳酸≥5 mmol/L	不进行复苏就没有收缩压;PEA或难治性VT/VF;尽管给予最大强度支持,但仍表现为低血压

3.1　A 期：休克风险期

A 期患者没有休克的症状和体征，但有可能进一步进展。A 期患者可能表现良好，实验室检查和体格检查可能正常。非 ST 段抬高型心肌梗死患者、先前的心肌梗死患者以及失代偿性收缩或舒张性心力衰竭患者可能属于这一分类，这类人群相当广泛。一般情况下，前壁和大范围心肌梗死患者具有较高的 CS 风险，但在已有左心室功能障碍的情况下，一些患者发生小范围心肌梗死即可表现为休克。最近的一项研究指出，在没有心肌梗死的心脏重症监护患者中，休克的发生率越来越高。

3.2　B 期：休克开始期（休克前期 / 代偿性休克）

B 期患者存在相对低血压或心动过速的临床证据，但没有低灌注表现。低血压定义为收缩压 < 90 mmHg 或平均动脉血压 < 60 mmHg，或基础血压下降 > 30 mmHg。低灌注临床表现为皮肤发凉、肢端发绀、尿量少、神志混乱等。B 期患者的体格检查可能有轻度的容量负荷增加表现，实验室检查可能正常。

3.3　C 期：典型休克期

C 期患者出现低灌注表现，需要一组早期干预治疗措施（儿茶酚胺、血管加压素、机械循环支持或体外膜肺氧合）以恢复组织灌注。这些患者通常表现为相对低血压，大多数表现为平均动脉血压 < 60 mmHg 或收缩压 < 90 mmHg 的经典休克表型，以及低灌注状态。实验室检查可能发现包括肾功能受损、乳酸升高、脑利钠肽和（或）肝酶升高。有创血流动力学检查（如果可用的话）显示心脏指数下降与 CS 相关。

3.4　D 期：休克恶化期

D 期指的是尽管开始就采用了积极的抗休克治疗措施或者进一步的升级治疗

措施，但患者病情仍然不稳定。这一阶段要求患者先前要有一定程度的适当治疗或医疗稳定措施。此外，患者低血压或靶器官低灌注状态至少持续 30 min 仍然没有改善。升级的治疗措施是指经历了最初的观察和治疗后进一步增加静脉药物治疗的数量或强度以解决低灌注状态，或是增加了机械循环支持。

3.5　E 期：休克终末期

E 期是指循环崩溃、需持续行心肺复苏，或需要多种急性干预支持，包括体外膜肺氧合辅助下的心肺复苏同时进行的难治性心脏骤停。这些患者需要多名临床医师在床边协助治疗，以解决患者临床不稳定相关的多个同时发生的问题。

4　休克各阶段的转变

CS 患者常有动态的临床表现和血流动力学特点。SCAI 在设计这种分类时，已经注意到患者可能从 B 期开始，然后随着时间的推移恶化到更高的阶段。向更高或更低级别阶段的转变是否会改变患者的临床预后目前尚不清楚。

5　SCAI 分类预测 CS 患者死亡率的价值

为了评价 SCAI 休克分类在心脏重症监护病房人群的应用价值，一项研究回顾性分析了 2007—2015 年入住 Mayo Clinic 心脏重症监护病房的患者。结合患者入院时低血压或心动过速、低灌注、恶化和难治性休克的情况，根据 SCAI 休克 A～E 期对其进行了分类。每个 SCAI 休克阶段的住院死亡率按心脏骤停进行分层。10,004 例患者中，43.1% 有急性冠状动脉综合征，46.1% 有心力衰竭，

12.1% 有冠状动脉硬化。SCAI 休克 A～E 期的患者比例分别为 46.0%、30.0%、15.7%、7.3% 和 1.0%，未调整的住院死亡率分别为 3.0%、7.1%、12.4%、40.4% 和 67.0%（$p<0.001$）。多变量校正后，SCAI 休克期级别越高，住院死亡率越高（校正后 OR 1.53～6.80；所有 $p<0.001$）。与 SCAI 休克 A 期相较，心脏骤停（校正后 OR 3.99；95% CI 3.27～4.86；$p<0.001$）结果在急性冠状动脉综合征或心力衰竭患者中是一致的。结果显示，对心脏重症病发患者进行入院评估时，SCAI 休克分类（包括是否有心脏骤停）提供了可靠的医院死亡率风险分层。这种分类系统可以作为临床和研究工具来识别、交流和预测 CS 患者的死亡风险，可以预测 SCAI 分期将会得到广泛的应用。

6 小结

CS 是一种病因多样、血流动力学迥异的急危重综合征，常与多系统器官衰竭有关。CS 具有严重性和复杂性，需要临床快速诊断、及早治疗、优化管理流程并建立区域化协作体系。回顾性研究显示 SCAI 分类系统能预测 CS 患者住院和心脏重症监护病房死亡率。目前，CS 的病理生理学机制仍不十分清楚，许多常规的 CS 治疗方法没有经过严格的研究，迫切需要新的治疗方案来减少患者的发病率和高死亡率。

曾繁芳

参考文献

[1] Backhaus T, Fach A, Schmucker J, et al. Management and predictors of outcome in unselected patients with cardiogenic shock complicating acute ST-segment elevation myocardial infarction: results from the Bremen STEMI Registry. Clin Res Cardiol 2018;107:371-379.

[2] Rathod KS, Koganti S, Iqbal MB, et al. Contemporary trends in cardiogenic shock: incidence, intra-aortic balloon pump utilisation and outcomes from the London Heart Attack Group. Eur Heart J Acute CardiovascCare 2018;7:16-27.

[3] Russell JA, Lee T, Singer J, et al. The septic shock 3.0 definition and trials: a vasopressin

and septic shock trial experience. Crit Care Med 2017; 45:940-948.

[4] O'Gara PT, Kushner FG, Ascheim DD, et al. 2013 ACCF/AHA guideline for the management of ST-elevation myocardial infarction: a report of the American College of Cardiology Foundation/American Heart Association Task Force on Practice Guidelines. J Am Coll Cardiol. 2013;61:e78-e140.

[5] Baran DA, Grines CL, Bailey S, et al. SCAI clinical expert consensus statement on the classification of cardiogenic shock[J]. Catheter Cardiovasc Interv. 2019, 94(1): 29-37.

[6] Berg DD, Bohula EA, van Diepen S, et al. Epidemiology of shock in contemporary cardiac intensive care units. Circ Cardiovasc Qual Outcomes. 2019;12(3):e005618.

[7] Jentzer JC, Henry TD, Barsness GW, et al. Influence of cardiac arrest and SCAI shock stage on cardiac intensive care unit mortality. Catheter Cardiovasc Interv 2020; 96:1350-1359.

第 2 章

预后与风险分层

1 预后

在过去 20 年中，尽管急性心肌梗死合并心原性休克的发生率有所降低，但是其死亡率并没有随之降低。一项研究显示，ST 段抬高型心肌梗死（ST elevation myocardial infarction，STEMI）合并 CS 的发病率从 1997 年的 7.1% 降至 2005 年的 4.7%，非 ST 段抬高型心肌梗死（non ST segment elevation myocardial infarction，NSTEMI）合并 CS 则从 2.1% 降至 1.8%。另一项资料显示，AMI-CS 患者的死亡率呈现逐年下降趋势，但 30 天内死亡率仍保持在 50% 左右。因此，判断 AMI-CS 患者的预后并进行风险分层，可以帮助制订有针对性的治疗策略。

CS 的治疗仍然是心血管内科面临的一个主要问题。在过去的二十年，早期血运重建的应用和现代重症监护技术的进步使其治疗效果有所改善，但其发病率和死亡率仍然很高。在常规进行早期血运重建术之前，AMI-CS 的住院死亡率超过 80%。CS 的治疗最初主要尝试通过机械装置来改善血流动力学参数，然而死亡率几乎没有变化。另外，早期溶栓治疗对 STEMI 患者有效，但溶栓治疗是否能降低 CS 患者的死亡率还不明确。CS 治疗的第一个重要研究 SHOCK 研究显示，血运重建组（经皮冠状动脉介入治疗或冠状动脉旁路移植术）和药物治疗组 30 天总死亡率相似（46.7% vs 56.0%，P=0.11）。然而，长期随访显示血运重建组的 6 个月死亡率低于药物治疗组（50.3% vs 63.1%）。SHOCK 研究结果促进了早期血运重建的广泛应用，显著降低了 CS 的死亡率。AMI-CS 患者的死亡率由早期的 70%～80% 下降至 40%～50%。但是，除了 AMI 患者的罪犯血管血运重建之外，目前没有其他干预措施可以改善 CS 患者的短期生存率。对于非心肌梗死相关的 CS 患者，也没有找到显著有效的治疗方法，CS 的治疗进入了瓶颈期。过去 20 年间，CS 的 30 天死亡率保持在 40%～50%、6～12 个月死亡率保持在 50% 左右，几乎没有变化。此外，AMI-CS 存活患者出院后 30 天再入院的风险为 18.6%，中位数时间为 10 天，STEMI 患者的再入院 *RR* NSTEMI 患者稍低。一项注册研究（仅 42 例患者）显示，非心肌梗死相关 CS 患者的住院死亡率为 24%。

CS 住院死亡率和 30 天死亡率较高。患者即使在最初的打击中存活下来，仍然面临着生活质量下降、较高的再入院和远期死亡风险等问题。SHOCK 研究随访数据显示，早期血运重建组的 6 年生存率为 32.8%，与采用药物治疗的患者相比，有 13.2% 的绝对差异。在休克后的第 1 年，药物治疗组死亡率高于血运重建组（26.4/100 患者年 vs 9.5/100 患者年）。第 1 年之后，血运重建组和药物治疗组的年死亡率分别为 8.0/100 患者年和 10.7/100 患者年。此外，SHOCK 和 IABP-SHOCK II 研究报告的 1 年幸存者中，43% 的患者生活质量中等、纽约心功能分级 II 至 IV 级，约 20%～30% 的患者存在自我护理、身体或心理障碍，1 年全因和心力衰竭再住院率分别为 59% 和 33%。对于非心肌梗死相关 CS 人群的长期预后，目前还知之甚少。

2 风险分层

目前，风险分层是相对明确的能帮助医护人员更好地了解患者病情、选择恰当治疗措施进而改善治疗效果的方法。有许多研究评估了 CS 的预测因子以及心原性休克的死亡率，建立了专门用于 CS 的风险分层评分模型，试图辅助特定的治疗和临床试验分类并确定预后。然而，这些研究存在广泛的异质性，包括 CS 的定义、患者人群和风险情况、评估的预测因子、使用的治疗手段以及测量的结果等。其中大多数研究是观察性的，存在选择偏倚，其研究结果通常无法在其他人群中得到验证。

APACHE-II 和 SOFA 四个评分系统是常用的心脏重症监护病房人群疾病严重程度评估模型。一项比较这四种评分系统对 CS 死亡率的评估能力的小规模研究显示，APACHE-III 和 SAPS-II 对于死亡率预测更为准确。然而，现有的评估模型均存在局限性，包括缺乏特定的 CS 衍生人群、外部验证、动态应用（仅在单个时间点）以及对所有 CS 类型的适用性不高等。

基于这些研究的 CS 风险分层评分受到验证不足和实际适用性不高的限制，临床上较少应用。迄今为止，唯一同时得到内部和外部验证的、用于预测 CS 患者短期死亡率的风险预测评分来自 IABP-SHOCKII 研究。该研究中的临床变量采用了逐步多变量 Cox 比例风险回归分析,筛选出 6 个与 30 天内死亡率有统计学意义的变量(图 2-1):年龄＞73 岁(RR 1.54)、卒中史(RR 2.09)、入院时血糖＞10.6 mmol/L(RR 1.48)、入院时肌酐＞132.6 umol/L(1.5 mg/dL,RR 1.57)、PCI 后 TIMI(thrombolysis in myocardial infarction)血流分级＜3 级(RR 2.73)以及入院时动脉血液乳酸＞5 mmol/L(RR 1.98)。依据各变量对应的 RR 给每个变量赋予分值(RR ＜2 为 1 分;RR ≥2 为 2 分),按总分分为 3 个风险类别:低风险(0-2分)、中风险(3~4 分)和高风险(5~9 分)。低、中和高风险类别患者的 30 天死亡率分别为 20%~30%、40%~60% 和 70%~90%。IABP-SHOCK Ⅱ 风险评分在 CardShock 试验人群(137 例)中的外部验证显示低、中和高风险类别对应的短期死亡率分别为 28.0%、42.9% 和 77.3%。

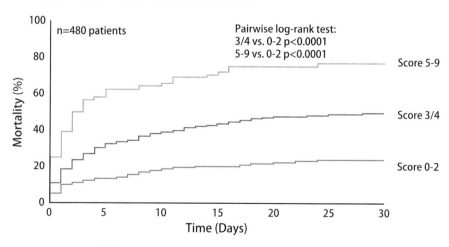

评分		评分	
变量	**分值**	**分层**	**分值**
年龄>73岁	1	低	0-2
卒中史	2	中	3-4
血糖>10.6 mmol/l(191 mg/dl)*	1	高	5-9
肌酐>132.6 μmol/l(1.5 mg/dl)*	1		
动脉乳酸>5 mmol/l*	2		
PCI后TIMI血流分级<3级	2		
最大积分	9		

图 2-1　AMI-CS:IABP-Shock Ⅱ 风险评分

IABP-SHOCK Ⅱ 评分简便易行并且具有良好的预测性，不足之处在于此评分主要适用于 AMI-CS，而且未使用连续变量。在评估风险时，连续变量的二分法很有可能高估或低估患者风险（尤其是对于处于切点值附近的患者）。此外，风险分层评分也无法以一种易于沟通的方式对 CS 的严重程度进行描述。

为了便于描述 CS 的严重程度，有利于医师对患者进行分类和选择恰当的治疗方法，美国心血管造影和介入学会发布了 2019 年 CS 分期的 SCAI 临床专家共识，将可能进展为 CS 或已有 CS 的患者按血流动力学损害的严重程度分为 SCA 分期 A 至 E 期。有关 CS 的 SCA 分期，详见第 1 章。

杨大浩

参考文献

[1] Thiele H, Ohman EM, de Waha-Thiele S, et al. Management of cardiogenic shock complicating myocardial infarction: an update 2019[J]. Eur Heart J ,2019;40:2671-2683.

[2] Vahdatpour C, Collins D, Goldberg S. Cardiogenic Shock. J Am Heart Assoc,2019;8:e011991.

[3] Poss J, Koster J, Fuernau G, et al. Risk Stratification for Patients in Cardiogenic Shock After Acute Myocardial Infarction[J]. J Am Coll Cardiol ,2017;69:1913-1920.

[4] Wilcox SR. Nonischemic Causes of Cardiogenic Shock[J]. Emerg Med Clin North Am,2019;37:493-509.

[5] Truby LK, Rogers JG. Advanced Heart Failure: Epidemiology, Diagnosis, and Therapeutic Approaches[J]. JACC Heart Fail, 2020;8:523-536.

[6] Van Diepen S, Katz JN, Albert NM, et al. Contemporary Management of Cardiogenic Shock: A Scientific Statement From the American Heart Association[J]. Circulation,2017;136:e232-e268.

[7] Shah AH, Puri R, Kalra A. Management of cardiogenic shock complicating acute myocardial infarction: A review[J]. Clin Cardiol, 2019;42:484-493.

[8] Gurm HS, Wanamaker BL. Surviving the "After-Shock"[J]. JACC Cardiovasc Interv,2020;13:1220-1222.

[9] Acharya D. Predictors of Outcomes in Myocardial Infarction and Cardiogenic Shock[J]. Cardiol Rev, 2018;26:255-266.

[10] Jentzer JC, van Diepen S, Barsness GW, et al. Cardiogenic Shock Classification to Predict Mortality in the Cardiac Intensive Care Unit[J]. J Am Coll Cardiol ,2019;74:2117-2128.

第 3 章

病理生理学机制

过去 20 年，学界对于急性心肌梗死导致心原性休克的复杂性和病理生理学机制的认识在不断深入。CS 的病理生理学机制可以概述为心肌收缩力严重下降导致心排血量减少，低血压和进一步的冠状动脉缺血又导致了心肌收缩力的进一步降低。CS 最初发生的代偿性全身血管收缩，最后可能被继发炎症反应引起的病理性血管舒张所抵消。

1 左心功能障碍与心原性休克

左心相关疾病占 CS 病因的 78.5%，急性心肌梗死是首位病因。SHOCK 研究显示，50% 的 CS 发生在 AMI 后 6 h 内，75% 发生在 AMI 后的 24 h 内。心肌坏死的程度及范围是 CS 危险性的重要指标。

左心收缩功能障碍（泵衰竭）使心输出量下降，在此基础上渐进性舒张功能障碍致使舒张末压升高，从而降低冠状动脉灌注、心肌收缩力和心输出量。而左心收缩功能下降及缺血等情况会引起舒张功能下降，左心房压力升高，导致肺水肿、缺氧并加重心肌缺血。机体在 CS 早期就发生代偿，通过增加交感神经张力、增加心率和收缩力，并刺激肾素 - 血管紧张素 - 醛固酮系统导致液体潴留，增加左心前负荷和血管收缩，以维持全身血压。随着梗死时间延长和长时间低灌注，全身炎症反应激活，继而形成炎症级联反应，继发的一氧化氮合成酶的释放和激活导致血管舒张和进一步的低血压和低灌注，最终形成恶性循环（图 3-1）。这种反应可以是急性的，出现在 AMI 相关的 CS 中，也可以出现在伴有慢性神经内分泌激活的心力衰竭所致的 CS 中。

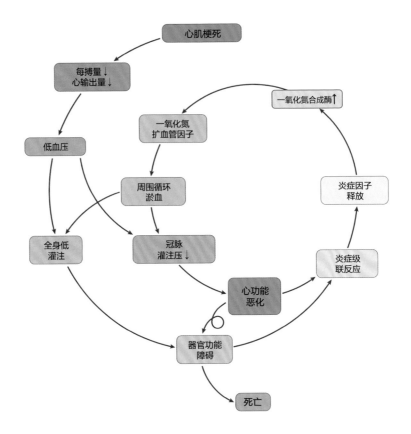

图 3-1　心原性休克的恶性循环

　　强心药物和血管收缩剂虽然暂时改善心输出量和外周灌注，但不能阻断这种恶性循环。经皮主动脉球囊反搏可以暂时缓解缺血并辅助循环，但不起决定性的作用。只有通过经皮冠状动脉介入治疗或冠状动脉旁路移植术处理冠状动脉闭塞，恢复血流灌注，才有机会阻断 CS 恶性循环并挽救生命。

　　尽管 CS 病理生理机制非常复杂，但是在许多情况下，严重的左心收缩功能障碍并不会导致 CS。相反，在 CS 患者中，左室射血分数可能只是中度下降。事实上，SHOCK 试验中的患者左室射血分数为 30% 左右，但往往伴有心脏功能状态的异常。例如，在 CS 急性期及 2 周后，两者左室射血分数相似但功能状态不同。相当多的患者在没有严重二尖瓣反流的情况下，尽管其左室射血分数并不低，仍然具有 CS 临床表现。因此，不能依靠左室射血分数来判断 CS 严重程度。

2 右心功能障碍与心原性休克

右心功能障碍能够导致或促进 CS。孤立性右心功能障碍（右心室梗死）引起的休克几乎与左心室所致的休克具有相同的死亡风险。右心功能障碍为主导致的 CS 约占 AMI-CS 的 5%。右心功能障碍可通过减少心输出量、两心室相互依赖或两者共同作用来限制左室充盈。传统上对于右心功能障碍合并休克的患者，治疗重点是确保足够的右心室充盈以维持心输出量和足够的左心室前负荷。然而由于右心功能障碍导致 CS 的患者，往往具有相当高的右心室舒张末压，此时舒张末压的升高反而导致室间隔左移，损害了左心室充盈及收缩。因此，对于右心功能障碍合并休克的患者，给予积极液体复苏时需要非常慎重。

与左心功能障碍导致的 CS 不同，增加心肌收缩力的治疗对于右心功能障碍导致的 CS 患者需要相当谨慎，只有当右心室舒张末压改善而 CS 症状仍存在时，才建议开始予增加心肌收缩力的治疗，但右心室舒张末压最佳值目前尚无定论。与左心室心肌梗死导致 CS 类似，对于右心室心肌梗死引起的 CS，只有通过经皮冠状动脉介入治疗或冠状动脉旁路移植术开通闭塞冠状动脉，才可以切实改善症状及预后。

3 周围血管系统、神经内分泌激素、炎症 与心原性休克

CS 可以导致整个循环系统（包括外周血管系统）的急性和亚急性紊乱。在 CS 背景下，由于心功能下降和心输出量减少触发儿茶酚胺的释放，血管加压素和血管紧张素等血管收缩因子水平持续升高，使外周小动脉收缩以维持重要器官的灌注。其代价是后负荷增加，这可能进一步损害心肌功能。神经内分泌激素的级联激活促进了盐和水的潴留，这可能会改善灌注，但同时也会加重肺水肿。血管收缩因子使全身血管阻力增加从而维持外周灌注，但此代偿机制并非完全有效。在 SHOCK 试验中，某些患者尽管使用了血管紧张素等升压药物治疗，但整个休克期间，其全身

血管阻力水平仍在正常范围内。

心肌梗死可引起全身炎症反应综合征，导致肠道灌注不足、菌群移位以及全身血管舒张，并且与 CS 的死亡率相关。休克持续时间越长，发生全身炎症反应综合征的可能性越大。尽管部分心肌梗死患者在入院初期心功能属于 Killip I 级水平，但如果其白细胞介素 - 6 和肿瘤坏死因子 -α 等炎症因子水平在入院后 24～72 h 内显著升高，往往有很大可能发展成为 CS，并且炎症水平与短期预后（90 天）呈正相关。心肌梗死可引起诱导型一氧化氮合成酶表达增加，导致循环中一氧化氮过多，也可引起全身炎症反应综合征。一氧化氮的血管舒张和心肌抑制等作用虽然能够对抗儿茶酚胺类物质的血管收缩作用，但其对 CS 病情转归的影响还不清楚。正性肌力药联合血管扩张剂的策略能否用于 AMI-CS 或低心排血量患者的治疗，目前还没有可靠的、令人信服的数据支持。

卢永康

参考文献

[1] THIELE H, OHMAN E M, DE WAHA-THIELE S, et al. Management of cardiogenic shock complicating myocardial infarction: an update 2019[J]. Eur Heart J, 2019, 40: 2671-2683.

[2] VAN DIEPEN S, KATZ J N, ALBERT N M, et al. Contemporary Management of Cardiogenic Shock: A Scientific Statement From the American Heart Association[J]. Circulation, 2017, 136: e232-e268.

[3] HOCHMAN J S, SLEEPER L A, WEBB J G, et al. Early revascularization in acute myocardial infarction complicated by cardiogenic shock. SHOCK Investigators. Should We Emergently Revascularize Occluded Coronaries for Cardiogenic Shock[J]. N Engl J Med, 1999, 341: 625-634.

[4] KOHSAKA S, MENON V, LOWE A M, et al. Systemic inflammatory response syndrome after acute myocardial infarction complicated by cardiogenic shock[J]. Arch Intern Med, 2005, 165:1643-1650.

[5] TEHRANI B N, TRUESDELL A G, PSOTKA M A, et al. A Standardized and Comprehensive Approach to the Management of Cardiogenic Shock[J]. JACC Heart Fail, 2020, 8: 879-891.

[6] RAB T, O'NEILL W. Mechanical circulatory support for patients with cardiogenic shock[J]. Trends Cardiovasc Med, 2019, 29: 410-417.

[7] JACOBS A K, LEOPOLD J A, BATES E, et al. Cardiogenic shock caused by right

ventricular infarction: a report from the SHOCK registry[J]. J Am Coll Cardiol, 2003, 41: 1273-1279.

[8] REYENTOVICH A, BARGHASH M H, HOCHMAN J S. Management of refractory cardiogenic shock[J]. Nat Rev Cardiol, 2016, 13: 481-492.

[9] PRONDZINSKY R, UNVERZAGT S, LEMM H, et al. Interleukin-6, -7, -8 and -10 predict outcome in acute myocardial infarction complicated by cardiogenic shock[J]. Clin Res Cardiol, 2012, 101: 375-384.

[10] TEHRANI B N, BASIR M B, KAPUR N K. Acute myocardial infarction and cardiogenic shock: Should we unload the ventricle before percutaneous coronary intervention? [J]. Prog Cardiovasc Dis, 2020, 63: 607-622.

[11] VAN DIEPEN S, VAVALLE J P, NEWBY L K, et al. The systemic inflammatory response syndrome in patients with ST-segment elevation myocardial infarction[J]. Crit Care Med, 2013, 41: 2080-2087.

[12] BAILEY A, POPE T W, MOORE S A, et al. The tragedy of TRIUMPH for nitric oxide synthesis inhibition in cardiogenic shock: where do we go from here? [J]. Am J Cardiovasc Drugs, 2007, 7: 337-345.

[13] UNVERZAGT S, WACHSMUTH L, HIRSCH K, et al. Inotropic agents and vasodilator strategies for acute myocardial infarction complicated by cardiogenic shock or low cardiac output syndrome[J]. Cochrane Database Syst Rev, 2014: D9669.

第 4 章

血流动力学监测

心原性休克是一种异常的心输出量状态，临床上表现为严重的持续性靶器官灌注不足和缺氧。其机制是左心室和（或）右心室功能受损，泵出的血液量低于正常值，引起持续性低血压和全身低灌注状态。AMI 是引起 CS 最常见的原因。在过去 20 年，多个注册研究并没有观察到 AMI-CS 死亡率的显著改善。这种情形下，CS 的突出表现是血流动力学不稳定，通过有创血流动力学监测获得准确的血流动力学数据对于明确诊断和评估心脏病理状况的范围与部位至关重要。近年，随着电子计算机、影像和生物技术的发展，血流动力学监测技术进展迅速，从有创监测发展到微创、无创监测，从间断监测发展为连续、实时的监测，为临床医务人员提供了可靠的血流动力学参数，在指导治疗和评估预后等方面发挥了积极作用，有助于提高危重症患者的救治成功率。

1 心原性休克的血流动力学分类

血流动力学参数有助于确认 CS 诊断，Forrester 心功能分型见表 4-1。根据血容量和外周循环状态，可将休克患者分为 4 个类型（图 4-1）。随着病程的进展，CS 患者进一步出现的特征是低心脏指数、高全身血管阻力和高肺毛细血管楔压。这种经典的"湿冷型"是最常见的 CS 表型，占 AMI 相关 CS 患者的近三分之二。CS 所有表型的共同生理特征是低心脏指数，但不同表型的心室前负荷、体积和全身血管阻力可能有所不同。低血容量或"干冷型"CS 通常为慢性高频亚急性失代偿患者，占 AMI 相关 CS 患者的 28%。

表 4-1　Forrester 心功能分型

分型	肺淤血水肿	周围灌注不足	肺毛细血管楔压 (mmHg)	心脏指数 (L/min·m²)
Ⅰ	−	−	≤18	≥2.2
Ⅱ	+	−	>18	≥2.2
Ⅲ	−	+	<18	<2.2
Ⅳ	+	+	>18	<2.2

		体积状态	
		湿	干
末梢循环	冷	经典的心原性休克 (↓CI ↑SVRI ↑PCWP)	容量性心原性休克 (↓CI ↑SVRI ↔PCWP)
	暖	血管舒张心原性休克或混合型休克 (↓CI ↓/↔SVRI ↑PCWP)	血管舒张性休克（非心原性休克）(↑CI ↓SVRI ↓PCWP)

图 4-1　心原性休克的血流动力学分型

注：CI= 心脏指数；PCWP= 肺毛细血管楔压；SVRI= 体循环血管阻力指数

CS 的血流动力学分类：按照累及心室的不同，可分为以左心室为主、以右心室为主和双心室休克三类。不同种类的休克需要采用不同的治疗策略才能获得最佳治疗效果。以左心室为主的 CS，其特征表现为在左心室功能减低的情况下，有较高的肺毛细血管楔压以及正常或降低的中心静脉压。以右心室为主的 CS，其特征表现为较高的中心静脉压，右心室明显扩张，心内容量可能达到极限，心内压力上升，导致包括肺毛细血管楔压在内的心腔内压力升高，同时阻碍左心室充盈。虽然在临床上测量心内压力是不可能实现的，但室间隔左移证实了上述的生理学改变是存在的。双心室休克主要表现为低血压、中心静脉压升高、肺毛细血管楔压正常或偏高以及左心室功能下降。近期文献显示，在根据临床评估怀疑有左心室为主的CS患者中，40%有双心室休克表现。

此外，若患者处于休克前期。并不满足经典的CS诊断标准，在某些临床案例中，休克前期表现为两种情况：一种是相对正常的血压伴有靶器官灌注不足的早期征象（低排高阻型），如乳酸堆积。这种相对正常的血压（收缩压＞90 mmHg）是由异常升高的外周血管阻力来维持的。另一种是相对偏低的血压没有低灌注的证据（高排低阻型）。要想成功识别心输出量情况依赖于测量的准确性和评估心脏输出值短期变化的能力，但是在临床上恰恰缺乏明确识别正常灌注的标准和监测手段，如何识别正常灌注的低血压患者是目前亟待解决的问题。

2 血流动力学的监测

血流动力学监测的目标应集中于监测血流动力学的改变，以帮助患者维持稳定的生命体征和足够的组织灌注。血压、血氧、温度、呼吸频率和尿量都是需要监测的基本参数。循环系统是否稳定还取决于心排血量是否正常，而心排血量受心率、心脏前负荷、心脏后负荷以及心肌收缩力的影响。心脏前负荷指心室舒张末期容积，临床上常用压力替代，中心静脉压或右房压代表右心室前负荷，肺毛细血管楔压代表左心室前负荷。心脏后负荷是心室在射血过程中遇到的阻力，体循环阻力代表左心室后负荷，肺循环阻力代表右心室后负荷，两者分别受体循环压力（平均动脉压）、肺循环压力（平均肺动脉压）以及心排血量的影响。心肌收缩力是心室肌本身的收缩力，其强弱直接与心排血量相关。因此，中心静脉压（或肺循环阻力）、肺毛细血管楔压、平均动脉压、平均肺动脉压和心排血量是临床常用的血流动力学监测指标。

血流动力学监测通常分为有创监测和无创监测。比较常用的有创血流动力学监测技术主要有连续动脉血压监测、中心静脉压监测、肺动脉导管监测、脉搏指示剂连续心排血量监测以及经食管Doppler等。无创血流动力学监测技术主要有心电监测、外周袖带血压监测、经胸生物电阻抗法或生物电反应法、重复吸入二氧化碳法和经胸Doppler超声等。

3 有创血流动力学监测

有创血流动力学监测通常是指经体表插入各种导管或监测探头并放置于心腔或血管腔内，利用各种监测仪或监测装置直接测定各项生理学参数，包括直接动脉压、中心静脉压、心排血量、肺动脉压、肺动脉楔压和右心房压等监测指标。

有创血流动力学监测是临床观察的组成部分，可以发现临床已经出现的状态，有利于 AMI-CS 的早期识别和诊断，尽早确定治疗方向。有创血流动力学监测可用于临床症状无改善、血压下降导致血压监测困难、需要使用辅助机械性装置的 CS 患者，以及评估治疗是否有效、选择是否最优并指导撤机时机。有创血流动力学监测本身并不改善预后，但是其测量的各项指标的准确性、与病情的相关性、反馈的内容以及可重复性决定了持续性血流动力学监测能更准确反映患者的临床状况。

3.1 连续动脉压监测

动脉内血压监测是经周围动脉插管直接测量动脉内血压的方法，可以连续测量收缩压、舒张压和平均压，通过换能装置在显示器上既可显示血压数值又可显示血压波形。动脉内血压是血压监测的金标准，其数值准确可靠，可实时读取，能真实地反映低血压或应用较大剂量血管活性药物的患者的血压情况，同时还可根据动脉血压波形的变化初步判断患者的心肌收缩能力。对于 AMI-CS 的患者，如果有血流动力学不稳定或有潜在危险、应用较大剂量血管活性药物，或者需要反复动脉取血时，都可以进行动脉压监测。

3.2 中心静脉压监测

中心静脉压是指接近右心房的腔静脉内的血压，相当于肺循环阻力或右室舒张压，反映右心室的前负荷。目前，中心静脉压监测在临床上应用较广，主要用于评估血容量、右心前负荷及右心功能。CS 和低血压患者需要评估血容量状态，大量补液或心肌梗死患者补液时需要监测血容量。中心静脉压只能反映右心前负荷，不能代表左心前负荷。在急性右室心肌梗死时，由于右室心排血量降低，左心前负荷减低，患者表现为低血压，同时，因为右室舒张末压升高和中心静脉压升高，此时绝不能因为中心静脉压升高而限制补液。CS 患者还可能有心脏解剖或瓣膜功能异常，从而导致中心静脉压升高，例如三尖瓣返流时中心静脉压升高并不能说明血容量过多。因此，针对不同患者的正常中心静脉压值应区别对待，要考虑中心静脉压的影响因素，寻找个体化的最佳处理方式。

3.3　肺动脉导管及血统动力学监测

肺动脉导管又称 Swan-Ganz 导管，诞生于 1970 年的 Edward 实验室，是血流动力学发展史上的里程碑。肺动脉导管有多种功能，不同的开口决定它的功能。从双腔导管到七腔漂浮导管，分别可以进行肺动脉压力监测、采集混合静脉血标本、右心房压力监测、测定心排血量、右房输液、连续测量心排血量和混合静脉血氧饱和度等，目前甚至有可以进行临时起搏的漂浮导管。

肺动脉导管在置管过程中可连续获得肺循环阻力、右心室压力、平均肺动脉压和肺毛细血管楔压的波形与数值。右室收缩压降低、肺动脉收缩压升高不能排除 CS、低血容量或心脏压塞。心力衰竭和心脏压塞可以出现升高，低血容量可以出现肺毛细血管楔压降低。血容量过多、心肌梗死或者左心力衰竭也可以出现肺毛细血管楔压升高。随着 CS 后期出现的微血管功能障碍，常规参数不能直接反应靶器官或组织的灌注水平，因此，需要衍生参数以指导 CS 患者的个体化治疗。肺血管阻力和外周血管阻力分别反映了肺循环和体循环特性。左心室做功和左心室做功指数量化了体外循环代替心脏做的功。左室每搏功和左室每搏功指数分别乘以心率可得到心脏功率和心功率指数。心脏功率通常用瓦（W）表示，即平均动脉压（mmHg）和心输出量（L/min）的乘积除以 451。心脏功率和心功率指数与 CS 患者住院死亡率密切相关，目前常用于判断治疗效果。

3.4　脉搏指示剂连续心排血量监测

该技术是经肺热稀释技术和脉搏波型轮廓分析技术的结合，用于血流动力学监测和容量管理。

● *经肺热稀释法*

第一个床旁使用的可监测心排血量的热稀释漂浮导管在 1971 年问世。从此，热稀释法测定心排血量就成了临床实践的金标准。该方法主要是在肺动脉导管的近端孔中心静脉内注射冰水后，经动脉导管尖端的热敏电阻测量温度下降的曲线。通过分析热稀释曲线，使用 Stewart-Hamilton 公式计算出心输出量。该监测技术创伤比肺动脉导管要小得多，但是仍然需要置入中心静脉导管（用于冷水弹丸式注射）和尖端含有热敏电阻的动脉导管。经肺热稀释法主要的优势在于能提供血管外肺水参数，可用来指导液体治疗，也可用于预后判断。研究表明，在循环不稳的患者中，该方法测得的心输出量是可靠的。

根据心室 - 动脉的相关关系，左心室每搏量及动脉顺应性决定动脉脉搏压力及其轮廓，所以可根据压力脉搏波形估测每搏量。脉搏轮廓分析法测得的心输出量由经肺热稀释法进行校正，通过中心静脉导管用冰冻或室温生理盐水进行弹丸注射。除了用于校正连续心输出量外，经肺热稀释测量还给出心脏前负荷、胸腔内血容积和血管外肺水指数。

脉搏指示剂连续心排血量监测将经肺温度稀释法和脉搏轮廓分析相结合，基于心搏出量和动脉压力波形的相关性，可以通过连续 3 次注射冷水校准动脉压力波形，从而提供连续、实时的心输出量数据。目前有些监测仪器具备不需外部校准的动脉压力波形分析系统，可以通过动脉导管记录的动脉压力波形得出每搏输出量从而提供连续的心脏输出量参数，这类监测仪通过统计校准来修正异常监测值，并且可以使用任何动脉来监测，当患者发生血流动力学急剧变化时，不需外部校准的动脉压力波形分析系统所提供的数据可靠性明显降低。所以，这类监测系统仅适用于血流动力学相对稳定的患者或者仅用于短期心输出量监测，对于血流动力学状况复杂的临床案例而言其价值明显不足。

3.5 经食管 Doppler 监测超声

经食管超声心动图是将 Doppler 探头固定在接近降主动脉处，探测降主动脉的直径，监测血流流经主动脉瓣或降主动脉的流速，通过公式计算每搏量和心输出量。虽然已在危重症患者及外科手术患者中证实了食管 Doppler 超声估测心输出量的可靠性，但其技术上还存在一些局限性。首先，休克患者或者在使用血管活性药物的情况下，血液在上、下部分动脉系统内的分布受到血管张力的影响；其次，降主动脉的直径是根据患者的身高、体重等估算得来的，而降主动脉段的血管壁顺应性极好，能够根据平均动脉压的大小改变直径。因此，休克患者行液体复苏时，食管Doppler并不能真正反映心输出量的变化。另一方面，老式食管Doppler探头估测降主动脉直径时存在误差，并且当食管Doppler监测用于未镇静患者时会因探头移位而影响信号采集。鉴于以上原因，食管Doppler监测在重症监护病房的应用已不多见。对于镇静患者或者只需短期评估液体反应性的患者，在缺乏其他血流动力学监测设备的状况下，可以考虑行食管Doppler监测。

4 无创血流动力学监测

随着电子计算机和生物技术的发展，近年出现了一些新的、完全无创的心输出量监测技术，为临床血流动力学的监测提供了更多选择。无创血流动力学监测是应用对机体组织没有机械损伤的方法，经皮肤或黏膜等途径间接取得有关心血管功能的各项参数，包括心率、呼吸频率、血压、心电图、血氧饱和度以及颈静脉充盈程度等指标。目前常用的无创血流动力学监测方法有以下几种。

4.1 连续动脉压力波形分析

连续动脉压力波形分析通过容量叠加法或者连续桡动脉张力测定法进行。容量叠加法通过光学体积描记术监测心动周期内指端血液持续流动时的指头袖带压（食指或中指）得到指头的动脉压力波形，而连续桡动脉张力测定法通过放置在桡动脉上面的电-机械感受器记录桡动脉压力波形。通过脉搏轮廓法对这些动脉压力波形进行分析，可以得到不需外部校准的连续心输出量数值。对于CS患者而言，容量叠加法测量心输出量的可靠性较低，可能与患者血管张力的改变有关。连续桡动脉张力测定法出现时间比较短，目前相关研究尚少，还需要更多研究以评估其可靠性。

4.2 生物阻抗法

生物阻抗法利用心动周期中胸部电阻抗的变化测定左心室收缩时间并计算心动周期内胸内电阻抗或电压变化，从而推测心输出量。该技术可以连续监测血流动力学变化和评价心功能，是一种完全无创的心排血量监测方法。该方法先将通过阻抗的传感电极放置在胸部上下的位置，然后提供一个低振幅的高频信号电流穿过胸部，根据心周期内胸主动脉血流的变化测量阻抗和时间间隔，可以计算出心搏出量。生物电阻抗法估测心输出量受较多因素的影响，例如胸腔积液、肺水肿、心律失常、电干扰、心脏起搏以及活动等。但是，有研究表明，气管插管的患者应用 24 h 后信号稳定性经常消失，应用结果不太满意。因此，尽管生物电阻抗法是完全无创、连续的监测，并且临床应用多样（如从儿童到成人）、安全，但是不太可能单独用于常规的心排血量监测。

4.3 重复吸入二氧化碳法

重复吸入二氧化碳法是通过测定二氧化碳产生量和呼气末二氧化碳与动脉二氧化碳含量之间的比例常数得到心排血量。此法过去只适用于气管插管和机械通气的患者，需要动脉和混合静脉血液取样，因而不是无创的心排血量估测方法。随着技术的进步，目前已能够使用无创（戴密封口罩，无需采血）重复吸入二氧化碳方法来估算心排血量，而且是自动、连续地监测。值得注意的是，无创的重复吸入二氧化碳法只反映了（肺动脉气体交换中）二氧化碳参与心排血量的非分流部分，重复呼吸的动作本身可以改变通气时间和呼吸模式，从而影响心排血量的计算。因此，当呼吸不稳定（机械通气）、气道密封不足、肺内分流、肺扩张和严重气体交换异常时，不建议使用重复二氧化碳吸入法进行血流动力学监测。

4.4 超声心动图

超声心动图可以识别心脏结构或功能异常导致的循环不稳定状态，具有血流动力学评估功能，可以无创地评估危重症患者的容量状态及容量反应性。通过测量左心室流出道直径、主动脉血流速度时间积分计算每搏输出量，通过测量右心室功能面积改变来评估右心室收缩功能，通过测量三尖瓣返流速度估算肺动脉压。传统二维超声心动图只能评估心动周期内的心脏功能，三维、四维超声心动图技术使得实时评估心功能成为可能。对于 CS 的患者，可以通过评估右心功能状况指导液体治疗方案的制定、机械通气参数的设置以及药物治疗。超声心动图具有无创、可多次重复测量的特点，较其他影像技术而言具有较大优势（无辐射、多次重复、适合孕妇等特殊人群），但是此技术受患者胸部透声情况、体位以及各种管路的影响，有时难以获得理想的图像。

4.5　脉冲波分析

脉冲波分析通过记录血压波形的形状和性质并进行数学分析来估计行程体积和计算心排血量。现在的脉冲波分析可以用完全无创的方式连续记录和分析血压波形，有指袖法（血管卸载法、体积夹法）和自动桡动脉植入定位法。该系统是一个完全无创的连续心排血量监测系统，通过结合连续血压监测和一种新的脉冲轮廓方法来测量心排血量：手指袖带缠绕住手指中指骨测量血压，每个指袖带都包括一个 LED 发射探测器，用于测量手指动脉的直径，通过指袖的充气和卸载，在整个心脏周期保持手指动脉直径不变（体积夹法）。每秒执行 1000 次实时手指压力测量，腕压重建后，基于庞大的临床数据库，通过数据修正，采用脉冲轮廓线法估计心排血量。然而，体积夹紧的方法要求手指袖口保持持续充气状态。因此，每根手指的最长使用时间限制为 8 h。此外，该方法可能不适用于严重外周血管收缩的 CS 患者。

4.6　脉搏波通过时间法

脉搏波通过时间法是指脉搏波从心脏到外周动脉所需要的时间，可以通过测量心电图中 R 波的出现到指端动脉脉搏波出现的时间来量化。该方法可以连续、实时评估心输出量，需要记录心电图和脉搏血氧饱和度波形。理论上脉搏波通过时间与每搏输出量成反比关系。然而，临床研究显示危重患者采用脉搏波通过时间法估测的心输出量与其他方法估测的心输出量之间差异较大，其原因可能是患者存在血管收缩、指端温度低以及心律失常等情况。此外，缩血管药物的使用也影响着对结果的判断。根据脉搏波通过时间的定义，对于心律失常和外周血管有明显阻力的患者，通过脉搏波通过时间测量心排血量并不成立。

4.7　无创血流动力学评估的价值

无创技术的进步为我们提供了更简单的监测方法，但其准确性受到质疑。这些测量方法是暂时的、非连续性的，因此限制了其在临床长期监测方面的实用性。而且，新的无创技术通常是在相对健康的人群中发展起来的，其技术的内部算法也可能不适用于危重疾病。尽管这些测量方法近年来在心脏重症监护病房也开始使用，但其在 CS 和机械辅助循环治疗中能否提供准确、可靠和完整的血流动力学参数还没有得到充分的验证。近期有荟萃分析对比了四种微创或无创技术（脉搏轮廓技术、经食管 Doppler 超声监测、二氧化碳和经胸生物阻抗法）的准确度和精确度，结果显示，没有一种技术与经肺热稀释法一致，所以仅仅使用无创血流动力学监测不适用于一些血流动力学变化大而且病情危重的患者。

5　心原性休克患者的血流动力学与监测

AMI 所致的心肌缺血会导致心肌收缩力受损，但收缩力受损并不一定意味着患者在急性缺血事件后会出现 CS。相反，事件发生前后的心血管适应能力决定其血流动力学结果以及随后是否会发生 CS。单一或单次的血流动力学监测在疾病过程中很难清楚地确定某些变化，而这些变化是有益还是有害、如何正确识别并进行正确处理相当重要。比如，动脉血压降低导致后负荷降低，对心室功能具有保护作用，然而，动脉血压降低又会导致冠状动脉灌注进一步下降，加重心肌缺血和坏死。同样，交感张力增加和儿茶酚胺释放对于通过增加心肌收缩力以保持足够的心排血量至关重要，但同时也会增加心肌氧耗，导致患者心律失常和额外心肌坏死的风险增加。

近几年，机械循环支持的广泛使用正在改变 CS 的治疗和结果，而使用机械循环支持需要更准确的血流动力学数据的支持。目前，肺动脉导管监测相对于其他血流动力学监测手段而言较为全面，主要集中在对休克的早期识别、对各种器械支持的选择、对右心支持治疗的指导、对器械支持何时撤机的指导等四个方面，但肺动脉导管监测的使用是否获益不明确。目前还没有随机对照试验对 CS 患者（有或无机械循环支持）使用肺动脉导管监测的价值进行评价。能否通过使用肺动脉导管进行血流动力学监测、能否有效地指导 CS 患者优化治疗方案和决策以及对这些患者的血流动力学监测的标准化是否可以改善决策和结果，都需要更多数据支持。

CS 的早期识别　美国心血管造影和介入学会组织多学科专家，制定了简单、实用的心原性休克分期标准（SCAI）。有数据表明，院内死亡率随着休克分期的递增而增加。SCAI 休克分期旨在捕捉患者病情的严重程度和提高早期识别的敏锐度，主要用于预测并对不同风险特征的患者进行分组。以往两种形式的休克前期（低血压正常灌注和正常血压低灌注）属于 SCAI 分期 B 期，而其他所有休克形式应归为 SCAI 分期 C、D 或 E 期，具体属于哪一期取决于它们的治疗类型及其稳定和逆转 CS 状态的能力。

通过肺动脉导管监测得到的参数可以鉴别 CS 的分型，分析血流动力学参数也可以指导休克亚型的具体治疗并降低不良事件的发生率。肺动脉导管测量的参数包括中心静脉压、肺动脉收缩压和肺动脉舒张压、肺毛细血管楔压和心输出量。肺动脉导管可以同时测量近端和远端端口的血氧饱和度。肺动脉导管监测衍生的肺动脉收缩压压力和肺动脉舒张压压力的测量可以区分毛细血管前和毛细血管后的肺动脉高压，是量化肺血管阻力和右心室功能的关键指标。混合静脉氧饱和度可提供全身血流的信息。考虑到冠心病后期伴随的微血管功能障碍，这些参数可以提示末端器官或组织水平的灌注。对于 AMI-CS 患者，无论治疗是否及时，当心脏功率输出 <0.6 瓦时提示预后不良。右室功能指数包括右室做功、右室做功指数，中心静脉压 / 肺毛细血管楔压值。正常情况下，中心静脉压明显小于肺毛细血管楔压；当中心静脉压大于正常值（中心静脉压 / 肺毛细血管楔压 >0.86）时提示右心功能受损。目前，肺动脉指数 =（肺动脉收缩压 - 肺动脉舒张压）/ 中心静脉压，此参数更适用于评估右心功能障碍。肺动脉指数 < 0.9 提示右心功能严重受损，可能需要右心功能支持。

对血流动力学不稳定的 CS 患者，应尽快植入机械循环辅助装置，协同或者替代药物治疗，可以减少不良预后。根据设备的工作原理、血液从体内引流的部位、血液回流入体内的部位以及是否提供氧气和二氧化碳交换，机械循环支持设备可分为不同类型，包括主动脉内球囊反搏、经皮左心室辅助装置、经皮左心房减压装置和体外膜肺氧合。尽管不同设备对血压和心输血量都有影响，但其对心脏和肺的影响有明显不同。这主要由肺动脉楔压决定，而肺动脉楔压与左室舒张末压和心肌耗氧量密切相关。在 CS 患者的机械循环支持设备中，经皮左心室辅助装置和体外膜肺氧合的使用最为广泛。体外膜肺氧合用于严重左心室功能障碍时，会使左室舒张末压和肺动脉楔压随着后负荷的增加而增加，某些情况下，会诱发或者加重肺水肿。左室后负荷增加同样可以影响主动脉瓣的关闭，易在主动脉根部或者心室内形成血栓。相反，经皮左心室辅助装置可以直接减轻左室做功，降低肺动脉楔压和左室舒张末压。体外膜肺氧合不经过左心室和右心室，通过增加心肌耗氧量，增加总的压力容积面积。因此，经皮左心室辅助装置联合外膜肺氧合可减轻左心室和肺动脉负荷。ECMO、Impella 和 ECMO 联合 Impella 装置 (ECPELLA) 对压力 - 容量循环的影响见图图 4-2。

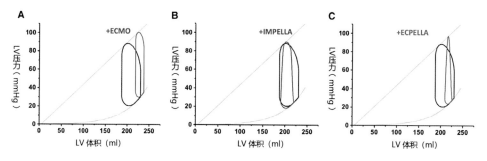

图 4-2　ECMO、Impella 和 ECMO 联合 Impella 装置 (ECPELLA) 对压力 - 容量循环的影响

机械循环支持设备的血流动力学更需要依赖压力 - 容积环相关参数，尽管其在临床实践中的直接应用受到限制，但仍具有重要的参考价值。床旁血流动力学参数及其与压力 - 体积分析的关系见图 4-3。使用这些参数结合对左心室和右心室的实验室测量，可以得到左心室和右心室压力 - 容积环，可评估心室收缩末期和舒张末期压力 - 容量关系，提供实际的心室收缩功能和 CS 的血流动力学数据。

由于每种形式的机械辅助装置的血流动力学效应在不同患者之间可能会显著不同，所以肺动脉导管监测在管理患者中尤为重要。

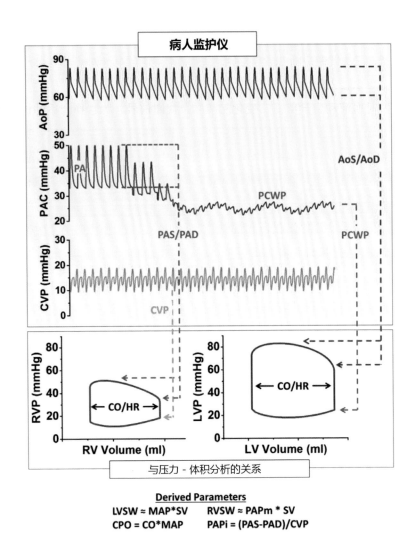

图 4-3 床旁血流动力学参数及其与压力－体积分析的关系

CS 患者由于基础疾病、药物剂量、容量变化以及机械辅助循环方式不同，中心静脉压和肺毛细血管楔压也会快速改变。临床评估肺毛细血管楔压、中心静脉压、心指数准确性低，其预测度＜50%。如果合理使用肺动脉导管监测，可以迅速提供持续准确的监测信息。基于血流动力学的数据，也能给 CS 的患者选择左心辅助装置提供依据。左心机械辅助循环的临床表现通常为给予正性肌力药和（或）升压药后，患者仍存在低血压、低心输出量、混合静脉血氧饱和度降低和肺毛细血管楔压正常或升高。虽然包括体格检查在内的其他参数对治疗方案也很重要，但肺动脉导管数据能够实时准确地反映血流动力学损害的性质和严重程度。识别休克亚型，同时了解设备对诸如心输出量、肺毛细血管楔压、中心静脉压和平均动脉压等参数的预期影响，可以帮助医师选择最符合患者需求的设备或设备组合。因此，肺动脉导管提供的实时血流动力学数据、变化趋势以及代谢信号，为选择合适的机械辅助设备和及时处理 CS 提供了强有力的支持。一旦对 CS 患者启动机械辅助治疗，由肺动脉导管衍生的血流动力学将指导医师对患者进行管理。心输出量和心脏指数可以为评估设备和心脏血流是否适合患者的体型提供依据，混合静脉血氧饱和度是评估总血流量是否足够的指标。血清乳酸还为临床提供补充信息，但乳酸清除的延迟和实验室获得结果的延迟使混合静脉血氧饱和度更具有指导治疗的实时价值。心脏功率输出也是重要指标，因为它不仅提示了急性心肌梗死出现 CS 时住院死亡的风险，而且还可提示支持治疗是否充分。有证据表显示，心脏功率输出＞0.8 瓦可能与改善预后有关。肺毛细血管楔压对判断肺静脉淤血程度和左心室舒张末压有重要意义。在机械辅助治疗期间，监测肺毛细血管楔压可以提示 CS 的机械辅助选择形式是否可以减轻左室充血和降低后负荷。存在肺静脉疾病、心房大小和功能异常以及二尖瓣狭窄时，特别是患者有心房颤动和风湿性瓣膜病等情况下，肺毛细血管楔压和左室舒张末压之间没有相关性。肺动脉舒张压常用作肺毛细血管楔压的替代指标。在肺动脉高压或二尖瓣关闭不全患者中，或者当肺动脉导管测量不是来自肺功能区时，肺动脉舒张压压力和肺毛细血管楔压可能不同。因此，应当在肺动脉导管插入时测量肺毛细血管楔压，以便量化肺动脉舒张压压力和肺毛细血管楔压之间的差值，该差值可以在随后的肺动脉导管压力测量中作为参考。单独或与其他参数（如中心静脉压／肺毛细血管楔压比值、肺动脉指数、右心室每搏功和右心室每搏功指数）联合测量中心静脉压和肺毛细血管楔压可提供有关容量状态和右心室功能障碍程度的基本信息，提示患者是否需要补液、进行利尿治疗或肾脏替代治疗，或者提示是否需要启动右心室机械辅助循环支持。所有机械辅助治疗的目标都是增加心输出量，但其对血流动力学的影响在不同的设备之间和使用同一种设备的不同患者之间可能会有很大差异。图 4-4 进一步说明了这点。

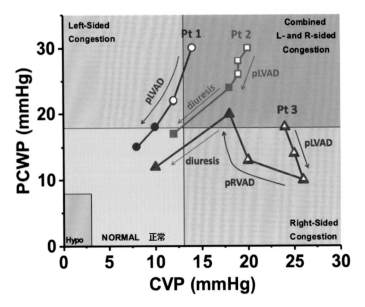

图 4-4　三种不同的病例情景

患者均表现为低血压和心脏指数下降。患者1(红色)：典型的原发性左心力衰竭竭。基线时肺毛细血管楔压显著升高、中心静脉压升高、心输出量减少。随着经皮左心室辅助装置支持的启动和功率的逐渐增加，肺毛细血管楔压下降、心输出量增加。随着肺毛细血管楔压的降低，右心室后负荷减少从而导致中心静脉压第二次下降。患者2(绿色)：中心静脉压和肺毛细血管楔压均明显升高。随着经皮左心室辅助装置支持功率的增加，肺毛细血管楔压略有下降而中心静脉压变化不大。这种血流动力学模式表明了一种容量超负荷状态，需要加强利尿治疗。如果利尿治疗失败，则需要某种形式的肾脏替代治疗。患者3（蓝色）：主要表现为右心充血，但也有轻度的肺毛细血管楔压升高。肺动脉压为30/20,肺动脉指数约为0.5,提示右心室功能障碍。然而，由于患者心脏指数降低、肺毛细血管楔压升高（正常上限），植入经皮左心室辅助装置是合理的。随着经皮左心室辅助装置支持的启动和功率逐渐增加，肺毛细血管楔压急剧下降、中心静脉压进一步升高，提示右心室无法跟上经皮左心室辅助装置的流量。随着经皮右心室辅助装置的开始，肺毛细血管楔压升高、左室充盈且心脏指数增加。中心静脉压虽然有所下降，但仍显著升高。随着利尿程度的增加，肺毛细血管楔压和中心静脉压均降至正常水平。这3例患者的治疗方案都不同，但肺动脉导管数据表明治疗后的血流动力学效果并揭示了处理容积状态的必要性。

当一种机械辅助装置转换到另一种形式的机械辅助装置，以提供更高的血流量和更大程度降低肺或全身静脉负荷（或两者兼有），或者由于第一个设备本身提供的支持不够而需要加用或更换第二个设备时，称为机械辅助装置升级治疗。考虑升级治疗时，必须认识到随着时间的推移，CS进展为多器官衰竭的可能性更高。肺动脉导管监测可提供实时数据，以确定药理学和机械支持策略的有效性，并为医师提供患者的病情趋势，以明确患者是否需要升级治疗。如果根据肺动脉导管监测数据评估提示最初选择的机械辅助装置提供的支持程度不够，则可能需要迅速升级治疗。机械辅助装置升级的典型顺序包括从主动脉内球囊泵过渡到轴流泵装置，或者从轴流泵 CP 过渡到轴流泵 5.0、从轴流泵 CP 过渡到体外膜肺氧合，或者在已经使用轴流泵装置治疗的患者中添加经皮右心室辅助装置。同样，临床上继续恶化的单纯性右心室辅助装置支持的患者，特别是肺动脉导管显示肺毛细血管楔压升高时，也应该评估是否升级为双心室支持。当使用的血流动力学支持设备无法达到理想的血流动力学时，也应考虑升级治疗方案。例如，现在已经认识到左心室扩张和肺水肿可能是体外膜肺氧合支持的不良反应，体外膜肺氧合和 Impella 设备组合可以缓解这种左心室和肺充血的不良反应。图 4-5 显示了一名 CS 患者接受体外膜肺氧合治疗后出现肺毛细血管楔压升高的情况。肺毛细血管楔压进一步升高，提示需行左心室减压术。启动经皮右室辅助装置可迅速降低肺毛细血管楔压，降低左心室和肺的压力。这个案例显示了使用肺动脉导管的优势：①在肺毛细血管楔压出现升高时进行快速识别；②在应用机械辅助装置 (体外膜肺氧合) 时快速识别不断恶化的血流动力学状态；③确定纠正措施 (该患者是否需要升级或加用 Impella)；④快速解决问题。在没有肺动脉导管的情况下，可能无法做出如此迅速和果断的临床决策。

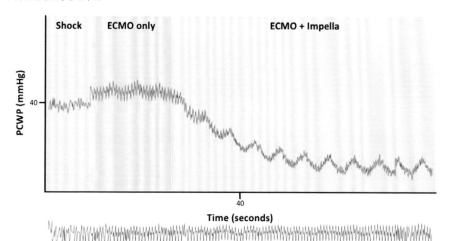

图 4-5　使用 ECMO 和 Impella 后肺毛细血管楔压的变化

右心室机械治疗的适应证　对于已经接受左室辅助装置支持的患者，无论是接受药物治疗还是机械辅助装置治疗，一旦出现高中心静脉压、低肺毛细血管楔压和设备流量低的情况，则表明需要添加右室支持治疗。如果以右室为主的休克患者在获得肺动脉导管数据之前就先开始左室辅助装置支持，右心血流动力学紊乱很快就会出现。另一方面，在有右心力衰竭风险的患者中，在选择设备前，肺动脉导管数据显示中心静脉压升高、肺动脉指数降低和肺毛细血管楔压降低，则提示需要早期进行右心室辅助装置支持。在某些情况下，仅行右心室辅助装置治疗而不进行左室辅助装置治疗是有指征的。放置右心室辅助装置后再放置肺动脉导管可能比较困难，医师应该考虑在放置右心室辅助装置之前或同时置入肺动脉导管。一旦使用了右心室辅助装置，特别是与左室辅助装置治疗联合使用时，肺动脉导管监测就可以帮助指导优化右心室辅助装置输出数据。在双心室治疗左室辅助装置泵速恒定情况下，右心室辅助装置输出增加可以降低中心静脉压、增加肺毛细血管楔压。同样，在右心室辅助装置泵速恒定情况下，增加左室辅助装置泵速可以降低肺毛细血管楔压、增加中心静脉压。因此，设备速度的调整需要实时、可靠地评估右心血流动力学参数的绝对和相对变化。此外，在优化血压和心输出量后，持续升高的中心静脉压和肺毛细血管楔压提示需要采取相应策略对容量进行管理。近期研究发现，CS患者的双心室受累频率高于预期，提示右心室治疗设备的潜在作用，需要肺动脉导管来管理这一复杂人群。类似的考量也适用于单独右心室辅助装置治疗的情况。例如，高右心室辅助装置泵速可能导致中心静脉压降低和心输出量增加，但肺毛细血管楔压过度增加有可能诱发肺水肿。使用肺动脉导管时可以很容易地获得这些信息。

目前，还没有关于药物和机械辅助装置撤机的专家共识，撤机时机是基于临床医师的经验和专业知识。第一个重要步骤是根据稳定的生命体征以及可接受的血气、血液生化（如肌酐、乳酸）和血流动力学（无论是否接受低剂量正性肌力药或升压药物）来评估何时可以撤机。第二个步骤是通过评估生命体征和血流动力学（特别是肺毛细血管楔压、中心静脉压和心输出量）来逐步降低循环支持水平。只要血流动力学稳定（基于肺动脉导管衍生参数）和外周灌注足够，可以继续降低支持力度，直到达到设备规定的最低建议流量水平并撤除设备。由两种设备（如体外膜肺氧合和轴流泵）支持的患者更为复杂，因而使用有创血流动力学参数可能更为重要。根据肺动脉导管数据对容量状态、体循环阻力、肺血管阻力和反应性（如果升高）以及右心功能进行评估非常重要。在许多情况下，尽管调整了药物治疗，但左室和右室功能可能无法改善，患者也无法摆脱临时支持。如果靶器官功能能够保留（包括神经系统功能），这些患者可以等到心脏移植或永久性心室辅助装置植入。上述每一个血流动力学参数对撤机时机的选择都是至关重要的。总之，肺动脉导管提供了关于左、右心室的精确、连续的数据，并全面解释了 CS 的血流动力学和机械辅助装置的影响。通过使用肺动脉导管衍生的血流动力学参数来评估容量状态，从而评估如何使用利尿剂或肾脏替代治疗，可以促进机械辅助装置的优化管理和升级。因此，无论是否使用机械辅助装置，肺动脉导管都可以使 CS 的诊断、治疗、撤机时机得以最优化。有研究表明，肺动脉导管的使用并不能改善预后，但该结论并不适用于 CS 患者或机械辅助装置治疗的患者。最新的数据表明，在机械辅助装置支持的 CS 患者中，肺动脉导管的使用与生存率的提高有关。由于 CS 的病理基础复杂，CS 患者救治过程中临床治疗方案差异性较大。机械辅助循环可有效地替代部分心脏泵功能，使心脏处于休息状态，有利于心功能的恢复并辅助药物治疗。但机械辅助循环的介入时机、调整、撤机以及与药物治疗的配合等问题都是临床医师面临的挑战。如何有效地确定治疗方案、优化治疗过程并获得准确的血流动力学数据是其中的关键。

在难治性 CS 患者治疗中，肺动脉导管对于药物治疗方案、疗效评估和机械辅助循环调整时机具有重要价值，值得继续深入研究。但肺动脉导管置入的相关并发症在一定程度上限制了其使用，期待更多的研究数据支持肺动脉导管在 CS 和机械辅助装置中的应用。

6 血流动力学监测的未来趋势

CS 患者的血流动力学监测目前主要还是以有创监测为主。但是，由于适应证把握不当、导管的副作用或并发症、获得数据的方法不正确（仪器定标错误或传感器位置错误）导致获得的数据不能反映血流动力学状态、错误使用数据、作出治疗决策前未考虑其他相关因素、采用的治疗措施无效或有害以及无需血流动力学监测时未及时拔除有创监测导管等种种原因，有创血流动力学监测的使用并未改善患者的预后。因此，近些年来肺动脉导管的使用数量在稳步下降，而创伤性较小的心排血量测量技术则越来越多地应用于临床实践。血流动力学监测和心排血量测量的未来趋势如下：肺动脉导管使用下降的趋势可能持续，但对于难治性 CS 患者治疗还是具有重要价值，值得继续深入研究；微创或无创技术的准确性和精度有待提高。

循环功能监测很可能进入微循环监测。心排血量监测装置的发展重点似乎是强调微循环的改变，更加针对循环和微循环复苏有效性的标记物的监测（如乳酸和血管内皮生长因子），尚需更深入地了解微循环的生理和病理生理学改变。

罗颖

参 考 文 献

[1] Saxena A，Garan A R，Kapur N K，et al. Value of Hemodynamic Monitoring in Patients With Cardiogenic Shock Undergoing Mechanical Circulatory Support[J]. Circulation，2020，41(14): 1184-1197.

[2] Kapur N K，Thayer K L，Zweck E. Cardiogenic Shock in the Setting of Acute Myocardial Infarction. Methodist Debakey Cardiovasc J[J].2020，Jan-Mar，16(1):16-21.

[3] Cecconi M，De Backer D，Antonelli M，et al. Consensus on circulatory shock and hemodynamic monitoring.Task force of the European Society of Intensive Care Medicine[J]. Intensive Care Med，2014，40(12): 1795-815.

[4] Vahdatpour C，Collins D，Goldberg S. Cardiogenic Shock[J]. J Am Heart Assoc，2019，8(8): e011991.

[5] van Diepen S，Katz J N，Albert N M，et al. Contemporary Management of Cardiogenic Shock: A Scientific Statement From the American Heart Association[J]. Circulation，2017，136(16): e232-e268.

[6] Furer A，Wessler J，Burkhoff D. Hemodynamics of Cardiogenic Shock[J]. Interv Cardiol Clin，2017，6(3): 359-371.

[7] Moranville M P，Mieure K D，Santayana E M. Evaluation and management of shock States: hypovolemic, distributive, and cardiogenic shock[J]. J Pharm Pract，2011，24(1): 44-60.

[8] Meidert A S，Huber W，Müller J N，et al. Radial artery applanation tonometry for continuous non-invasive arterial pressure monitoring in intensive care unit patients: comparison with invasively assessed radial arterial pressure[J]. Br J Anaesth，2014，112(3): 521-8.

[9] Monnet X，Teboul J L.Transpulmonary thermodilution: advantages and limits[J].Crit Care，2017，21(1): 147.

[10] Joosten A，Desebbe O，Suehiro K，et al.Accuracy and precision of non-invasive cardiac output monitoring devices in perioperative medicine: a systematic review and meta-analysist[J]]. Br J Anaesth，2017，118(3): 298-310.

[11] Sanders M，Servaas S，Slagt C. Accuracy and precision of non-invasive cardiac output

monitoring by electrical cardiometry: a systematic review and meta-analysis[J]. J Clin Monit Comput，2020，34(3): 433-460.

[12] Saugel B，Cecconi M，Hajjar L A.Noninvasive Cardiac Output Monitoring in Cardiothoracic Surgery Patients: Available Methods and Future Directions[J]. J Cardiothorac Vasc Anesth，2019，33(6): 1742-1752.

[13] Baran D A，Grines C L，Bailey S，et al. SCAI clinical expert consensus statement on the classification of cardiogenic shock: This document was endorsed by the American College of Cardiology (ACC), the American Heart Association (AHA), the Society of Critical Care Medicine (SCCM), and the Society of Thoracic Surgeons (STS) in April 2019[J]. Catheter Cardiovasc Interv，2019，94(1): 29-37.

第 5 章

生物标志物监测

生物标志物对 CS 患者的诊断、监测和治疗具有重要意义，而且生物标志物作为重要的治疗靶点，可以帮助医师做出治疗决策。许多生物标志物与 CS 患者的预后相关，通过研究不同的生物标志物可以更好地理解 CS 的复杂病理生理学。研究表明，血清乳酸、血糖或血清肌酐仍然是最重要的监测指标。如今乳酸被广泛使用，急诊科和重症监护室可以立即进行床旁检测。心肌梗死、心力衰竭和其他心脏疾病患者可以从各种特异性或非特异性生物标志物的应用中获益，这些标志物有助于判断和指导风险分层和个体化治疗。已建立的生物标志物如 B 型脑钠肽、氮末端前体脑钠肽、生长刺激表达基因 2 蛋白（suppression of tumorigenicity 2，ST2）和肌钙蛋白对 CS 的预测价值不足。新一轮的研究集中在新的蛋白质组学和分子技术上，为 CS 的临床决策和患者危险分层提供了新的选择。最近的生物标志物，包括二肽基肽酶 3（dipeptidyl peptidase 3，DPP3）、肾上腺髓质素（adrenomedullin，ADM）、血管生成素 - 2（angiopoietin-2，ANG-2）和心原性休克 4 蛋白（cardiogenic shock 4 Proteins，CS4P）评分等证据正在逐步增加。DPP3 可早期预测 CS 的难治性和存活率。CS4P 评分反映多器官功能障碍、全身炎症和免疫激活。与 CardShock 风险评分相比，CS4P 评分改善了对 32% 患者的重新分类，但它还需要在使用循环和心室辅助装置治疗的 CS 患者中进行更多的前瞻性验证。

1 心原性休克分子生物学研究进展

从分子水平上讲，CS 不仅仅是心脏收缩功能的突然下降，它也是一种多器官功能障碍综合征，常伴有全身炎症反应，伴有严重的细胞和代谢紊乱。多器官衰竭是无数循环分子的来源，而且这些循环分子在 CS 的表征中具有重要价值。事实上，当代组学技术的进步为各种疾病的临床表现提供了更全面的分子标志物，包括系统性炎症和心脏及靶器官衰竭。

近几十年来，研究已经从单纯评估患者的临床、心电学和影像学信息逐步转向引入生物标志物来研究疾病进展。具体来说，分子心脏病学的目的是通过识别调节心脏生物学中的循环因子，并将这些生物学特征应用于心血管疾病的机制研究、诊断、预防和治疗。

1.1 动脉乳酸水平

乳酸在 CS 中的预测价值已在过去几十年中进行的多项研究中得到证实。在感染性休克中，乳酸随着时间的推移而下降。在一个由 2191 例危重患者组成的大队列研究中，第 1 天和第 2 天之间动脉乳酸水平的差值与不良预后相关。研究表明，使用机械体外循环生命支持的 CS 患者，植入装置前的乳酸值和峰值水平与预后没有显著关系。乳酸和 24 h 后乳酸清除率是 30 天死亡率的良好预测指标。乳酸本身可以作为休克患者的替代能源。在静息时，大部分能量是通过脂肪酸和丙酮酸 18 的 β- 氧化获得的，而在运动或其他应激情况下，乳酸是一个重要的能量来源。休克患者对乳酸的吸收增加，高乳酸水平反映了机体的应激反应、交感神经系统激活和糖酵解增加。

1.2 血糖水平

过去几年，研究探讨了不同血糖水平在 CS 中的预后作用。一项小型研究发现，在最初的 48 h 内血糖水平的变化可以预测死亡率。CardShock 研究对 211 例患者进行了二次分析，结果显示严重高血糖或低血糖的患者死亡率最高。迄今为止最大的研究是 IABP-SHOCK 试验亚组分析，纳入的 513 例患者中 33.7% 的人有糖尿病史。结果显示，CS 患者基线血糖水平与是否患糖尿病无关。

1.3 心肌肌钙蛋白

心肌肌钙蛋白是心肌中调节收缩和舒张的蛋白质复合物。血液中心肌钙蛋白水平的高低可用于评估心肌细胞坏死的微小变化，并可在心肌损伤发生后的几分钟内检测。肌钙蛋白与急性冠状动脉综合征患者的不良预后密切相关，在某些情况下可能使早期有创治疗的患者受益。心肌肌钙蛋白水平越高、升高时间越长，则心肌损伤面积越大、严重程度越高。高敏肌钙蛋白 I（high-sensitive troponin I, hs-TnI）和 T 测定有助于评估急性冠状动脉综合征和心力衰竭患者的早期风险分层。

与传统的检测方法相比，检测到血浆中极低浓度的肌钙蛋白即可以准确评估出心血管疾病个体的危险分层。一项队列研究显示，血浆 hs-TnI 水平与无基线心血管疾病的社区动脉粥样硬化发病率和死亡率的密切相关。这项研究共纳入了 8121 例年龄为 54～74 岁无临床心血管疾病的患者，平均随访期为 15 a。结果显示，与低 hs-TnI 水平（≤1.3 ng/L）相比，hs-TnI 升高（≥3.8 ng/L）与冠心病、缺血性卒中、动脉粥样硬化性心血管疾病、心力衰竭相关的住院治疗、整体心血管疾病和全因死亡率的升高显著相关。

肌钙蛋白浓度与多种心脏疾病的预后相关，尤其是心力衰竭和急性心肌梗死患者。一项针对 712 例接受心脏瓣膜置换术的患者的研究显示，术后 hs-TnT 对预测术后需要机械循环支持的 CS 患者有指导价值。一项探讨肌钙蛋白升高的程度是否能预测心血管死亡率以及包括 CS 在内的几种心脏病的住院并发症的研究发现，肌钙蛋白比值每增加 10 倍，心脏骤停、持续性室性心动过速或心室颤动和 CS 的发生率都会增加。一些研究还建议使用肌钙蛋白来评估 CS 的全身炎症反应和病因分析等。

1.4　B 型脑钠肽和 N 末端前 B 型利脑钠肽

　　脑钠肽主要是在心室内分泌，左心室功能障碍患者通过激活释放过程用以应对心室容积扩张和压力超负荷。BNP 和 N 末端前 B 型利脑钠肽的血浆水平可用作诊断慢性心力衰竭的标志物。在合并 CS 的患者中，这些标志物与患者疾病状况的关系和相关性是复杂的。接受主动脉内球囊反搏治疗的急性 CS 患者行经皮冠状动脉介入治疗后，其 BNP 水平显著降低。在 CS 患者中，BNP 或 NT-ProBNP 水平升高可能与左心室和右心室功能不全有关，而 NT-ProBNP 低水平（<1200 pg/mL）与 CS 的预后不良呈负相关。有研究显示，NT-ProBNP 浓度升高与休克持续时间、序贯性器官衰竭总评分或有创性血流动力学参数无显著相关性。此外，在有可逆原因的 CS 患者中， NTproBNP 绝对值及其动力学均不能为机械循环支持治疗预测脱机时机。然而，NT-ProBNP 和白介素 -6 水平在预测 CS 预后方面具有互补作用，当白介素 - 6 水平高于 195 pg/mL 且 NT-ProBNP 水平高于中位数水平时患者的 30 天死亡率最高（93.7%），而白介素 - 6 水平较低且 NT-ProBNP 水平较低的 CS 患者的生存率显著提高（死亡率 26.3%）。

1.5　生长刺激表达基因 2 蛋白

　　生长刺激表达基因 2 蛋白是白介素 1 受体家族的成员，含有两种异构体：可溶性 ST2（sST2）和膜结合受体 ST2（ST2 受体或 ST2L）。ST2 的配体是细胞因子白介素 - 33。循环检测和目前与心力衰竭相关研究涉及的 ST2 一般均指 sST2，而 ST2L 与白介素 - 33 信号通路是一个力学激活系统，能够抑制心肌细胞肥大和心脏纤维化从而发挥心脏保护作用。心脏病理状态下，sST2 表达上调并作为诱骗受体与白介素 - 33 特异性结合后阻断白介素 - 33 与 ST2L，使心肌缺乏足够的白介素 - 33 保护，进而发生心肌重构和功能障碍。sST2 是目前心力衰竭检测最具特异性的指标之一，几乎不受年龄、性别、体重指数、心力衰竭病因、心房颤动、贫血或肾功能的影响，生物变异性低而稳定性高。一旦经临床诊断为心力衰竭，90% 的患者会出现 sST2 水平升高。sST2 水平越高，观察到的死亡率越高。心力衰竭和 CS 的 sST2 临界值不同，分别为 35 ng/mL 和 500 ng/mL。CS 患者 sST2 的显著高水平反映了这一过程的炎症和纤维化性质。然而，单用 sST2 可能不是急性心力衰竭或

CS 的良好诊断标志物，因为它在败血症、癌症和其他病因的纤维化中也可能升高。有研究显示，感染性休克的 sST2 水平远高于 CS。因此，新的研究正在评估 sST2 与当前心脏生物标志物（比如 NT-ProBNP）组合的价值。对 CardShock 研究的分析显示，sST2 和 NT-proBNP 联合应用对包括急性冠状动脉综合征后 CS 患者的 30 天和 90 天死亡率均有很好的预测价值。将 sST2 和 NT-proBNP 添加到 CardShock 风险评分中，改善了 C 统计量，增加了 CardShock 风险评分的值，正确地重新分类了 11% 的 CS 患者的临床转归。虽然 sST2 升高和利钠肽联合应用最能预测 1 年死亡率，但 NT-proBNP 水平不能预测 sST2 低水平患者的死亡率。此外，尽管 sST2 水平似乎与 NT-ProBNP 有关，但与 CS 死亡率风险相比，它们在 90 天时没有显示独立的预后价值。

1.6 DPP3

DPP3 是一种细胞溶质蛋白酶，参与血管紧张素 Ⅱ 和脑啡肽的降解，影响心脏收缩功能和肾脏血流动力学。在感染性休克和 CS 患者中，DPP3 的循环浓度均升高。对 CardShock 队列研究中 174 例 CS 患者的研究发现，血浆中 DPP3 水平升高与短期死亡率风险增加和严重的器官功能障碍相关。DPP3 水平高于中位数（33.4 ng/mL）的患者，其乳酸、肌酐、钾和 hs-TnT 水平均较高，而肾小球滤过率和左室射血分数则较低。

此外，入院后 24 h 内 DPP3 水平降低与预后良好相关。研究 DPP3 与血流动力学恶化，特别是与难治性休克之间的关系显示，难治性 CS 患者在 0 h、24 h 和 48 h 内，其 DPP3 水平均高于非难治性 CS 患者。此外，DPP3 有助于区分难治性休克和非难治性休克的 CS 患者。总体而言，入选时 DPP3 水平高（59.1 ng/mL）的患者死亡率更高、心脏指数更低、肾小球滤过率更低。

1.7 肾上腺髓质素

肾上腺髓质素是一种普遍存在的血管舒张肽激素，Tolppanen 等对 CardShock 队列中的 178 例患者进行分析显示，其对 CS 有预后价值。高浓度 ADM（>55.7

pg/mL）与 48 h、90 天死亡率增加（49.1 vs 22.6%，*P*=0.001）、心脏指数受损、平均动脉压、中心静脉压和肺动脉收缩压相关。

1.8 血管生成素 -2

血管生成素 -2 是一种促血管生成和促炎症因子，参与维持血管完整性。一项针对 CS 患者的小型研究显示它是 CS 死亡率的独立预测因子。IABP-SHOCK II（Intraaortic Balloon Pump in Cardiogenic ShockII）试验的亚组分析分析了 ANG-2 作为生物标记物的潜力。该研究纳入 189 例患者，分别在 24 h、48 h 和 72 h 进行连续采血。结果显示，ANG-2 水平在 24 h 内高于参考值范围，与生存 30 天和 1 年患者相比，患者分层后 72 h 死亡率增加。多变量分析显示 ANG-2 浓度是死亡率的独立预测因子（30 天 *RR* 4.82，95% *CI* 1.52～15.23，*P*=0.007；1 年 *RR*=2.01，95% *CI* 1.24～3.24，*P*=0.005）。此外，基线 ANG-2、AKI、出血事件或输血和再灌注受损是 72 h ANG-2 升高的预测因素。

1.9 CS4P

CS4P 评分是基于肝脏脂肪酸结合蛋白、β-2- 微球蛋白、果糖二磷酸醛缩酶 B 和 SerpinG1 水平的评分系统。这些蛋白质不是心脏特异性的，但可反映多器官功能障碍以及全身炎症和免疫激活。一项研究显示 CS4P 模型的 C 统计量值为 0.83，而 CardShock 风险评分为 0.78，组合模型值为 0.84（*P*=0.033），患者之间的样本测量时间无统计学显著差异。CS4P 评分在患者重新分类方面有显著的优势。与 CardShock 风险评分相比，净重新分类改善了 0.49（*P*=0.020），总体上改善了 32% 的患者的重新分类。IABP-SHOCK II 风险评分作为基线进行评估，CS4P 评分与 IABP-SHOCK II 评分相比，提供了更好的预测指标，C 统计量（曲线下面积 0.80 vs 0.73）和净重分类改善 0.57（*P*=0.032）。这些结果也通过酶联免疫免疫吸附试验进行了验证，结果显示蛋白质浓度的曲线下面积为 0.82（95% *CI*：0.73～0.90），与靶向蛋白质组学（Pfi 0.123）没有显著差异。作者还研究了几种临床和常规生物标志物在 CS 中的作用，但是没有一种生物标记物对 CS4P 评分有显著的预测价值，还需要进行大规模的前瞻性临床试验。

2 未来展望

关于 CS 特异性生物标志物的研究一直没有停止，主要包括能帮助评估 CS 患者的预后、分层和分类的新指标。新的和已建立的生物标志物都与 CS 危险性和不良预后相关，但临床价值有限。新一轮的研究集中在生物标志物发现的经典途径上，使用具有良好特征的 CS 标志物、新的蛋白质组学和分子技术，可为临床决策和患者分层提供选择。未来可能出现更多具有更强预测能力的非心脏生物标志物，从而更早反映 CS 早期多器官功能障碍，帮助指导临床治疗。

张杰波

参考文献

[1] Diepen S V, Katz J N, Albert N M, et al. Contemporary Management of Cardiogenic Shock: A Scientific Statement From the American Heart Association. [J].Circulation 2017;136:e232-e268.

[2] Mandawat A, Rao S V. Percutaneous Mechanical Circulatory Support Devices in Cardiogenic Shock. [J].Circ Cardiovasc Interv 2017;10:e004337.

[3] Iborra-Egea O, Rueda F, García-García C, et al. Molecular signature of cardiogenic shock.[J]. Eur Heart J 2020;41:3839-3848.

[4] Masyuk M, Wernly B, Jung C. Prognostic relevance of serum lactate kinetics: a powerful predictor but not Chuck Norris in Intensive Care Medicine. [J].Intensive Care Med 2019;45:1174-1175.

[5] Slottosch I, Liakopoulos O, Kuhn E, et al. Lactate and lactate clearance as valuable tool to evaluate ECMO therapy in cardiogenic shock. [J].J Crit Care 2017;42:35-41.

[6] Lazzeri C, Valente S, Chiostri M, et al. Clinical significance of lactate in acute cardiac patients. [J].World J Cardiol 2015;483-489.

[7] Lazzeri C, Valente S, Chiostri M, et al. Early glucose variability in cardiogenic shock following acute myocardial infarction: a pilot study.[J]. Ther Adv Cardiovasc Dis 2015; 9:127-32.

[8] Thygesen K, Alpert J S, Jaffe A S, et al. Fourth universal definition of myocardial infarction (2018). [J].Eur Heart J 2019;40:237-269.

[9] Jia X, Sun W, Hoogeveen RC, et al. High-Sensitivity Troponin I and Incident Coronary Events, Stroke, Heart Failure Hospitalization, and Mortality in the ARIC Study. Circulation 2019;139:2642-2653.

[10] Duchnowski P, Hryniewiecki T, Kusmierczyk M, et al. High-Sensitivity Troponin T

Predicts Postoperative Cardiogenic Shock Requiring Mechanical Circulatory Support in Patients With Valve Disease.[J]. Shock 2020;53:175-178.

[11] Mueller C, Mcdonald K, Boer R, et al. Heart Failure Association of the European Society of Cardiology practical guidance on the use of natriuretic peptide concentrations. [J].Eur J Heart Fail 2019;21:715-731

[12] Bayés-Genís A, Ez J N, Lupón J. Soluble ST2 for Prognosis and Monitoring in Heart Failure. [J].J Am Coll Cardiol 2017;70:2389-2392.

[13] Tolppanen H, Rivas-Lasarte M, Lassus J, et al. Combined Measurement of Soluble St2 and Amino-terminal Pro-b-type Natriuretic Peptide Provides Early Assessment of Severity in Cardiogenic Shock Complicating Acute Coronary Syndrome.[J]. Crit Care Med 2017;45:e666-e673.

[14] Tolppanen H, Lasarte M R, Lassus J, et al. COMBINED NT-PROBNP AND ST2 MEASUREMENT HAS POWERFUL PROGNOSTIC VALUE IN CARDIOGENIC SHOCK CAUSED BY ACUTE CORONARY SYNDROME. [J].J Am Coll Cardiol 2016;67:492.

[15] LA Calò, Davis P A, Rossi G P. Understanding the mechanisms of angiotensin II signaling involved in hypertension and its long-term sequelae. [J].J Hypertens 2014;32:2109-2119.

[16] Hariyanto T I, Kurniawan A. Dipeptidyl peptidase 4 (DPP4) inhibitor and outcome from coronavirus disease 2019 (COVID-19) in diabetic patients: a systematic review, meta-analysis, and meta-regression. [J].J Diabetes Metab Disord 2021;1-8.

[17] Takagi K, Blet A, Levy B, et al. Circulating dipeptidyl peptidase 3 and alteration in haemodynamics in cardiogenic shock: results from the OptimaCC trial.[J]. Eur J Heart Fail 2019;22.

[18] Tolppanen H, Rivas-Lasarte M, Lassus J, et al. Adrenomedullin: a marker of impaired hemodynamics, organ dysfunction, and poor prognosis in cardiogenic shock. [J].Ann Intensive Care 2017;7:6.

[19] Pöss J, Fuernau G, Denks D, et al. Angiopoietin-2 in acute myocardial infarction complicated by cardiogenic shock-a biomarker substudy of the IABP-SHOCK II -Trial. [J]. Eur J Heart Fail 2015;17:1152-60.

[20] Sklodowski K, Dozio V, Lopez-Lastra S, et al. 59 Integrating deep proteomics profiling with survival analysis to identify novel biomarkers of response to PD-1 blockade in NSCLC patients.[J]. J Immunother Cancer 2020;8:A64-A64.

第 6 章

心原性休克
与炎症

心原性休克是由于心脏泵功能衰竭导致的全身性低灌注状态，可导致全身多器官功能障碍。心肌梗死后 CS 是目前认识最为深入的 CS 类型之一，尽管在血运重建和支持治疗方面取得了一定的成效，但其住院死亡率仍高达 40% 左右。泵功能衰竭与低心排量无疑是 CS 导致器官组织损伤的主要因素，但组织灌注不良和细胞毒性也会带来的一系列的炎症反应，其对 CS 推波助澜的作用不容忽视。许多 CS 患者可出现系统性炎症的临床表现并伴有炎症因子水平升高，如 C 反应蛋白、白细胞介素 - 6 和肿瘤坏死因子 α 等。越来越多的研究表明，这些炎症因子的水平与 CS 的严重程度及预后相关。此外，相当一部分 CS 患者可出现继发性感染，进一步推动 CS 的发展及恶化。系统性炎症与机体免疫调节紊乱是 CS 病理生理机制研究的热点，有望成为 CS 的潜在治疗靶点。

1 心原性休克的炎症状态

1.1 心肌梗死后心原性休克

CS 除了出现全身组织灌注不足以外，还伴有全身炎症激活，同时炎症水平的高低与 CS 的预后密切相关。炎症在心肌梗死和梗死后 CS 中的作用在一定程度上被忽视了，这可能是始终无法降低 CS 死亡率的重要原因之一。

　　冠状动脉阻塞后，急性缺血的直接损伤和缺血 - 再灌注损伤可引发局部和全身炎症反应。急性心肌梗死后炎症反应由三个阶段组成。①预警期 特点是损伤相关分子模式的激活。损伤相关分子模式可与模式识别受体相互作用，被固有免疫系统识别为危险信号，从而激活下游信号通路，促进促炎因子、趋化因子和细胞粘附分子的释放。②反应期 心肌细胞坏死引发全身反应，动员骨髓源性免疫细胞，并引发局部反应，导致循环炎症细胞的募集，从而清除梗死区的死亡细胞和基质碎片。白介素 - 1、肿瘤坏死因子 -α 和白介素 - 6 是急性心肌梗死炎症反应的主要启动因子。除此之外，补体系统的激活也参与了体液免疫和细胞免疫反应的激活。③恢复期：主要与抑制促炎信号和清除白细胞浸润有关。

1.2　炎症性心肌病相关心原性休克

　　一个多世纪以前，冠状动脉疾病尚未被充分认识，心肌炎症曾被认为是任何心脏疾病的主要原因。在对冠状动脉疾病已有充分认识的今天，心肌炎症的地位仍然不可忽视。几十年来，人们对心脏疾病有了更深的理解，逐渐认识到心脏是免疫效应器官的靶点，同时也是对损伤和应激作出反应的免疫器官。炎症性心肌病是一种心肌的炎症性疾病，其病因可为感染、药物或毒物以及自身免疫性等，伴有淋巴细胞浸润和心肌细胞坏死，可导致心力衰竭、恶性心律失常和 CS 等情况。急性心肌炎相关 CS 的发病率从 2005 年的 6.9% 上升到 2014 年的 12% 左右，住院死亡率约为 4%。炎症是炎症性心肌病的核心发病机制。病原体相关分子模式（pathogen associated molecule patterns, PAMP）和损伤相关分子模式分别与 Toll 样受体和 Nod 样受体结合形成炎症小体，激活机体的固有免疫系统。炎症小体是一种多蛋白细胞内复合物，主要位于巨噬细胞中。在检测到病原体或非病原应激原后，炎症小体可激活促炎细胞因子，如白介素 - 1 b 和白介素 - 18。同时，炎性小体也能引起细胞焦亡（一种程序性细胞死亡），从而诱导适应性免疫系统。炎症小体的激活、浸润心肌细胞导致心肌细胞坏死，随后促发进一步的炎症反应，引发全身炎症反应综合征，最终导致 CS。

2 炎症致心原性休克的病理生理机制

2.1 内皮炎症

血管内皮是抵御血管内有害刺激的第一道防线，其中内皮细胞在止血、调节血管通透性、协助白细胞迁移、调节血管舒缩张力和血管生成等多方面发挥重要作用。研究表明，内皮细胞损伤和随后的炎症反应是器官损伤的重要致病机制，内皮损伤相关生物标志物水平升高与休克、脓毒血症和多器官功能衰竭等危重疾病的不良预后有关。冠状动脉内皮炎症导致一氧化氮（NO）生成受到抑制和活性氧生成增加，使心肌细胞 NO 生物利用度降低，最终导致蛋白激酶 G 的活性大大降低。蛋白激酶 G 低活性将会使心肌细胞内起双向分子弹簧作用的肌联蛋白去磷酸化，导致心肌细胞静息张力的增加和心肌细胞肥大，从而加重心脏舒张功能障碍。内皮炎症还可会通过促粘附分子（如 VCAM-1 和 E - 选择素）的表达，募集和激活循环单核细胞，触发心肌间质胶原沉积；同时还会导致微血管舒张功能受损，影响心肌供血供氧，加重心肌损伤。

2.2 固有免疫系统激活

固有免疫系统的激活提供了有助于 CS 的炎症环境。模式识别受体在心肌细胞表面表达并识别特定的配体——损伤相关分子模式和病原体相关分子模式，二者分别来源于受损的宿主细胞和病原体。应激原（如缺血）可诱导损伤相关分子模式的释放，包括热休克蛋白 - 60、高迁移族蛋白 - 1 或线粒体成分。可激活模式识别受体的病原体相关分子模式包括细菌产物和脂多糖，它们通过胃肠道进入体循环。激活后的损伤相关分子模式和病原体相关分子模式与模式识别受体结合，推动炎症的发生与发展。

Toll 样受体是模式识别受体的一种，目前已在人类体内发现了 10 种 Toll 样受体亚型，其中 Toll 样受体 - 4 在心脏中的表达最高，与心力衰竭、心肌炎、缺血再灌注损伤、高血压和动脉粥样硬化等疾病相关。损伤相关分子模式或病原体相关分子模式与 Toll 样受体 - 4 之间的相互作用引发信号级联放大，促进 NLRP3 炎症小体激活和上调多种促炎基因和介质的表达，如 NF-kB、TNF-A 和白介素 - 6。短期 Toll 样受体 - 4 的激活会在心脏产生细胞保护反应。然而，长期 Toll 样受体 - 4 表达上调可使促炎细胞因子和细胞粘附分子的持续上调，导致炎症细胞的募集和不良的心室重构。

临床前动物模型研究发现，脂多糖诱导的 Toll 样受体 - 4 活化增加了 IL-6 和 ICAM-1 的产生，可降低心肌细胞的收缩力。相反，抑制这一途径可减少肿瘤坏死因子 - α 和 IL-6，抑制心肌纤维化并改善心脏射血分数。临床研究发现，晚期心力衰竭患者的 Toll 样受体 - 4 表达增加。因此，Toll 样受体 - 4 拮抗剂是调节失调免疫应答的潜在治疗靶点。厄利托兰是一种脂多糖结构类似物，与 Toll 样受体 - 4 结合后可发挥竞争性的抑制作用，已在心力衰竭动物模型中得到证实。实验显示厄利托兰可降低 IL-1 b 和 IL-6 的浓度并减轻心肌细胞对压力超负荷的反应。后续有待更进一步研究 Toll 样受体 - 4 拮抗剂的临床应用价值。

2.3 促炎细胞因子

迄今为止，已证明细胞因子如肿瘤坏死因子、IL-1β、IL-6 和 IL-18 在离体心肌细胞、离体动物心脏和动物模型体内产生负性肌力作用。参照心力衰竭患者血浆中肿瘤坏死因子的浓度，将相似浓度的 TNF 注入大鼠腹腔可导致左室大小和功能的时间依赖性改变。心脏特异性表达肿瘤坏死因子的转基因小鼠可出现心脏能量缺陷和左室进行性扩大，可能与肿瘤坏死因子诱导基质金属蛋白酶（MMP）的激活相关。MMP 可降解细胞外胶原基质，从而促进左心室扩大。这些促炎细胞因子的作用在临床上也得到了验证。诸多临床试验显示心肌梗死急性期的全身炎症水平影响其预后。IABP-SHOCK 试验的一些亚组研究表明，多种细胞因子，如 INF-γ、肿瘤坏死因子 - α、巨噬细胞炎性蛋白 - 1β（MIP-1β）、粒细胞集落刺激因子（G-CSF）和单核细胞趋化蛋白 - 1β（MCP-1β）的水平具有预后预测作用。其水平越高，预后越差、死亡风险越大。最近的一项研究显示，相对于白介素 - 1 b，白介素 - 6、白介素 - 10 和 MCP-1 的水平与 CS 患者的严重程度相关，较早前的研究报道心肌梗死后 CS 患者的炎症相关细胞因子如肿瘤坏死因子 - α、白介素 - 6 和白介素 - 1Ra 明显高于无并发症的心肌梗死患者。

目前关于白介素 - 1 的作用研究尤为深入。白介素 - 1 家族在急性心肌梗死发生时明显上调，导致心室功能障碍和炎症反应。白介素 - 1α 和白介素 - 1β 是白介素 - 1 家族的主要成员，都能与其受体白介素 - 1R 结合发挥激活作用。其中，白介素 - 1α 由坏死的心肌细胞释放，起到信号预警的作用，触发梗死后炎症反应。白介素 - 1β 则由心肌梗死后侵入梗死区的白细胞产生。目前有两种被广泛研究的白介素 - 1 通路拮抗剂：白介素 - 1α/ 白介素 - 1β 的竞争性抑制剂阿那白滞素（anakinra）和白介素 - 1β 的特异性拮抗剂卡那津单抗（canakinumab）。

2.4 趋化因子

趋化因子是一个独特的细胞因子家族，可调节趋化、胶原转换、血管生成和凋亡等生物过程。趋化因子通过与趋化因子受体结合而发挥作用，趋化因子受体是靶细胞表面 G 蛋白偶联的跨膜受体。趋化因子的主要作用是招募和激活在免疫反应和炎症中起关键作用的特定白细胞亚群。尽管趋化因子对于感染控制、伤口愈合和造血至关重要，但过度的趋化因子激活可导致过度的炎症，引起细胞死亡和组织损伤。与健康人相比，心力衰竭患者的 CC - 趋化因子循环水平升高，包括 CC - 趋化因子配体 2（CCL2，也称为 MCP1）、CCL3（也称为 MIP1α）和 CCL5（也称为 RANTES）。这些趋化因子的在纽约心功能 IV 级心力衰竭患者中明显升高。趋化因子会将炎症细胞募集至心脏，促进心力衰竭的进展，甚至导致 CS 的发生。

2.5 单核／巨噬细胞

单核吞噬细胞系统是由单核细胞、巨噬细胞和树突状细胞组成的髓系细胞家族。单核细胞是一种短寿的循环细胞，通过直接作用和分化为树突状细胞和巨噬细胞参与炎症。这些细胞从骨髓中髓系祖细胞发育而来并被释放到血液循环中。根据其免疫表型的不同，单核细胞被划分为经典型单核细胞（CD14++CD16-）、中间型单核细胞（CD14++CD16+）和非经典型单核细胞（CD14+CD16++）。经典型单核细胞是一种重要的清道夫细胞，80%～95% 为循环的单核细胞，具有强大的吞噬能力。小鼠和人体的研究证实了经典型单核细胞增多症与 AMI 后左室功能障碍程度之间的相关性。中间型单核细胞在 ROS 的产生、抗原提呈和 T 细胞激活、炎症反应以及血管生成中起主要作用。非经典单核细胞也参与抗原提呈和 T 细胞激活，并且它们具有在感染后分泌炎症细胞因子促发炎症反应的作用。

进入组织后，单核细胞分化为树突状细胞和巨噬细胞。巨噬细胞由两种主要表型组成：M1 型（典型激活）和 M2 型（替代型激活）巨噬细胞。M2 型巨噬细胞进一步分为三个亚群，即 M2a、M2b 和 M2c。M1 型巨噬细胞具有极强的吞噬作用，参与 MHC-Ⅱ 的抗原呈递和活性氧的产生。它可产生和释放促炎细胞因子（如白介素 - 12、白介素 - 23、白介素 - 27 和肿瘤坏死因子 - α）、趋化因子（包括 CXCL9、CXCL10、CXCL11）以及基质金属蛋白酶（MMP-1、MMP-2、MMP-7、MMP-9、MMP-12）。心肌梗死初期的 M1 型巨噬细胞负责清除死亡细胞和基质碎片，它们产生大量促炎介质，从而产生促炎环境并逐渐导致心脏梗死区扩大。相反，M2 型巨噬细胞在心肌梗死 5 天后形成，会清除病原体，预防胰岛素抵抗，增强心脏重塑和促进心脏组织再生，并在炎症消退过程中占主导地位。

2.6　T 淋巴细胞

单核细胞、巨噬细胞和其他免疫细胞群之间的相互作用可能是影响心脏内组织修复和重构的重要机制。在这些免疫细胞群中，T 细胞在心脏损伤中的作用是不容忽视的。在缺血性和非缺血性心力衰竭小鼠模型中，调节性和效应性 CD4+T 细胞均可激活，而它们的激活至少部分依赖于巨噬细胞介导的抗原呈递。越来越多的证据提示 T 细胞可参与心力衰竭的发病。针对心力衰竭患者的研究表明，心力衰竭时心肌中 T 细胞的数量明显增加，T 细胞表面活化标记物（如 CD69 和 CD25）的表达增加，与活化内皮细胞的粘附能力也明显增强。小鼠缺血性心力衰竭模型显示，体内 CD4+T 细胞和 CD8+T 细胞的数量增加，心肌组织中 CD4+ 的 TH1、TH2、TH17 和 Treg 细胞亚群的数量亦增加。小鼠缺血性心力衰竭模型的特征是 T 细胞向促纤维化的 TH2 表型（相对于 TH1）和促炎性 TH17（相对于 Treg）表型分化。缺血后心脏中淋巴细胞相关的细胞因子上调，同时诸如细胞间粘附分子 - 1（ICAM-1）和 MCP-1 等白细胞粘附分子与趋化因子可介导心肌缺血再灌注损伤以及淋巴细胞粘附、迁移和信号传导。同时，T 细胞还可以通过分泌包括 IFN-γ、白介素 - 2、白介素 - 4 和 G-CSF 在内的细胞因子来放大炎症反应。这些细胞因子可诱导中性粒细胞和单核细胞向损伤部位的趋化。

2.7　B淋巴细胞

一些研究显示，B淋巴细胞在心肌对损伤的适应中起着重要作用。首先，急性心肌损伤后心肌组织中B淋巴细胞的数量增加，从而介导单核细胞向受损心肌迁移，加重心肌的损伤。此外，B细胞分泌的天然IgM能促进缺血-再灌注损伤中心肌的急性炎症反应，并能靶向激活损伤心肌的补体因子。同时，B细胞还可以产生针对心脏的自身抗体。这些抗体往往对应于影响心脏功能结构的重要受体，如β_1肾上腺素能受体、腺嘌呤核苷酸转运体、肌球蛋白、肌钙蛋白I、L型钙通道和Na^+/K^+ATP酶等。在实验模型中，抗β_1肾上腺素能受体的自身抗体可引起心肌细胞凋亡并引起进行性左室扩大和功能障碍。值得注意的是，已证明用利妥昔单抗清除B细胞的疗法可以改善扩张型心肌病患者的心功能。最后，B细胞和Th细胞之间的相互作用可诱导促炎细胞因子的产生，从而对左室功能和左室重构产生不利影响。

2.8　中性粒细胞

白细胞浸润心肌是心肌损伤时的常见现象。中性粒细胞最早可在缺血再灌注损伤后2 h内浸润心肌，是最早的白细胞类型。小鼠心脏活体显像显示，中性粒细胞通过两个步骤浸润心肌：内皮细胞粘附和跨内皮细胞迁移。内皮细胞粘附通过内皮Toll样受体-4/TRIF-I型干扰素依赖途径介导，该途径由心肌细胞铁死亡触发。跨内皮迁移由MYD88依赖的中性粒细胞趋化因子（CXCL2和CXCL5）途径介导，这种趋化因子来源于原位的巨噬细胞。中性粒细胞通过产生促炎性细胞因子和活性氧以及释放储存在分泌颗粒中的蛋白酶来损伤心肌，从而影响其修复并促进心力衰竭的进展，在CS的发展中起到推波助澜的作用。

2.9　肥大细胞

肥大细胞是由来源于骨髓的造血祖细胞产生的免疫细胞。肥大细胞以未成熟细胞的形式进入血液循环，在干细胞因子以及所处微环境的其他生长因子的作用下成熟。肥大细胞的细胞质中含有大量的颗粒，这些颗粒储存了具有广泛作用的生物活性介质，包括组胺、促炎细胞因子、趋化因子、生长因子和抗炎细胞因子。肥大细胞的活化和脱颗粒不仅参与健康组织内稳态的调节，也与许多疾病的发病有关。在心力衰竭、炎症性心肌病和心肌梗死的动物模型心脏组织中，肥大细胞的数量明显增加，提示肥大细胞与心肌损伤密切相关。药物抑制肥大细胞脱颗粒可减轻心力衰竭小鼠左室重构并提高其存活率。肥大细胞在心肌组织的浸润被认为是左室重构的不良因素。

迄今为止，CS 仍是一种死亡率很高的急危重症。诊疗水平的进步使 CS 的住院死亡率有了一定程度的下降，但出院后 6～12 个月的死亡率仍未有效降低。过去的重点几乎都在尽早血运重建、高级生命支持和维持血流动力学稳定等方面，而对 CS 带来的系统性炎症及 CS 后炎症状态的管理有所忽视。越来越多的证据表明，炎症在从心肌损伤到心力衰竭、CS 的过程中起着举足轻重的作用。然而，关于抗炎治疗在 CS 的尝试很少。尽管已有相当一部分的临床研究关注了抗炎在心力衰竭治疗中的作用，但其获益有限。可喜的是，近期关于白介素 - 1β 特异性拮抗剂的临床实验显示其可以降低心力衰竭的发病率和死亡率，提示炎症是心力衰竭的一个可行的治疗靶点。未来将会有更多、更深入的研究去进一步探索抗炎治疗在 CS 管理中的作用，值得期待。

柯晓

参考文献

[1] Murphy Sean P,Kakkar Rahul,McCarthy Cian P,et al. Inflammation in Heart Failure: JACC State-of-the-Art Review[J]. J Am Coll Cardiol, 2020, 75: 1324-1340.

[2] Adamo Luigi,Rocha-Resende Cibele,Prabhu Sumanth D,et al. Reappraising the role of inflammation in heart failure[J].Nat Rev Cardiol, 2020, 17: 269-285.

[3] Pappalardo F ,Malara G, Montisci A.Multitarget Approach to Cardiogenic Shock after Acute Myocardial Infarction: Extracorporeal Life Support (ECLS) and Beyond[J]. Membranes, 2021, 11:87.

[4] Prabhu Sumanth D,Frangogiannis Nikolaos G.The Biological Basis for Cardiac Repair After Myocardial Infarction: From Inflammation to Fibrosis[J] .Circ Res, 2016, 119: 91-112.

[5] Tschöpe Carsten,Ammirati Enrico,Bozkurt Biykem,et al.Myocarditis and inflammatory cardiomyopathy: current evidence and future directions[J].Nat Rev Cardiol, 2021, 18: 169-193.

[6] Mann, D.LInnate immunity and the failing heart: the cytokine hypothesis revisited[J]. Circ Res, 2015. 116: 1254-1268.

[7] Rhee Aaron J,Lavine Kory J.New Approaches to Target Inflammation in Heart Failure: Harnessing Insights from Studies of Immune Cell Diversity[J].Annu Rev Physiol, 2020, 82: 1-20.

[8] Westman Peter C,Lipinski Michael J,Luger Dror,et al. Inflammation as a Driver of Adverse Left Ventricular Remodeling After Acute Myocardial Infarction[J].J Am Coll Cardiol, 2016, 67: 2050-60.

[9] Zhang Yingying,Bauersachs Johann,Langer Harald F,Immune mechanisms in heart failure[J] .Eur J Heart Fail, 2017, 19: 1379-1389.

[10] Mauro Adolfo G,Bonaventura Aldo,Mezzaroma Eleonora,et al.NLRP3 Inflammasome in Acute Myocardial Infarction[J].J Cardiovasc Pharmacol, 2019, 74: 175-187.

[11] Zhao Lin,Cheng Guangming,Jin Runming,et al. Deletion of Interleukin-6 Attenuates Pressure Overload-Induced Left Ventricular Hypertrophy and Dysfunction.[J] .Circ Res, 2016, 118: 1918-1929.

[12] Van Tassell BW,Abouzaki NA,Oddi Erdle C,et al. Interleukin-1 blockade in acute decompensated heart failure: a randomized, double blinded, placebo-controlled pilot study[J]. J Cardiovasc Pharmacol 2016;67:544-51.

[13] Horckmans Michael,Ring Larisa,Duchene Johan,et al. Neutrophils orchestrate post-myocardial infarction healing by polarizing macrophages towards a reparative phenotype[J] .Eur Heart J, 2017, 38: 187-197.

[14] TPeet Claire,Ivetic Aleksandar,Bromage Daniel I,et al. Cardiac monocytes and macrophages after myocardial infarction[J].Cardiovasc Res.2020.116: 1101-1112.

第 7 章

心原性休克的药物治疗

虽然心原性休克的治疗应着重于治疗潜在的心脏病因（例如积极血运重建），但是药物治疗作为急性期初始治疗仍然至关重要（尤其是稳定血流动力学）。多种治疗 CS 的药物改善预后的效果虽然还没有得到具有足够效力的临床试验证实，但现已成为快速改善血流动力学并逆转休克和低灌注状态的关键治疗。不过，这些正性肌力或血管活性药物会增加心肌耗氧量，血管收缩也可能会损害微循环并增加后负荷。因此，儿茶酚胺类药物应以尽量低剂量并且尽量短疗程使用。建议临床医师积极整合临床、实验室和血液动力学指标，同时评价患者对治疗的反应，进行多维度的监测，实时调整治疗。目前，建议使用有创血流动力学监测指导治疗并评价效果，但其预期目标尚未统一。建议在维持适当氧合的情况下，根据器官灌注指标来指导调整血管活性药物的剂量。

针对急性心肌梗死合并 CS 的药物治疗绝非仅限于使用正性肌力药物和血管活性药物以维持血流动力学，还涉及必要的镇静、镇痛、抗心律失常、纠正代谢紊乱以及拮抗应激等诸多方面。此外，合并疾病、肝肾功能障碍、药物相互作用、左心辅助、肾脏替代治疗或低体温治疗应等因素，都会影响休克状态下的药物吸收、分布、代谢和排泄。因此，需综合考量并随时调整药物，并配合血运重建、左心辅助、机械通气、脏器功能支持或低温治疗等多种治疗手段以发挥更好的治疗效果，提高这一复杂危重疾病的救治成功率。

1 正性肌力和升压药物

正性肌力药和（或）升压药物增加心输出量并保持足够的血压和冠状动脉灌注，是 AMI-CS 维持血流动力学稳定的主要手段。通常，将具有血管活性的药物归为升压药，其作用是提高平均动脉压，将增强心肌收缩力的药物归为正性肌力药物，其作用是提高心输出量。在 CS 患者中接受正性肌力和升压药物的比例为 94%。其中，多巴酚丁胺（49%）和左西孟旦（24%）是最常用的正性肌力药，去甲肾上腺素和肾上腺素是最常用的升压药物。但是，这类药物可能通过增加后负荷、心肌收缩力和降低冠状动脉灌注等机制导致心律失常和增加心肌耗氧量。

心肌细胞兴奋收缩耦联障碍导致心输出量下降，无法满足周围组织的需求。肾上腺素能受体激动和 Frank-Starling 机制等可以增强心肌收缩力。传统的儿茶酚胺类或磷酸二酯酶抑制剂等药物通过增加细胞内环磷酸腺苷水平来提高心肌收缩力，进而改善心输出量；同时，心肌氧耗和心律失常风险增加，并激活肥大细胞凋亡信号传导途径。这些可以解释这类药物与患者的不良预后相关。

CS 患者人群的平均动脉压或收缩压目标值目前还没有统一标准。脓毒性休克研究的证据提示平均动脉压维持在 65 mmHg 可能已足够，而且提高目标血压的治疗可能会带来更多的副作用。对于 AMI-CS 患者，有研究显示治疗初期较高水平的血管活性药物支持与院内死亡率增加相关。近期一项纳入 19 项研究（包含 6 个随机对照研究）的荟萃分析显示，没有足够的证据支持 AMI-CS 患者应用常规的血管活性药物（升压药）和正性肌力药物可以降低死亡率，只有左西孟旦显示出改善近期生存率的趋势（$RR = 0.69$，95% CI $0.47\sim1.00$），这种趋势随着随访时间的延长而消失。

总之，目前有关 CS 药物治疗方面的证据依然较少，没有研究确切显示哪种升压药或正性肌力药会改善 ACS-CS 患者的整体预后，或者证实哪种药物相对于安慰剂有效。此外，血液动力学指标改善不一定与组织灌注和患者的预后相关，也未证明血流动力学指标的改善最终可以改善患者的预后。不过，临床医师不太可能对低血压视而不见，所以在临床实践中这类药物仍然在广泛使用。针对 AMI-CS 患者进行较大规模的随机对照研究，以明确药物治疗的效果是非常有必要的。这方面虽然有一定难度，但是采用适当的方法学和统计分析是可行的。

1.1　多巴胺

多巴胺是临床中非常广泛使用的升压药,是一种内源性中枢神经递质和去甲肾上腺素的前体物质,作用于多巴胺和肾上腺素能受体,并呈现剂量依赖性。低剂量[0.5～2 μg /（kg·min）]时,多巴胺通过刺激平滑肌上的多巴胺能受体引起血管舒张（刺激在内脏和肾动脉床中占主导地位的 D_2 受体）。中等剂量（3～10）μg /（kg·min）时,多巴胺通过刺激心脏和血管交感神经中的 β_1 受体提高心脏收缩性和变时性,使去甲肾上腺素释放,突触前交感神经末梢重吸收减少。较高剂量[10 μg /（kg·min）以上]时,多巴胺主要作用于 α_1 肾上腺素能受体,产生收缩周围血管的效应。同时,也使缺血的心肌细胞内钙离子浓度增加、活化蛋白酶水解、细胞凋亡信号级联放大和线粒体破坏,最终使得细胞膜崩解坏死。多巴胺在 CS 中的作用有提升心率、心输出量、每搏输出量、左心室舒张压,降低全身血管阻力,以及增加心脏每搏做功。在动物模型中,高剂量多巴胺可增加平均肺动脉压而不改变肺血管阻力。尽管多巴胺在肾血管方面产生有利影响,但是没有数据支持其优于去甲肾上腺素。SOAP II 研究小组开展了一项多中心随机临床试验,纳入了 1679 例不同病因的休克患者,随机给予多巴胺和去甲肾上腺素治疗。结果显示,应用多巴胺和去甲肾上腺素的患者在重症监护病房期间（50 % vs 46%,$P = 0.07$）、整体住院期间（59 % vs 57%,$P = 0.24$）和 12 个月（66 % vs 63%,$P = 0.34$）死亡率均无差异。但是,多巴胺组心律失常发生率较高,包括心房颤动（20.5% 比 11.0%,$P = 0.001$）、室性心动过速（2.4% vs 1.0%,$P \leqslant 0.001$）和心室颤动（1.2% vs 0.5%,$P \leqslant 0.001$）。亚组分析显示多巴胺组患者 28 天死亡率高于去甲肾上腺素组,可能与去甲肾上腺素组外周血管阻力改善更大有关。低剂量多巴胺（5 mg /（kg·min）以下）可改善肾内血流动力学和肾小球滤过率,但是其增加尿量的作用主要归因于心输出量和平均动脉压的增加。重症患者通常对多巴胺的肾脏作用无反应,尽管其可以增加尿量,但所谓"多巴胺肾脏剂量"未能改善重症患者的肾脏结局。

1.2　去甲肾上腺素

去甲肾上腺素是由节后交感神经释放的主要内源性神经递质,对 α 肾上腺素能受体具有强大的作用,而对 β 肾上腺素能受体的作用则较小。因此,其主要作用为收缩血管，略微增加心输出量，并且在通过代偿性迷走神经反射提高平均动脉压的同时不增加心率。去甲肾上腺素与其他升压药相比具有许多优势。升压作用方面与肾上腺素和去氧肾上腺素相当，效果优于多巴胺。与肾上腺素相比，去甲肾上腺素不作用于 β_2 受体，不会增加乳酸水平。与多巴胺和肾上腺素不同，去甲肾上腺素可以在不增加心率的情况下提高心脏指数，不过度增加心肌耗氧量。与仅作用于 α_1 肾上腺素受体的去氧肾上腺素相比，去甲肾上腺素也激活心脏 β_1 肾上腺素能受体，因而可保留心室 - 动脉耦合。动物试验也证实该药可改善血流动力学、心脏功能以及组织氧合指标，同时不增加心率。

去甲肾上腺素在脓毒症休克中的应用经验较多。经容量复苏仍无法达到目标血压时，指南建议将去甲肾上腺素作为一线血管活性药物使用。一项荟萃分析结果显示，脓毒症休克患者早期使用去甲肾上腺素可降低近期死亡率、缩短平均动脉压达标时间并减少 6 h 内静脉输液量。一项随机对照研究显示，早期和常规使用去甲肾上腺素虽然没有降低 28 天死亡率，但能明显提高 6 h 休克控制率，降低新发心律失常和心原性肺水肿风险。

去甲肾上腺素已成为 CS 中应用最广泛的升压药之一，多个指南建议将其作为一线药物。一项回顾 2005—2017 年共 7040 例 AMI-CS 患者治疗和预后的变化趋势的研究显示，去甲肾上腺素的使用率从 30% 提高到了 70%，取代了多巴胺和肾上腺素，成为最主流的升压药物。一项多中心随机对照研究共纳入了 57 例 AMI-CS 患者，并将其随机分为肾上腺素和去甲肾上腺素两组。为达到研究设定的平均动脉压目标值（70 mmHg），肾上腺素组应用剂量为（0.7 ± 0.5）μg /（kg·min），去甲肾上腺素组剂量为（0.6 ± 0.7）μg /（kg·min）（P=0.66）。主要有效性终点 0～72 h 两组药物提高心指数的幅度相似（P=0.43）。安全性终点肾上腺素组中观察到的难治性休克发生率明显高于去甲肾上腺素组（37% vs 7%, P=0.008），因而研究提前终止。从 2～24 h 肾上腺素组患者心率明显增加，而去甲肾上腺素组则保持不变（P<0.0001）。代谢指标方面，使用肾上腺素与代谢性酸中毒和乳酸增高相关，而去甲肾上腺素组则观察到 pH 值增高和乳酸水平下降，而且乳酸清除速率更快。

1.3　肾上腺素

肾上腺素是一种内源性儿茶酚胺类物质，作用于心脏和血管平滑肌的 β_1、β_2

和 α₁ 肾上腺素能受体，剂量较低时主要以 β 效应为主，对血压以升高收缩压为主；高剂量时表现为 α 效应，收缩压及舒张压均可增高。在心肺复苏和心脏骤停中具有重要作用。一项纳入 8000 例院外心脏骤停患者的随机对照研究结果显示，与安慰剂相比，标准剂量肾上腺素可带来具有更高的自主循环恢复和 30 天生存率，但两组之间在神经系统预后方面并无显著差异，与近期一项 meta 分析结果一致。

一项多中心随机双盲试验纳入了 57 例急性心肌梗死 CS 患者，并将其随机分为肾上腺素和去甲肾上腺素两组，结果显示应用肾上腺素可增加心率，短期内可提高心脏指数（0～4 h），但是两组的每搏输出量指数一致，接受肾上腺素治疗的患者心率 - 血压乘积增加（可反映心肌耗氧量），且存在明显的乳酸酸中毒，而两组间反映灌注的指标如中心静脉血氧饱和度和动静脉二氧化碳分压却未见差异。这些影响一方面可以用不同药物间受体亲和力差异进行解释；另一方面，乳酸酸中毒的形成同样是一个耗能机制，并且肾上腺素增加心肌纤维收缩力的程度低于去甲肾上腺素，但能量消耗较高，最终导致心脏工作效率降低。因此，为达到相同的整体灌注和组织氧合效果，肾上腺素将带来更多的心肌氧耗、乳酸堆积、钙离子稳态改变，以及生长差异因子 - 15（growth differential factor-15，GDF-15）途径的分化调节，上述机制导致了继发于肾上腺素过度激活的难治性 CS 增加。

一项研究纳入了 8 个欧洲国家的 219 例 CS 患者（其中 81% 病因为急性冠状动脉综合征），在单变量回归分析中，使用去甲肾上腺素、肾上腺素、血管加压素 / 特利加压素、升压药之间联合或多巴酚丁胺联合升压药等治疗方案均与 90 天死亡率增加相关，进一步多元回归分析并调整了既往心肺复苏、肾功能和置入球囊反搏导管等因素，仅有肾上腺素应用与 90 天病死率增加独立相关。此外，接受肾上腺素治疗者更经常出现精神状态改变，且接受伴随的血管活性药物剂量更大，乳酸水平更高。一项纳入 2583 例 CS 患者的荟萃分析同样证实，以短期病死率作为主要终点，应用肾上腺素纠正血液动力学可使死亡风险增加 3 倍。这些研究结果印证了强烈的肾上腺素能刺激导致心肌耗氧量增加，以及血管过度收缩带来的对器官（心脏、肾脏及其他）和微循环（特别是肾血管床）的直接不良作用。单纯从血液动力学角度看，肾上腺素与去甲肾上腺素联合多巴酚丁胺的方案同样有效，但肾上腺素应用与一过性乳酸性酸中毒、较快的心率和心律失常以及胃黏膜灌注不足有关，该研究证实去甲肾上腺素联合多巴酚丁胺的方案更可靠、安全。

1.4 多巴酚丁胺

在 CS 患者中，神经内分泌激活可引起血管收缩和心动过速。因此，理想的药物应该在不增加全身血管阻力的前提下发挥正性肌力作用，多巴酚丁胺可以满足这些要求。它是 β_1 受体的完全激动剂，可产生正性肌力作用，效果与异丙肾上腺素（仅激动 β 受体，无 α 受体激动作用）类似。多巴酚丁胺对 β_2 受体的亲和力比对 β_1 受体低 10 倍，特别是对 β_2 和 α 受体的激动作用远弱于 β_1 受体，而且 α_1 受体和 β_2 受体激动的血管效应互相抵消。多巴酚丁胺在中高剂量时全身血管阻力下降由内源性交感神经反射所介导。

一项对健康受试者的研究显示，心输出量与多巴酚丁胺血浆浓度之间存在明显的线性关系。最低输注速度时大多数受试者心率可暂时保持恒定，但随着给药速度增加，心率明显增快，总体上多巴酚丁胺血浆浓度与心率之间同样存在线性关系。在最低输注速度时每搏输出量显著增加，但给药速度增加后，大部分时间则保持稳定甚至降低。多巴酚丁胺增加心率和心肌耗氧量，可诱发或加重快速性心律失常，部分地抵消了其正性肌力的有益作用。同时，其导致平均动脉压下降、冠状动脉灌注降低，反而可能加重心肌缺血。多巴酚丁胺可提高心脏指数和中心静脉氧饱和度，同时降低肺动脉楔压和乳酸水平。由于其正性变时作用和对全身血管阻力的影响较小，因而对于相对心动过缓或存在血管舒张性因素的休克患者更为适用。多巴酚丁胺在 $10 \, \mu g / (kg \cdot min)$ 以上的给药速度时可能仅增加心率而并不明显改善心输出量。

在低心排心力衰竭患者中，多巴酚丁胺并不优于左西孟旦的血液动力学效果，次要终点及事后分析也没有近期和远期的生存优势。在心力衰竭合并肾功能不全患者中，多巴酚丁胺可以改善肾血流灌注，但是肾小球滤过率并无改善。一项研究比较了急性失代偿性心力衰竭患者应用左西孟旦和多巴酚丁胺的效果，长期随访未见两组的预后没有差异，但是左西孟旦组患者血浆 B 型利钠肽水平会提前降低，这种差异与多巴酚丁胺的半衰期较短和无活性代谢物有关。多巴酚丁胺在 CS 人群中证据较少。针对 100 例不同病因 CS 患者的回顾分析显示，米力农和多巴酚丁胺作为初始正性肌力药物时休克纠正率相当，中位休克缓解时间为 24 h。多巴酚丁胺组有增加心指数的趋势，并且心律失常发生率更高（62.9% vs 32.8%，$P < 0.01$）。接受正性肌力药物期间两组患者血流动力学指标改变没有差异，低血压发生率、合并使用血管活性药物与剂量以及治疗时间均相当。两组间因不良反应停药的比例相当，米力农停用原因主要为低血压（13.1% vs 0%，$P < 0.01$），而多巴酚丁胺停用原因则更多是由于心律失常（0% vs 11.3%，$P < 0.01$）。

1.5 磷酸二酯酶抑制剂

磷酸二酯酶抑制剂（依诺昔酮或米力农）可以减少细胞内的环磷酸腺苷降解。心肌细胞中，环磷酸腺苷浓度升高激活蛋白激酶 A，进而使钙通道磷酸化，从而增加钙向心肌细胞的流入并增强心肌收缩力；在平滑肌中，环磷酸腺苷浓度升高抑制肌球蛋白轻链激酶产生扩张血管的效应。在衰竭的心肌中，抑制磷酸二酯酶 - 3 受体而非磷酸二酯酶 - 4 受体可增强 β 肾上腺素能受体介导的正性肌力作用。在心房肌，抑制磷酸二酯酶 - 4 可增强由 β_1 和 β_2 受体刺激引起的心律失常，而抑制磷酸二酯酶 - 3 则仅增强 β_1 受体引起的心律失常。对于心力衰竭患者，米力农可增加每搏输出量和心输出量，其正性肌力作用稍弱于多巴酚丁胺且有较明显的血管舒张作用，可降低平均动脉压、全身血管阻力、肺动脉楔压和左心室充盈压。同时，米力农也可增加心率和心肌耗氧量，但程度弱于多巴酚丁胺。由于米力农的作用机制独立于 β- 肾上腺素途径，因此对于接受长期 β- 受体阻滞剂治疗的 CS 人群更为适用。

与其他正性肌力药物类似，尽管米力农能显著改善血液动力学指标，但从长期结果来看，其心血管安全性仍值得关注。低剂量米力农联合多巴胺或肾上腺素可以产生协同变力作用，同时将平均动脉压维持在较为理想的水平，大于 0.5 μg /（kg·min）的给药速度或负荷剂量都可能导致有临床意义的血压下降。

目前还没有比较正性肌力药物的大规模随机对照研究。观察性研究显示，心力衰竭患者接受米力农或多巴酚丁胺治疗带来的临床转归没有差别，但两者都可能增加包括死亡率在内的不良事件，在缺血性心肌病患者中更为明显。一项评价米力农对于心力衰竭效果的随机对照研究纳入了 951 例失代偿性心力衰竭（不伴有休克）患者，随机分为米力农和安慰剂组，共应用 48 h。结果显示，主要终点（累积住院天数）并无显著差异，米力农组的院内死亡率相比安慰剂组略有增加但差异无统计学意义（3.8% vs 2.3%，P=0.19）。与安慰剂组相比，米力农组的不良事件更多，包括新发心房颤动或心房扑动（4.6% vs 1.5%，P=0.004）以及持续性低血压（10.7% vs 3.2%，P<0.001）。对 98 例门诊接受米力农治疗的纽约心功能 IV 级心力衰竭患者的回顾分析显示，有室性心动过速史的患者与无室性心动过速史的患者存活率没有差异，但前者会因更多的室性心动过速发作而遭受更多的植入式复律除颤器放电（58% vs 6.5%，P<0.001）。出于安全性考虑，目前建议仅将米力农用于难治性 CS。建议剂量为 0.375～0.75 mg /（kg·min），并需根据肾功能不全情况进行调整用量，可联用血管收缩药物抵消其血管舒张导致血压下降的副作用。米力农和

多巴酚丁胺在 CS 人群中改善血流动力学指标的效果没有差异。因不良反应停药的比例相似，但停药原因不同（多巴酚丁胺主要为快速性心律失常，米力农主要为低血压）。因而，在临床应用中需结合 CS 患者的实际耐受性选择初始治疗药物。目前 CS 人群应用正性肌力药物的研究证据仍然有限，今后的研究需延长随访时间，并选取与临床转归更为密切的主要终点，为这类药物的选择提供更为有力的证据。

1.6 钙增敏剂

不同于肾上腺素能药物和磷酸二酯酶受体拮抗剂通过环磷酸腺苷途径来增加细胞内钙离子浓度，钙增敏剂通过不同的增敏机制实现正性肌力作用。左西孟旦和匹莫苯增加肌钙蛋白 C 与 Ca^{2+} 的亲和力，CGP-48506 在肌钙蛋白 C 的下游起作用，而 EMD-57033 通过直接结合肌球蛋白运动域来影响肌动蛋白 - 肌球蛋白的相互作用。左西孟旦是临床最常用的钙增敏剂，以钙离子浓度依赖的方式与心肌肌钙蛋白 C 结合产生正性肌力作用、增强心肌收缩力，但并不影响心室舒张。该药还通过使三磷酸腺苷敏感的 K^+ 通道 (K_{ATP}) 开放而产生血管舒张作用，使冠状动脉阻力血管和静脉容量血管舒张，从而改善冠状动脉的血流供应。此外，该药在较高浓度时还可抑制磷酸二酯酶 - 3。不过，增加钙离子敏感性的药物给舒张期释放的钙离子提供了一个吸收池，通过 Na^+/Ca^{2+} 交换导致去极化，因此这类药物都有致心律失常作用。

钙增敏剂对某些患者可能有用，包括接受 β 受体阻滞剂治疗的患者和门诊晚期心力衰竭的患者（重复给药），可减少住院和改善生活质量。评价左西孟旦的临床试验很多都将低血压或 CS 排除在外，因此该药在 CS 中证据很少。Delle Karth 等观察了左西孟旦 0.1 mg /（kg·min）对 10 例难治性 CS 患者的血流动力学影响。结果显示，24 h 内心脏指数由（1.8±0.4）提高至（2.4±0.6）L /（min·m²），全身血管阻力由（1559±430）dyn /（s·cm）降低至（1109±202）dyn /（s·cm），而心率、血压并无明显变化，肺毛细血管楔压和肺血管阻力有小幅降低但无统计学意义。10 例患者中有 6 例死亡，其中 4 例因难治性 CS 死亡。

总结了 10 项左西孟旦用于 AMI-CS 人群的研究（包含 3 项随机对照研究）中，6 项以短期死亡率为主要终点研究的荟萃分析显示，左西孟旦治疗优于对照组（*RR* 0.69，95% *CI* 0.47～1.00，*I*²=0.39），敏感度分析同样显示左西孟旦与对照组相比有较好的预后（*RR* 0.61，95% *CI* 0.41～0.90）。一项针对长期死亡率的荟萃分析示左西孟旦无效（ *RR* 0.90，95% *CI* 0.65～1.23，I^2=0.04），敏感性分析（仅包含 2 个随机对照研究）同样结果相似。一项研究比较了 CS 患者应用左西孟旦或多巴酚丁胺分别与去甲肾上腺素联用的效果。结果显示，两组 90 天病死率、血流动力学改善程度相似，反映脏器灌注的生物标志物水平中没有观察到任何有临床意义的差异。左西孟旦在 CS 中的作用尚不清楚，建议剂量为 0.05～0.2 mg /（kg·min），但对于收缩压<90 mmHg 的患者不建议使用左西孟旦。一项正在进行的 CS 患者在常规使用正性肌力药的基础上早期使用左西孟旦与安慰剂的对比研究（LevoHeartShock，NCT04020263）可能会给出答案。

一项多中心随机对照研究显示，严重低心排心力衰竭的患者使用左西孟旦与多巴酚丁胺相比能更有效地改善血液动力学指标，而且左西孟旦组在 180 天的预后明显优于多巴酚丁胺组。一项针对急性心力衰竭应用左西孟旦研究的荟萃分析显示，与安慰剂相比（7 项研究共计 1652 例患者）总死亡率的相对危险度为 0.87（95% *CI* 0.65～1.18），并无统计学意义；与多巴酚丁胺相比（10 项研究共计 2067 例患者），总死亡率的 *RR* 0.87（95% *CI* 0.75～1.02），也无统计学意义。有 3 项研究的主要终点为住院时间，与安慰剂和多巴酚丁胺相比，左西孟旦分别减少了 2.27 和 2.30 总住院日，具有统计学差异。一项纳入 19 项研究共计 3650 例患者的荟萃分析并未发现左西孟旦与安慰剂相比有降低死亡率方的优势，而与多巴酚丁胺相比有改善预后的优势（ *OR* 0.75，95% *CI* 0.61～0.92，*P*=0.005）。两项荟萃分析的系统评价和 3 项大型随机对照研究显示左西孟旦对心脏外科术后低心排综合征患者的转归均为中性结果，其中一项研究提示该药可能增加机械通气撤机的难度及室上性快速性心律失常的风险。研究显示，在高危冠状动脉旁路移植术前、麻醉后开始左西孟旦可以改善体外循环支持下搭桥手术的围术期血流动力学指标，其效果与球囊反搏相当，并可缩短术后监护病房停留时间。在心力衰竭和肾功能不全的患者中，应用左西孟旦可在改善心输出量的同时改善肾脏血流灌注，提高肾小球滤过率。其机制可能与该药扩张入球小动脉为主有关，因而可能成为心肾综合征患者的首选正性肌力药。

1.7 血管加压素

血管加压素亦称抗利尿激素，贮存于神经垂体颗粒中。它可抑制血管平滑肌 V_{1a}

受体的加压活性，作用于脑垂体 V_{1b} 受体及肾脏集合系统的 V_2 受体，增加对水的重吸收，最终发挥内环境稳定的作用；通过作用于内源性受体而产生血管收缩作用，而正性肌力作用并不明显，对心输出量有中性或负性影响；在增加外周血管阻力的同时反射性提高迷走神经张力，完成对心排血量的调节。此外，血管加压素可通过加强血管对去甲肾上腺素的敏感性而进一步发挥升压作用。其他升压途径还包括抑制三磷酸腺苷活性 K^+ 通道、减少一氧化氮产物和逆转肾上腺素能受体下调过程等机制。严重休克的患者可能由于垂体后叶血管加压素储存耗尽而导致其内源性生成绝对或相对缺陷，并且导致血管 α_1 肾上腺素能受体反应性下降和血管麻痹，从而使病情恶化或进展为难治性休克。输注低剂量的生理性血管加压素（0.03～0.04 U/min）可以改善平均动脉压并增加升压药的反应性。与单独使用儿茶酚胺相比，加用血管加压素可降低心房颤动发生的风险。

　　血管加压素的循证医学证据多来自其他类型休克的研究，而不是来自 CS。在需要升压药的脓毒症休克患者中，与单纯使用去甲肾上腺素相比，联合血管加压素与急性肾脏损伤减少和死亡率下降相关。一项荟萃分析分析也证实血管加压素可降低分布性休克患者 AKI 的发生率，降低肾脏替代治疗的需求。但是这些研究均存在不同程度的偏倚，今后还需更多前瞻性研究加以证实。在脓毒症休克恢复期将血管加压素保留至最后停用，患者发生有临床意义低血压的几率更低。对于需要高剂量去甲肾上腺素的患者，建议加用血管加压素作为二线升压药改善血压，在患者使用高剂量去甲肾上腺素前开始使用血管加压素可以收获更好的效果。近期一项荟萃分析显示，接受血管加压素联合去甲肾上腺素治疗的脓毒症休克患者首先停用血管加压素会增加低血压发生率，但是并未观察到与不良预后相关。

　　一项对 36 例 AMI-CS 的回顾性研究显示，静脉使用血管加压素可明显提高平均动脉压（73 mmHg vs 56 mmHg，$P<0.001$）并维持 24 h，同时不改变肺毛细血管楔压、心脏指数、尿量或其他正性肌力药物的需求。去甲肾上腺素在给药后 1 h 内平均肺毛细血管楔压明显升高（24 mm Hg vs 21 mmHg，$P = 0.04$），并与 24 h 心脏功率指数显著增加有关，而血管加压素仅有心脏功率指数增加的趋势。一项观察性研究比较了不同升压药对 CS 患者 90 天病死率的影响。接受血管加压素治疗的 8 例患者病死率为 78.5%，而对照组的 208 例患者病死率只有 38.9%。因此，该药并不作为常规建议应用于急性心肌梗死 CS 人群。然而，由于血管加压素并不增加肺血管阻力和肺动脉压力，其在以右心室衰竭为主的 CS 患者中似乎更有应用前景。

1.8 一氧化氮合酶抑制剂

CS 和全身炎症反应综合征的机制部分相同，都涉及细胞因子释放、诱导型一氧化氮合酶增加使一氧化氮水平升高。一氧化氮作为一种有效的血管舒张剂，可以抵消交感神经介导的血管收缩，导致全身不适当的血管舒张和冠状动脉灌注不足。同时，一氧化氮对心肌存在双相作用，低水平可起到正性肌力作用，而高水平则通过抑制线粒体呼吸导致负性肌力作用。左旋单甲基精氨酸（L-NMMA）和左旋硝基精氨酸甲酯（L-NAME）是一氧化氮合酶的内源性可逆非特异性抑制剂，目前已知的三种一氧化氮合酶同工酶均可被其抑制。

在生理条件下，血管中一氧化氮的生物合成有助于调节冠状动脉血流量，调节白细胞与内皮的相互作用并抑制血小板聚集和中性粒细胞浸润。动物研究显示，闭塞冠状动脉实施再灌注后即刻给予 L-NAME 并在术中维持给药，和对照组相比，无复流现象，心肌梗死面积大小方面没有统计学差异。对于急性心肌梗死 CS 特别是全身血管阻力过低的患者，一氧化氮合成酶抑制剂可能对稳定患者血流动力学指标有一定作用。虽然不能改善预后，但是可以使患者有机会接受进一步的有创治疗或生命支持措施而获救。一项小规模研究显示 L-NMMA 在急性心肌梗死合并 CS 患者中具有良好的安全性和血流动力学效果。在给药的 10 min 内平均动脉压增加了 43%，5 h 内尿量增加了 148%。随着平均动脉压的明显提高，心脏指数有一过性降低但随后恢复至接近基线水平。L-NMMA 停用后 24 h，平均动脉压和尿量仍然保持增加，心率和肺毛细血管楔压保持稳定。11 例患者中有 10 例成功撤离机械通气和主动脉内球囊反搏，30 天存活率为 64%。一项 L-NMMA 的二期临床研究显示，给药 15 min 时平均动脉压轻度增加，但在 2 h 时和安慰剂比较并无差异。LINCS 研究纳入了 30 例急性冠状动脉综合征合并 CS 的患者，给予 L-NAME [1 mg/kg 推注并以 1 mg/（kg·h）持续输注]。结果显示，L-NAME 在 AMI-CS 患者中可产生较好的血液动力学效应，一过性增加全身血管阻力，进行性提升心脏功率指数，并可持续改善平均动脉压和尿量。可能有利于减少主动脉内球囊反搏和机械通气时间，防止多器官衰竭，减少长期有创支持的并发症。与对照组相比，L-NAME 显著降低患者 30 天死亡率（27% vs 67%，$P = 0.008$），试验提前终止。TRIUMPH 研究纳入了 398 例已接受梗死相关动脉血运重建的心肌梗死合并 CS 患者，结果显示 L-NMMA 显著提升患者血压，但在休克缓解比例、休克持续时间方面与对照组相比没有差异，30 天和 6 个月死亡率没有改善。基线肾功能不全患者接受 L-NMMA 治疗的死亡率较高，虽然不能除外偶然因素，但需要进一步研究。总体而言，L-NMMA 耐受性良好，但对缓解 CS、减少再梗死或肾功能恶化没有作用。中性的研究结果提示同时抑制内皮和诱导型一氧化氮合酶的非选择性一氧化氮合酶抑制剂也许并不是逆转过量一氧化氮作用的最好方法，也印证了血流动力学指标改善和生存指标并不总是一致，在急性心肌梗死 CS 人群中尚无针对预后的理想替代指标。

1.9 药物选择及应用时机

在重症监护病房应进行完整的血液动力学指标监测，包括心输出量、静脉血氧饱和度、静脉动脉血二氧化碳分压差和乳酸水平，以指导药物的选择和滴定。仅应在心输出量或平均动脉压极低，将损害靶器官功能或对其他副作用较小的治疗方式没有反应时，才需使用正性肌力药和升压药。这些药物滴定至最低有效剂量即可，不需要使患者血液动力学参数超出目标范围。恢复并维持靶器官灌注是休克治疗的目标，首先要恢复足够的平均动脉压以满足靶器官灌注和血流自动调节，然后确保有足够的心输出量以保障全身和局部组织的氧输送。对于大多数患者而言，平均动脉压至少需要为 65 mm Hg 才能确保足够的靶器官灌注并避免不良后果。但是，从长期高血压患者休克后预防 AKI 或优化心脏骤停复苏术后患者脑灌注等角度来说，该平均动脉压水平还不够。对于长期血压偏低的患者，特别是存在慢性肝功能不全或心力衰竭的患者，在发生以血管舒张因素为主的休克时也许可以耐受较低的平均动脉压目标值（如 60 mmHg）。

即便血容量已恢复并且已达到平均动脉压目标，如果器官低灌注持续存在，通常仍需使用正性肌力药物并以保证器官灌注的最低剂量进行滴定。对于没有严重低心输出量的患者，正性肌力药物与安慰剂相比不改善死亡率，还会增加不良反应。对于低血压和严重器官灌注不足的患者，恢复平均动脉压是最初的治疗目标，通常首先使用升压药。

作为升压药，去甲肾上腺素是大多数患者的合理选择。与其他升压药相比，去甲肾上腺素具有许多优势，可改善预后且不良事件风险较低。目前证据不支持将非儿茶酚胺类作为一线升压药。滴定去甲肾上腺素使平均动脉压恢复后，滴定多巴酚丁胺以维持心输出量和器官灌注是一种合理的优选策略，其疗效优于单独使用大剂量肾上腺素。相反，使用低剂量多巴胺或肾上腺素以提高心输出量的效果通常较差，可能会加重肺淤血并经常发生快速性心律失常。对于心输出量极低且全身血管阻力非常高的患者，仅有去甲肾上腺素才能有效地提高平均动脉压。对于因右心力衰竭竭引起的 CS，所有的 α_1 肾上腺素能受体激动剂均可收缩肺血管使右心室后负荷增加，而血管加压素则不存在这种效应，因此其可能是这类患者的首选。对于先前接受 β 阻滞剂或已出现儿茶酚胺相关副作用（从极度心动过速到肾上腺素性心肌病）的患者，尤其是当多巴酚丁胺给药后心输出量并未增加的患者，左西孟旦可能是一个很好的选择。

需要强调的是，当已使用大剂量升压药但仍表现为持续低血压、高乳酸血症和器官衰竭（特别是肝脏和肾脏），即呈现为难治性休克状态时，应积极评估使用机械循环支持手段而非一味地增加或调整药物。我们强调左心辅助手段应在合理的时机启动，尤其是在肝肾功能衰竭加重之前使用，获益更大常见升压药及正性肌力药物表 7-1。

表 7-1 常用升压药及正性肌力药物

药物	常用剂量	结合受体				血流动力学效应
		α_1	β_1	β_2	多巴胺	
升压药						
多巴胺	$0.5 \sim 2\,\mu g/(kg \cdot min)$	−	+	−	+++	↑ CO
	$5 \sim 10\,\mu g/(kg \cdot min)$	+	+++	+	++	↑↑ CO ↑ SVR
	$10 \sim 20\,\mu g/(kg \cdot min)$	+++	++	−	++	↑ CO ↑↑ SVR
去甲肾上腺素	$0.05 \sim 0.4\,\mu g/(kg \cdot min)$	++++	++	+	−	↑ CO ↑↑ SVR
肾上腺素	$0.01 \sim 0.5\,\mu g/(kg \cdot min)$	++++	++++	+++	−	↑↑ CO ↑↑ SVR
血管加压素	$0.02 \sim 0.04\,IU/min$	激动血管平滑肌 V_1 受体				↑↑ SVR
正性肌力药物						
多巴酚丁胺	$2.5 \sim 20\,\mu g/(kg \cdot min)$	+	++++	++		↑↑ CO ↓ SVR、PVR、MAP
异丙肾上腺素	$2.0 \sim 20\,\mu g/min$	−	++++	+++		↑↑ CO ↓ SVR、PVR、MAP

续上表

药物	常用剂量	结合受体				血流动力学效应
		α_1	β_1	β_2	多巴胺	
米力农	$0.125 \sim 0.75\,\mu g/(kg \cdot min)$	磷酸二酯酶 -3 受体				↑CO ↓SVR、PVR、MAP
依诺昔酮	$2 \sim 10\,\mu g/(kg \cdot min)$	磷酸二酯酶 -3 受体				↑CO ↓SVR、PVR、MAP
左西孟旦	$0.05 \sim 0.2\,\mu g/(kg \cdot min)$	磷酸二酯酶 -3 受体、钙增敏剂				↑CO ↓SVR、PVR、MAP

注：CO= 心输出量；SVR= 全身血管阻力；PVR= 肺血管阻力；MAP= 平均动脉压。

2 抗栓治疗

抗栓治疗是 AMI 特别是急诊经皮冠状动脉介入治疗后的基础治疗。迄今为止没有针对 AMI-CS 患者抗栓治疗的随机对照研究，目前这部分患者的抗栓治疗仍借鉴并沿用非休克状态下的 AMI 治疗方案。在危重疾病状态下，药物的吸收、分布、代谢和排泄等药代学特征会因患者肝肾功能障碍、基础疾病、低蛋白血症、药物相互作用、体外氧合膜肺（extracorporeal membrane oxygenation，ECMO）的应用、低温治疗或肾脏替代治疗等因素的影响发生较大改变。CS 导致的胃肠道血流减少、胃肠动力减弱和吸收延迟等会降低口服抗血栓药的有效性，而用于纠正休克的血管活性药物本身并不能使内脏灌注正常，外周血流灌注的减少也可能影响皮下给药制剂（如低分子量肝素）的吸收。因此，静脉给药的方式则更为优选。CS 时肝血流量减少，肝淤血增加并损害肝功能，经细胞色素 P450（CYP）代谢途径的生物转化率降低，药物相互作用的风险增加。AKI 在 CS 人群较为常见，经肾脏代谢药物清除降低，导致药物（水溶性药物为著）分布容积增加。此外，补液和升压治疗也可能会暂时增强肾脏对药物的清除功能，降低经肾脏排泄药物的半衰期。

2.1　阿司匹林

阿司匹林是急性冠状动脉综合征包括并发 CS 和院外心脏骤停患者的一线抗栓药物，一旦确诊应尽早服用，给予 150～300 mg 的负荷剂量口服（尽量选取非肠溶衣剂型）或静脉注射。目前的证据来自 AMI 人群应用阿司匹林的获益，并无针对 AMI-CS 患者使用阿司匹林的临床试验。静脉给药最佳剂量以及静脉或口服不同给药方式的安全性有效性方面同样证据极少。观察性研究结果显示，AMI-CS 患者接受阿司匹林和其他二级预防药物的比例低于无 CS 患者。合并 CS 或院外心脏骤停的心肌梗死人群给予常规剂量阿司匹林，经检测对阿司匹林存在高残留血小板活性的患者急诊 PCI 后早期支架内血栓发生率高于无残留血小板活性患者（21.4% vs 1.8%）。一项随机对照研究显示，急性冠状动脉综合征患者静脉给予阿司匹林 250 mg 或 500 mg 与口服 300 mg 相比能更快更完全地抑制血栓素生成和血小板聚集，同时不增加出血风险。

2.2　P2Y$_{12}$ 受体抑制剂

比较氯吡格雷、替格瑞洛和普拉格雷等抗血小板药物效用的大型临床试验均将 CS 患者排除在外（或占比极低），因而这类药物应用效果的循证医学证据相对有限。尽管替格瑞洛、普拉格雷具有不需要体内生物活化、起效迅速和作用持久等优点，大部分 AMI-CS 患者仍在接受氯吡格雷治疗。对于接受有创通气的患者，需将药物研碎后经鼻胃管给药。已证实稳定的 AMI 患者给予研碎的替格瑞洛可改善血小板抑制效果。ISAR-REACT5 研究显示心肌梗死患者使用普拉格雷相比替格瑞洛减少复合终点事件。IABP-SHOCK Ⅱ 研究亚组事后分析显示，与服用氯吡格雷相比，服用替格瑞洛或普拉格雷的患者 1 年死亡率和出血事件无明显差异。ISAR-SHOCK 研究显示，与氯吡格雷相比，接受 PCI 的 CS 患者应用替格瑞洛或普拉格雷安全、可行，并不增加出血风险。应用普拉格雷可降低血小板激活程度以及 30 天全因死亡率（30% vs 50.5%，*RR* 0.51，95% *CI* 0.29～0.92，*P*=0.025），同时不增加 TIMI 大出血的风险（*P* = 0.571）。此外，服用吗啡和芬太尼等阿片制剂可抑制胃排空并延迟肠道吸收，延迟所有口服 P2Y$_{12}$ 抑制剂的起效时间，因而会增加缺血事件风险。单纯增加 P2Y$_{12}$ 抑制剂的负荷剂量不能抵消吸收延迟和生物利用度降低的劣势，需要在口服药物起效之前重叠肠胃外抗血小板治疗。

静脉 P2Y$_{12}$ 抑制剂已建议改为口服药物的替代方案，其生物利用度不依赖于肝脏和胃肠道的灌注情况，可以达到更高的血药浓度。坎格瑞洛使用较少，但却不失为一种行之有效的替代方案，用以缩小抗血小板治疗强度的差距，尤其是对于无法口服 P2Y$_{12}$ 受体拮抗剂者。一项大型观察性研究显示，坎格瑞洛几乎仅在 ST 段抬高型心肌梗死急诊 PCI 前使用，常用于左主干经皮冠状动脉介入治疗、血栓抽吸或心脏骤停史等高危患者，但是 30 天内支架血栓发生率较低（0.8%）。IABP-SHOCK Ⅱ 研究的一项配对分析显示，与口服 P2Y$_{12}$ 受体拮抗剂相比，静脉应用坎格瑞洛不改善 30 天及 1 年死亡率，但改善经皮冠状动脉介入治疗术后 TIMI 血流，而且未增加出血风险。因此，有必要进行随机对照试验评价该药在 CS 中的价值。正在进行的 DAPT-SHOCK-AMI 研究（ClinicalTrials.gov: NCT03551964）将在 AMI-CS 人群中评价静脉坎格瑞洛的疗效和安全性，其结果值得期待。

2.3 糖蛋白 Ⅱb / Ⅲa 抑制剂

已经证实，糖蛋白 Ⅱb / Ⅲa 抑制剂（阿昔单抗、依替巴肽和替罗非班）应用在高危急性冠状动脉综合征人群中可减少主要心血管不良事件，但是证据多在新型 P2Y$_{12}$ 受体拮抗剂普遍使用之前获得，在 CS 人群中的使用数据更为稀少。一项纳入 261 例 CS 患者的研究显示，使用糖蛋白抑制剂与 30 天和 1 a 死亡率减少独立相关，并且不增加大出血风险。考虑到该研究为非随机观察性研究并且样本量较少，对其结果需持谨慎态度。急诊 PCI 患者的一项大规模注册研究显示，阿昔单抗或比伐卢定治疗的患者之间的临床转归（包括支架内血栓形成）无差异。一项纳入 6489 例接受急诊 PCI 的 AMI-CS 患者的登记研究发现，存活组使用阿昔单抗的比例高于死亡组（52.1% vs 47.3 %，$P < 0.0002$），但不能预测 30 天病死率。仅有的涉及糖蛋白抑制剂的随机对照研究来自 PRAGUE-7 开放标签随机试验，该试验纳入了 80 例 AMI-CS 患者，比较了常规和选择性应用阿昔单抗策略的效果，对照组中 35% 应用阿昔单抗作为补救性治疗。结果显示，常规糖蛋白抑制剂终点事件增加，因此不建议 AMI-CS 患者常规使用阿昔单抗。目前指南建议糖蛋白抑制剂只在特定的补救情况下考虑使用，例如术中发现高血栓负荷、发生慢血流或无复流和初次使用 P2Y$_{12}$ 抑制剂的高危 PCI 患者等。糖蛋白抑制剂作为对于 CS 或院外心脏骤停

患者的短期桥接治疗，以实现足够的血小板抑制作用并等待口服 P2Y$_{12}$ 抑制剂起效，仍然有一定的价值。最近一项针对接受吗啡治疗的 STEMI 患者的研究显示，短期应用替罗非班可以降低急性支架内血栓形成事件。但是，糖蛋白抑制剂治疗均会增加任何 GUSTO 级别的出血风险（21.8% vs 10.0%，$P=0.002$），与 P2Y$_{12}$ 抑制剂种类和给药途径无关。因此，需要更深入的前瞻性研究进一步探讨该方案的安全性。

2.4 抗凝药物

与普通肝素相比，低分子量肝素和磺达肝癸钠有更可预测的药物动力学特征。AMI-CS 患者有较高的 AKI 及肝功能障碍发生率，导致低分子量肝素的使用受到一定限制，普通肝素可能更适合于 AMI-CS 患者。此外，围术期不鼓励普通肝素和低分子量肝素交叉使用。

抗凝药多数经由肠外途径给药，因而休克期间肝脏和肠道低灌注对药物吸收及生物利用度的影响不大。比伐卢定是一种常用的静脉抗凝药物，在 AMI-CS 人群中目前没有随机对照评价其效果，而一些小规模观察性研究得出的结论并不一致。因此，CS 患者使用抗凝药物时应遵循与血流动力学稳定患者相同的考量因素，包括出血风险、肝素诱导的血小板减少病史、机械辅助装置种类以及术者个人经验等。

3 利尿剂

利尿剂一直是一线用药，用于改善容量超负荷并治疗肺淤血和肺水肿。当前的心力衰竭治疗指南强烈建议在急性失代偿性心力衰竭治疗时使用袢利尿剂。但是，这些建议并无充分的循证医学证据支持。常用的袢利尿剂包括呋塞米、托拉塞米和布美他尼等。呋塞米是应用最广泛的袢利尿剂，有充分证据支持呋塞米优于其他袢利尿剂。呋塞米通过阻断钠 - 钾 - 氯化物转运蛋白增加尿中钠离子和氯离子的排泄量，还可以增加全身静脉容量，有独立于其利尿作用之外的降低左心室充盈压的效果。呋塞米的生物利用度有较大个体差异。在淤血状态下口服生物利用度会降低，因此静脉输注是心力衰竭或 CS 患者首选的给药途径。肾功能异常时对呋塞米的反应降低。托拉塞米和布美他尼与呋塞米相比生物利用度更高、更可靠，始终在 80%～100% 的范围内，而托拉塞米半衰期最长（3～4 h）。动物实验显示，托拉塞米和呋塞米可增加血浆肾素和醛固酮水平。与呋塞米相比，托拉塞米可能额外具有拮抗盐皮质激素特性和抗心肌纤维化作用。纳入较小的队列或单中心研究的荟萃分析显示，托拉塞米相比呋塞米有改善心功能状态和全因死亡率的趋势。布美他尼是另一种高效且易于生物利用的袢利尿剂。研究显示布美他尼在减轻水肿方面与呋塞米一样有效，但还缺乏有关临床结局的研究证据。

一项研究评估了对失代偿心力衰竭患者给予高剂量（2.5 倍门诊口服剂量）和低剂量（门诊口服剂量）口服给药、间歇性和持续输注给药之间的差异。结果显示，72 h 后不同剂量、不同给药方式对症状和肌酐水平变化主要终点的影响没有差异。与低剂量组相比，高剂量组有更大的体重减轻和净体积损失，并且伴随血清肌酐的一过性增高。一项针对急性失代偿心力衰竭患者应用利尿剂的荟萃分析也显示，持续输注和间断给予袢利尿剂在安全性和疗效方面没有差异。研究显示，连续输注呋塞米的患者血浆肾素活性水平较高，而高剂量和低剂量策略两组之间肾素或醛固酮水平等指标没有差异。从基线到 72 h 或 96 h 的肾素、醛固酮水平变化与死亡率或心力衰竭再入院率等主要终点没有相关性。

关于心力衰竭治疗过程中肾功能恶化问题，目前有观点认为短期的肾功能恶化并不影响患者整体预后，并且在研究中再次得到了证实。一项研究将失代偿心力衰竭患者被随机分配为持续输注大剂量（20 mg/h）速尿或低剂量速尿联合低剂量多巴胺［5 ug/（kg·min）］两组，大剂量速尿组 24 h 后肾功能恶化比例升高，但 60 天全因死亡率或再入院率无差异。另一项研究增加了单独使用小剂量呋塞米一组，得到了类似的结论。还有一项试验对急性失代偿心力衰竭合并肾功能不全患者在袢利尿剂等标准治疗基础上随机给予低剂量多巴胺或低剂量奈西立肽。与安慰剂相比，两组在 72 h 时利尿效果或肾功能的主要终点并无差异。

盐皮质激素拮抗剂（包括螺内酯和依普利酮）可以降低射血分数减低心力衰竭的心血管疾病死亡率和住院率，目前是指南建议的神经内分泌调节治疗的一个重要部分。不过，与用药相关的不良事件如高钾血症和肾功能恶化是限制其临床应用的主要原因。螺内酯使左心室功能减低患者心原性猝死率降低 23%，也减少了 AMI 患者的死亡率和猝死发生率。一项前瞻性单盲试验显示，急性失代偿心力衰竭患者接受大剂量螺内酯治疗在随访 3 天时 NT-proBNP 水平较低，充血体征改善更为明显，同时不影响血清钾水平。一项研究随机对照评估了急性失代偿心力衰竭住院患者每日 100 mg 螺内酯治疗的安全性和有效性，以 96 h 后 NT-proBNP 水平为主要终点。结果显示，大剂量螺内酯组和安慰剂之间主要终点以及次要终点（呼吸困难、尿量或血钾变化）没有明显差异，无论肾功能和利尿剂抵抗程度如何，大剂量螺内酯均不能改善急性失代偿心力衰竭患者的充血状态。

非奈利酮是一种新型非甾体类盐皮质激素拮抗剂，有更高的盐皮质激素受体选择性和更强的亲和力等特点。基础研究显示，该药可通过二氢吡啶类 L 型钙通道阻滞剂结合模式拮抗醛固酮受体，从而降低心力衰竭患者 NT-proBNP 水平并改善心脏功能。一项荟萃分析显示，与螺内酯或依普利酮相比，非奈利酮 10 mg 剂量可降低心血管死亡、住院和不良事件发生率，提示该药可能是盐皮质激素拮抗剂的最优选择。

4 抗心律失常药物

AMI-CS 期间新发心律失常是病情危重的标志，与急性器官衰竭加重有关。尽管心律失常并不独立增加死亡率，但至少增加了医疗资源的使用。急性心肌缺血、CS 和正性肌力药物的使用也是新发心律失常事件的重要危险因素。在 CS 背景下，无论心律失常类型如何，目标都应是立即恢复窦律并避免灌注不足及相应的靶器官损害。SHOCK 研究证实了早期血运重建对 AMI-CS 有明确的获益，故任何稳定血流动力学的措施如复律或药物治疗将无理由推迟血运重建治疗。抗心律失常药物应用需遵循个体化原则，同时必须考虑致心律失常和其他副作用。

对于新发或阵发性心房颤动患者，快速心室率往往导致血流动力学更加不稳定，这时可以进行紧急复律，而无需进行经食道超声心动图检查除外左心房血栓。有意识时电复律则应在镇静下进行，但镇静药物存在使血液动力学进一步恶化的风险。患者对治疗反应差时，应考虑启动高级生命支持策略。静脉给予胺碘酮有助于心房颤动转复和窦律维持，反复发生心房颤动需除外电解质紊乱和甲状腺功能亢进。通常采取的方案是静脉给予 150 mg 负荷量（10 min 内），然后以 1 mg/min

的速度持续泵入 6 h，再以 0.5 mg/min 的速度持续泵入 18 h。对于血流动力学状态不稳定患者，由于胺碘酮有额外的钙通道阻滞、β 受体阻滞和 I 类抗心律失常作用以及溶剂的血管舒张作用等，可能存在降低血压的风险，因此需密切监测。对于持续性心房颤动患者，胺碘酮同样有助于控制心室率。对于心力衰竭患者，其静息状态下心室率目标为 70～100 bpm。在 CS 状态下，最佳心率取决于患者的血流动力学反应。对 78 例终末期心力衰竭和 CS 患者针对心房颤动进行胺碘酮静脉单次静脉负荷给药的研究显示，2 例患者的收缩压出现明显下降，但在未经特殊干预的情况下均得以改善；且未观察到心律失常或有临床意义的心动过缓，提示即便在这部分人群，静脉负荷胺碘酮仍然有较好的耐受性。

电风暴是一种危及生命的心血管急症，其特点是在短时间（通常为 24 h）内发生多次持续性室性心律失常，在大多数情况下为单形性室性心动过速、多形性室性心动过速和心室纤颤。儿茶酚胺类物质激增和交感神经激活使心脏更易遭受缺血并诱发心律失常甚至电风暴，应用外源性肾上腺素会增加心室颤动、心肌功能障碍和需氧量，故不建议对这些患者反复使用肾上腺素。当前，在大多数情况下使用 β 受体阻滞剂、胺碘酮和利多卡因。对于严重心力衰竭反复发作室性心律失常患者，需考虑镇静或全身麻醉策略，有助于降低交感神经活性，增加患者舒适度并减轻反复电复律导致的精神压力。宜选用苯二氮卓类或短效镇痛剂，其对血流动力学影响相对较小。有个案报道异丙酚有助于终止电风暴，该药可通过抑制交感神经引起心率和平均动脉压降低和压力感受反射的恢复，其心血管作用归因于自主神经系统的调节。

β- 受体阻滞剂是电风暴治疗的基石，可降低过度激活的肾上腺素能受体和交感神经张力。根据紧急程度和患者的意识状态，给予口服或静脉注射 β- 受体阻滞剂。非选择性 β 受体阻滞剂如普萘洛尔要优于美托洛尔或比索洛尔。其亲脂性较高，可在中枢神经系统达到较高的药物浓度。临床常用的静脉药物为艾司洛尔（1 min 内 300～500 ug/kg 静脉负荷量）。重度哮喘、无起搏器保驾下的心动过缓和严重收缩功能不全者需要谨慎应用。一项研究显示，β 受体阻滞剂治疗室性心律失常可使复发风险降低 52%。在治疗电风暴方面，交感神经阻滞优于抗心律失常药。一项针对电风暴的随机对照研究纳入了 49 例 AMI 后电风暴患者，随机分为交感神经阻滞（左星状神经节阻滞 6 例、β- 受体阻滞剂 21 例）或抗心律失常药（22 例）。与抗心律失常药相比，交感神经阻滞组 1 周死亡率更低（22% vs 82%）。电风暴幸存者中接受交感神经阻滞组的 1 年生存率更高（67% vs 5%，$P<0.0001$）。一项研究纳入了 60 例已接受植入式复律除颤器治疗，并伴有电风暴的患者，随机分配至普萘洛尔或

美托洛尔治疗组，同时联合静脉注射胺碘酮治疗 48 h。结果显示，普萘洛尔组无复发比例更高（90% vs 53%，*P*=0.03），心律失常终止时间和住院时间更短。

胺碘酮是一种具备多通道阻滞特性的 III 类抗心律失常药，在短期静脉给予期间，主要通过 β 受体阻滞剂作用起效，其余通道被阻断则需要更长的时间（数天至数周）。胺碘酮可以降低心肌梗死或高危患者的室性心律失常和猝死事件，同时降低总死亡率，与 β 受体阻滞剂联用效果更好，目前已成为电风暴治疗中最有效的药物之一。一项针对院外心脏骤停非可电击心律转化为可电击心律后药物治疗的大规模研究显示，胺碘酮或利多卡因组的生存率高于安慰剂组，但差异无统计学意义，并且没有增加不良反应或致残风险。一项针对植入式复律除颤器植入术后患者的荟萃分析显示，与对照药物治疗相比，胺碘酮和消融术均可降低室性心动过速复发的风险，两种治疗无明显差异。抗心律失常药与不适当的植入式复律除颤器治疗减少相关，但室性心动过速发作的减少似乎并未带来生存获益，且使用胺碘酮治疗可能增加死亡率。静脉使用胺碘酮时难治性电风暴的发生率约为 30%，通常是由室性早搏所触发并呈窄 QRS 波形态，额外给予美西律可得到抑制。

索他洛尔除了具有 III 类活性外，还具有一定的非选择性 β 阻断活性，不具有内在拟交感活性。美国食品与药物管理局对静脉使用索他洛尔的适应证为不能口服的患者的替代治疗、症状性心房颤动 / 扑动维持窦性心律以及危及生命的室性心律失常的治疗。静脉注射建议起始剂量为 75 mg（最多可滴定至 112.5 mg）每天 1～2 次，应用频率取决于肌酐清除率，不建议使用于肌酐清除率低于 40 mL/min 者。对于室性心律失常者，可以以每 3 天增加 75 mg/ 天的速度追加，同时序贯口服药物治疗。与安慰剂相比，索他洛尔使植入式复律除颤器术后患者任何电击或死亡的风险降低 48%。研究显示，与其他 β 阻滞剂相比，索他洛尔有减少放电次数的趋势，但总体效果仍以 β 受体阻滞剂联合胺碘酮为最优。一项纳入了 129 例多次电复律失败的院外心脏骤停患者的研究比较了索他洛尔与利多卡因的疗效，两组之间住院死亡率无显著差异（3% vs 7%，*P* = 0.33）。一项涉及 3026 例类似患者的研究也未能证实胺碘酮或利多卡因可带来生存率或神经系统预后改善的获益。

利多卡因是通过钠通道阻滞发挥作用的 IB 类抗心律失常药，可优先用于缺血引起的室性心律失常，如 AMI 出现的室性心律失常。利多卡因对非缺血性病因室性心动过速的转复成功率为 8%～30%，故在这些情况下并不建议单用利多卡因。近期一项针对心脏骤停患者的分析显示，利多卡因对改善入院和出院的生存率都有最佳效果。

5 镇痛和镇静

指南广泛建议在重症监护病房使用镇痛药和镇静剂缓解疼痛、躁动和焦虑，特别是针对电风暴、机械通气、ECMO 支持的 AMI-CS 患者，其目标在于降低氧耗、使患者保持镇定和舒适。ECMO 支持存在一定的神经系统并发症风险，如脑出血、缺血性卒中、脑死亡和抽搐等。因而，需要尽可能减少镇静药物剂量，维持神经系统检查有助于早期发现这些并发症，在可行的情况下甚至可让患者完全清醒。一项研究探讨了 CS 患者进行"清醒 ECMO"管理的可行性、安全性和预后改善作用。结果显示可降低肺部感染、气管切开、肾脏替代治疗以及抗生素和镇静剂的使用，可降低 60 天（20% vs 41%，P=0.018）和 1 年（31% vs 54%，P=0.021）死亡率。

对于 ECMO 支持的患者，需考虑到药物分布容积增加、肝肾功能减退、与回路中部分成分非特异性结合以及全身炎症反应综合征导致药物代谢和药物动力学改变等因素。目前还没有足够的数据来指导 ECMO 患者的镇静和神经肌肉阻滞治疗，且目前相关指南很少，主要是基于专家意见。关于患者的最佳镇静剂或止痛药种类和剂量的证据也甚少。高度脂溶性的芬太尼半衰期短，已成为重症监护病房最常用的镇痛剂。研究显示，启动 ECMO 后 24 h 仅可检测到初始芬太尼剂量的 3%，明显低于水溶性的吗啡。在 ECMO 回路的离体模型中，芬太尼浓度在长达 3 h 内保持稳定，但在 24 h 时则无法被检出。因此，为保证足够的镇静效果需大幅增加用量。过度使用镇静药物与重症监护病房患者病死率增加相关，芬太尼可作为其他药物的短期替代选择。相比之下，吗啡的药物动力学特点受 ECMO 影响则小得多，若需应用阿片类药物进行镇痛或镇静，首选吗啡可能更为合理。如果存在肾衰竭，可考虑应用二氢吗啡酮。

与芬太尼的结果相似，苯二氮卓类药物（如咪达唑仑）在离体时显示出显著的隔离效应，在第一个小时内将 50% 的药物隔离至回路中。其他镇静剂（例如右美托咪定和丙泊酚）具有中等至高度亲脂性，并且具有较高的螯合度。与咪达唑仑相似，它们需要较高的负荷和较高的维持剂量。研究显示，右美托咪定在 24 h 内损失近 93%，这与其高亲脂性和蛋白质结合能力密切相关。

一项研究显示，氯胺酮可作为 ECMO 支持患者的辅助镇静剂，在不改变 RASS 评分的情况下减少镇静剂、阿片类药物用量，其血流动力学效应可减少对升压药的需求。然而，该研究结论没有在另一项研究中得到验证。考虑到氯胺酮可在维持呼吸道反射的同时提供镇痛作用，它可能在清醒 ECMO、早期 ECMO 撤机以及无创通气的患者中具有较好的应用前景，可以避免与镇静、插管和机械通气相关的多种副作用，尤其适用于因左室辅助装置或移植等待时间较长的桥接患者。

对于 ECMO 支持的患者，药物在回路中隔离或降解可能会使患者体内的药物动力学更加复杂。为了优化该人群的用药剂量，要对每种药物、设备和疾病因素进行综合考虑，并进行系统的研究。这些因素之间的相互作用非常复杂，单独的某个试验不可能系统地完成诸多因素的分析，今后需进一步开发、建立 ECMO 离体模型，进行动物体内试验以及 ECMO 支持患者的临床药物动力学研究。这将有助于深入研究各种因素之间的相互作用，确定最适合在 ECMO 期间使用的药物和受 ECMO 影响最小的药物剂量，为特殊人群提供最佳的药物治疗策略。

6 问题与展望

AMI-CS 的治疗十分复杂并具有挑战性。虽然早期血运重建治疗理念深入人心且机械辅助装置不断进步，但该病仍保持着较高的死亡率，是 AMI 首要的死因。因此，CS 是今后 AMI 的主要战场之一。药物治疗领域研究热点包括优化液体管理策略，对现有的正性肌力药和升压药确定最优剂量、最佳启用时机以及撤药顺序，积极推进新型药物的引入，优化抗栓治疗策略和针对性的镇静镇痛管理，以及在左室辅助装置、肾脏替代治疗支持下的药代动力学研究等。遗憾的是，受限于患者病情危重以及伦理方面的考量等因素，目前针对 AMI-CS 人群进行的前瞻性研究较少，有效的循证医学证据相对缺乏。今后在建立并完善休克中心的基础上，需要开展多方面国际合作来建立大型的 CS 研究网络，回答治疗中的多个开放性问题，为这部分高危人群带来获益。

郭超

参 考 文 献

[1] Henry TD, Tomey MI, Tamis-Holland JE, et al. Invasive Management of Acute Myocardial Infarction Complicated by Cardiogenic Shock: A Scientific Statement From the American Heart Association [J].Circulation. 2021, 143:e815-e829.

[2] Maack C, Eschenhagen T, Hamdani N, et al. Treatments targeting inotropy [J]. Eur Heart J. 2019, 40:3626-3644.

[3] Jentzer J, Hollenberg S. Vasopressor and Inotrope Therapy in Cardiac Critical Care [J]. J Intensive Care Med. 2020, 885066620917630.

[4] Permpikul C, Tongyoo S, Viarasilpa T, et al. Early Use of Norepinephrine in Septic Shock Resuscitation (CENSER). A Randomized Trial [J]. Am J Respir Crit Care Med. 2019, 199:1097-1105.

[5] Zeymer U, Bueno H, Granger C, et al. Acute Cardiovascular Care Association position statement for the diagnosis and treatment of patients with acute myocardial infarction complicated by cardiogenic shock: A document of the Acute Cardiovascular Care Association of the European Society of Cardiology [J]. Eur Heart J Acute Cardiovasc Care. 2020, 9:183-197.

[6] Thiele H, Ohman E, de Waha-Thiele S, et al. Management of cardiogenic shock complicating myocardial infarction: an update 2019 [J].Eur Heart J. 2019, 40:2671-2683.

[7] Lauridsen M, Rørth R, Lindholm M, et al. Trends in first-time hospitalization, management, and short-term mortality in acute myocardial infarction-related cardiogenic shock from 2005 to 2017: A nationwide cohort study [J]. Am Heart J. 2020, 229:127-137.

[8] Levy B, Clere-Jehl R, Legras A, et al. Epinephrine Versus Norepinephrine for Cardiogenic Shock After Acute Myocardial Infarction. J Am Coll Cardiol [J]. 2018, 72:173-182.

[9] Bornstein K, Long B, Porta A, et al. After a century, Epinephrine's role in cardiac arrest resuscitation remains controversial [J]. Am J Emerg Med. 2021, 39:168-172.

[10] Lannemyr L, Ricksten S, Rundqvist B, et al. Differential Effects of Levosimendan and Dobutamine on Glomerular Filtration Rate in Patients With Heart Failure and Renal Impairment:A Randomized Double-Blind Controlled Trial [J]. J Am Heart Assoc. 2018, 7:e008455.

[11] Lewis T, Aberle C, Altshuler D, et al. Comparative Effectiveness and Safety Between Milrinone or Dobutamine as Initial Inotrope Therapy in Cardiogenic Shock [J]. J Cardiovasc Pharmacol Ther. 2019, 24:130-138.

[12] Harhash A, Cassuto J, Hussein A, et al. Safety of Outpatient Milrinone Infusion in End-Stage Heart Failure: ICD-Level Data on Atrial Fibrillation and Ventricular Tachyarrhythmias [J]. Am J Med. 2020, 133:857-864.

[13] Jentzer J, Vallabhajosyula S, Khanna A, et al. Management of Refractory Vasodilatory

Shock [J]. Chest. 2018;154:416-426.

[14] Nedel W, Rech T, Ribeiro R, et al. Renal Outcomes of Vasopressin and Its Analogs in Distributive Shock: A Systematic Review and Meta-Analysis of Randomized Trials [J]. Crit Care Med. 2019，47:e44-e51.

[15] Hammond D, Sacha G, Bissell B, et al. Effects of Norepinephrine and Vasopressin Discontinuation Order in the Recovery Phase of Septic Shock: A Systematic Review and Individual Patient Data Meta-Analysis [J]. Pharmacotherapy. 2019，39:544-552.

[16] Hammond D, McCain K, Painter J, et al. Discontinuation of Vasopressin Before Norepinephrine in the Recovery Phase of Septic Shock [J]. J Intensive Care Med. 2019，34:805-810.

[17] Roberts B, Kilgannon J, Hunter B, et al. Association Between Elevated Mean Arterial Blood Pressure and Neurologic Outcome After Resuscitation From Cardiac Arrest: Results From a Multicenter Prospective Cohort Study [J]. Crit Care Med. 2019，47:93-100.

[18] Ibanez B, James S, Agewall S, et al. 2017 ESC Guidelines for the management of acute myocardial infarction in patients presenting with ST-segment elevation: The Task Force for the management of acute myocardial infarction in patients presenting with ST-segment elevation of the European Society of Cardiology (ESC) [J]. Eur Heart J. 2018，39:119-177.

[19] Gorog D, Price S, Sibbing D, et al. Antithrombotic therapy in patients with acute coronary syndrome complicated by cardiogenic shock or out-of-hospital cardiac arrest: a joint position paper from the European Society of Cardiology (ESC) Working Group on Thrombosis, in association with the Acute Cardiovascular Care Association (ACCA) and European Association of Percutaneous Cardiovascular Interventions (EAPCI) [J]. Eur Heart J Cardiovasc Pharmacother. 2021，7:125-140.

[20] Gimbel M, Qaderdan K, Willemsen L, et al. Clopidogrel versus ticagrelor or prasugrel in patients aged 70 years or older with non-ST-elevation acute coronary syndrome (POPular AGE): the randomised, open-label, non-inferiority trial [J]. Lancet，2020，395:1374-1381.

[21] Hamilos M, Kanakakis J, Anastasiou I, et al. Ticagrelor versus clopidogrel in patients with STEMI treated with thrombolysis: the MIRTOS trial [J]. EuroIntervention. 2021，16:1163-1169.

[22] Schüpke S, Neumann F, Menichelli M, et al. Ticagrelor or Prasugrel in Patients with Acute Coronary Syndromes [J]. N Engl J Med. 2019，381:1524-1534.

[23] Grimfjärd P, Lagerqvist B, Erlinge D, et al. Clinical use of cangrelor: nationwide experience from the Swedish Coronary Angiography and Angioplasty Registry (SCAAR) [J]. Eur Heart J Cardiovasc Pharmacother. 2019，5:151-157.

[24] Droppa M, Vaduganathan M, Venkateswaran RV, et al. Cangrelor in cardiogenic shock and

after cardiopulmonary resuscitation: A global, multicenter, matched pair analysis with oral P2Y inhibition from the IABP-SHOCK Ⅱ trial [J]. Resuscitation. 2019，137:205-212.

[25] Zwart B, Yazdani M, Ow K, et al. Use of glycoprotein IIb/IIIa antagonists to prevent stent thrombosis in morphine-treated patients with ST-elevation myocardial infarction [J]. Platelets. 2020，31:174-178.

[26] Neumann F, Sousa-Uva M, Ahlsson A, et al. 2018 ESC/EACTS Guidelines on myocardial revascularization [J]. EuroIntervention. 2019，14:1435-1534.

[27] Tran H, Ash A, Gore J, et al. Twenty-five year trends (1986-2011) in hospital incidence and case-fatality rates of ventricular tachycardia and ventricular fibrillation complicating acute myocardial infarction [J]. Am Heart J. 2019，208:1-10.

第 8 章

血运重建治疗

急性心肌梗死是心原性休克最常见的病因，占患者总数的 70%。AMI-CS 占 AMI 患者的 5%～10%，是首要死亡原因。即使采取了积极再灌注治疗措施，AMI-CS 患者 30 天死亡率仍然高达 40%～45%。如何正确地处理 AMI-CS 患者，常常是临床医师面临的重大挑战。新近，美国心脏协会（American Heart Association, AHA）颁布了 AHA 科学声明，对当前 AMI-CS 处理的最佳临床策略进行了详述，明确指出，早期血运重建是最重要的策略 AMI-CS 的治疗流程见图 8-1。

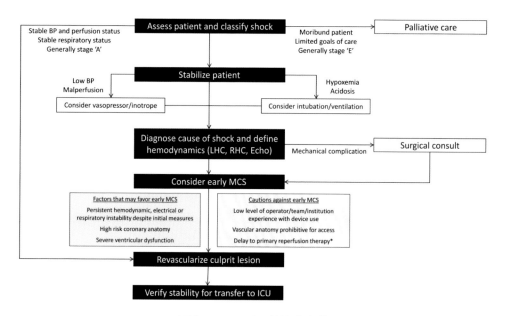

图 8-1　AMI-CS 的治疗流程

1 急性心肌梗死合并心原性休克的血运重建时机和适应证

近年来，随着介入技术的发展尤其是急诊经皮冠状动脉介入治疗的日趋成熟及药物治疗的日趋规范，AMI-CS 发病率有所下降。STEMI 患者中有 5%～9% 发生 CS，而在非 ST 段抬高型心肌梗死患者中的发生率为 STEMI-CS 的一半。CS 的死亡率近年来有下降趋势，住院死亡率已从 20 世纪 70 年代的 70%～80% 降至目前的 40%～60%，但依然仍然较高，是 AMI 患者院内死亡最重要的原因。因此，AMI-CS 仍然是目前治疗的难点和重点。

AMI 一旦发生心原性休克或休克征兆，应尽快实施有效的治疗措施。急性期应尽可能稳定血流动力学，包括药物治疗及辅助循环装置。同时，应尽快实施梗死相关动脉的血运重建治疗，包括溶栓、急诊经皮冠状动脉介入治疗和急诊冠状动脉旁路移植术（coronary artery bypass grafting, CABG）。冠状动脉血流的恢复（包括心外膜及微循环水平）对于 AMI-CS 患者至关重要。SHOCK 试验证实了 CS 患者早期血运重建的获益，其一年生存率比单纯的药物治疗提高 13%。大量研究证实，不论是外科手术还是介入治疗，不论是年轻患者还是老年患者，早期血运重建均有生存获益。溶栓治疗的疗效虽劣于血运重建，指南依然建议在不能及时进行 PCI 时进行溶栓治疗，尤其是在发病 3 h 内。

2 血运重建的围术期管理

CS 患者是一个异质性群体，其预后因病因、疾病严重程度和合并症而异。美国心血管造影和介入学会最近提出了新的心原性休克分类，根据 CS 的临床情况、生物学和血流动力学特征，分为 A 至 E 五个期、严重程度递增（图 8-2）。

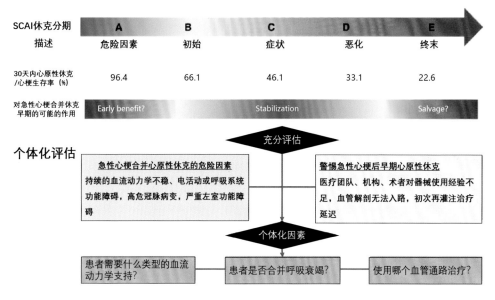

SCAI休克分期	A	B	C	D	E
描述	危险因素	初始	症状	恶化	终末
30天内心原性休克/心梗生存率（%）	96.4	66.1	46.1	33.1	22.6
对急性心梗合并休克早期的可能的作用	Early benefit?		Stabilization		Salvage?

个体化评估

充分评估

急性心梗合并心原性休克的危险因素 持续的血流动力学不稳、电活动或呼吸系统功能障碍，高危冠脉病变，严重左室功能障碍	警惕急性心梗后早期心原性休克 医疗团队、机构、术者对器械使用经验不足，血管解剖无法入路，初次再灌注治疗延迟

个体化因素

患者需要什么类型的血流动力学支持？	患者是否合并呼吸衰竭？	使用哪个血管通路治疗？

图 8-2　心原性休克分期和早期 MCS

这一举措的目的是提供一个简单的工具，用于临床评估、预测和优化 CS 患者的治疗。该分期旨在使 CS 的定义同质化，以在临床试验和注册中适当区分患者亚组。CS A 期（风险期，具有休克危险因素）或 B 期（开始期／休克前期）患者通常可以直接进行冠状动脉造影和罪犯病变血运重建。C 至 E 期（典型期、恶化期和终末期）患者首先需要迅速稳定病情、维持血压和靶器官灌注并改善氧合和酸碱状态。ST 段抬高型心肌梗死患者尤其需要快速处理，以最大程度地减少再灌注治疗的延迟。

2.1　血压管理

应该使用必要的最低剂量的升压药物，维持平均动脉血压＞65 mmHg，建议使用去甲肾上腺素作为一线药物。在特殊情况下，如果有不稳定的心动过缓，需要加用、换用多巴胺或肾上腺素以增强心脏的变时性功能，如发生动态左心室流出道梗阻，可首选去氧肾上腺素或加压素这类单纯的升压药。难治性低氧血症或酸中毒，可首选加压素。当前的平均动脉血压目标值（65 mmHg）尚未得到有效验证，临床医师务必密切观察患者的临床灌注状态。

2.2 呼吸功能支持

AMI-CS 患者容易发生低氧血症（由心原性肺水肿引起）和代谢性酸中毒（由乳酸性酸中毒和 AKI 引起），从而增加急性呼吸衰竭的风险。严重的低氧血症和酸中毒会增加心室颤动的敏感性并导致患者病情恶化。因此，应积极考虑早期气管插管和机械通气。早期插管和通气支持可能会改善血氧饱和度、增强镇静作用和新陈代谢，从而有助于血运重建。对于伴有严重右室衰竭和右室梗死的患者，在开始正压通气时应注意全身动脉压突然降低。

2.3 机械循环支持

机械循环支持有助于减少心室负荷、增加全身和心肌灌注，并在介入期间提供血流动力学支持（图 8-2）。左心衰竭明显的患者，可选择主动脉内球囊反搏、Impella LP/CP/5.0/5.5 心脏轴流泵、TandemHeart 经皮左室辅助装置，还可考虑静脉 - 动脉型体外膜肺氧合（VA-ECMO），但注意应密切监测左心室扩张以及肺水肿恶化。右心衰竭的患者，可选 Impella RP 心脏轴流泵和 Tandem Heart ProtekDuo 经皮右心室辅助设备。双心衰竭患者可选双侧 Impella 心脏轴流泵或 VA-ECMO 支持。合并难治性呼吸衰竭的患者，也应考虑 VA-ECMO 支持。对于经过积极药物治疗但仍出现难治性血流动力学不稳定的患者，可考虑在 PCI 前给予机械循环支持。不同临床情况下使用的 MCS 见图 8-3。

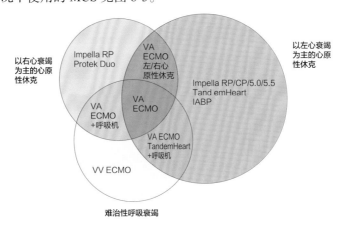

图 8-3 不同临床情况下使用的 MCS

2.4　抗血小板治疗

AMI-CS 患者可能需要一种更有效的抗血小板治疗策略。可选择的策略包括：①优先使用第三代口服 P2Y$_{12}$ 受体抑制剂代替氯吡格雷；②通过胃管给予粉碎的替格瑞洛；③以胃肠道外给药方式给予坎格瑞洛联合或者不联合替格瑞洛。需要注意的是，辅助施用糖蛋白 IIb/IIIa 抑制剂可能进一步降低血小板反应性。

3　血运重建的策略选择

对于 AMI-CS 患者，早期血运重建是最重要的策略，梗死相关动脉 PCI 是建议的血运重建方法。如果 PCI 未成功，或者 AMI 合并心肌破裂，紧急 CABG 可作为一种抢救手段。针对 AMI-CS 合并多支病变（伴或不伴糖尿病）的患者，可考虑采取可考虑采取罪犯病变 PCI 治疗（植入或不植入支架）联合分期 GABG 的复合治疗策略，分阶段进行 CABG。

3.1　溶栓治疗

最新指南均建议溶栓治疗仅用于不能及时行 PCI 的 ST 段抬高型心肌梗死患者。溶栓治疗可以减少心肌梗死面积、改善心功能、降低 CS 风险并改善预后。不同溶栓药物的对照研究得出不同的结果。然而，AMI-CS 患者溶栓的再通率较低，且治疗后的获益不明确。分析其原因可能为：①休克状态时患者体内内环境的紊乱可能导致溶栓抵抗，抵抗与患者的低血压状态导致溶栓药很难作用于血栓；②体内酸中毒和缺氧均阻碍了纤溶酶原向纤溶酶转变，从而造成溶栓抵抗。动物实验结果表明，使用去甲肾上腺素使患者血压提升至正常水平后，溶栓药物的再通率显著提高。这提示冠状动脉灌注压是决定溶栓效果的主要决定因素，而非心输出量。

SHOCK Ⅰ 研究中观察到休克患者溶栓的获益相对较低，接受了溶栓治疗患者的死亡率与未接受溶栓的患者相似。鉴于溶栓治疗的局限性，溶栓治疗在这类患的再灌注方案中作为次要选择，主要用于当 PCI 或 CABG 无法进行时。目前，随着胸痛中心的开展和转运 PCI 的日趋成熟，大部分 AMI 患者都转运至有介入能力的医院行 PCI 治疗，溶栓治疗的应用相对较少。

3.2　急诊经皮冠状动脉介入治疗

诸多研究报道 AMI-CS 行 PCI 后可改善预后。PCI 是最有效和最简单的开通梗死相关血管的方法。SHOCK 研究中左主干冠状动脉闭塞行 CABG 的一年死亡率为 53%，而行 PCI 的患者一年生存率为 27%。药物洗脱支架对于左主干病变患者是一种安全的选择，尤其是对于支架内血栓的高危人群，药物洗脱支架不增加早期及晚期支架内血栓形成的概率，同时可以减少支架再狭窄的发生。临床研究显示，无保护左主干冠状动脉病变的 AMI-CS 院内死亡率为 48%，而不合并休克的患者院内死亡率为 9%，但一旦渡过住院时期，其远期生存率无显著差异。总之，对 AMI-CS 患者行无保护左主干冠状动脉病变的 PCI 治疗是一种 CABG 之外的一种可行的选择。

与不伴 CS 的患者类似，血运重建越早越好。一项注册研究结果显示，AMI-CS 患者在心肌梗死症状发作 6 h 行直接 PCI 的死亡率最低。SHOCK 研究发现梗死相关血管再通时间从 0 h 到 8 h，患者的远期死亡率呈上升趋势。然而，心肌梗死发作 48 h 内及休克出现 18 h 内行血运重建都能得到临床获益。

许多研究已经证实，梗死相关血管支架植入及 IIb/IIIa 受体拮抗剂应用可显著改善 AMI-CS 患者的预后。临床实践中，大部分合并休克的心肌梗死患者在直接 PCI 时置入支架，因其可减少罪犯血管的残余狭窄，改善冠状动脉血流，并且可以降低术后再狭窄的发生率及靶血管血运重建率。ALKK 注册研究评价了 1333 例行 PCI 休克患者的预后，发现对于年轻患者应当尽可能快速地转运至导管室并尽快开通梗死相关血管，恢复冠状动脉血流。

已经证实，远端血栓栓塞是直接 PCI 后导致心肌再灌注受影响的重要因素。因此，采取充分的措施使患者的心肌得到良好的再灌注是改善休克患者直接 PCI 预后的重要方法。总的来说，预防远端栓塞的装置不能降低早期死亡率，但可以显著改善心肌的再灌注率。CS 患者行直接 PCI 时使用预防远端栓塞装置的研究相对较少。一项研究评估了 44 例 STEMI 合并休克患者介入中使用血栓抽吸导管的意义，研究发现应用抽吸导管的患者住院死亡率较单纯 PCI 患者显著降低，而且 ST 段的回落程度明显优于后者，血栓抽吸导管是能改善预后的独立因素。

然而一个重要的问题是对于 CS 合并多支血管病变，单纯 PCI 干预罪犯血管还是多支同时干预？

一项试验将 706 例 AMI-CS 患者随机分为仅罪犯病变 PCI 组或直接多支血管 PCI 组。复合主要终点（随机分组后 30 天之内死亡或肾脏替代治疗）在多支血管组中发生率更高（55.4% vs 45.9%，$P = 0.001$），并且主要是由死亡率增加所驱动（43.3 vs 51.5%，$P = 0.03$）。一年后，仅因罪犯病变组的血运重建率（32.3% vs 9.4%）和因心力衰竭而再次住院治疗率（5.2% vs 1.2%）更高。基于最新循证医学证据，2020 年欧洲心脏病学会指南建议在这种情况下不建议立即进行常规多支血管 PCI，而非罪犯血管的血运重建以后可以分期进行。

3.3　急诊冠状动脉旁路移植术

近年来 CS 患者行 PCI 的比例逐渐增加，而行 CABG 的比例却基本不变，这使左主干或严重的三支血管病变的治疗选择仍存在争议。对 AMI-CS 患者虽然较少行急诊 CABG，但有研究表明急诊 CABG 可改善患者的生存率及患者的心功能。SHOCK 研究显示，与药物治疗比较，CABG 可改善患者预后。SHOCK 研究中纳入 CABG 的患者比纳入 PCI 的患者更多地合并左主干病变、三支血管病变及糖尿病，尽管如此，行 PCI 的患者与行 CABG 的患者 30 天死亡率相似（45% vs 42%）。对于合并机械并发症的患者，必须行外科手术干预，此类患者的预后要比单纯行介入治疗的患者差。

目前，暂缺乏大样本随机对照研究比较休克患者行 PCI 与行 CABG 的疗效及安全性，仅有一小部分观察性研究进行了比较。SHOCK 研究中，休克患者 PCI 治疗中约四分之一为多支血管病变的 PCI。SHOCK 研究建议严重的三支血管病变或左主干病变行 CABG，而中度三支血管病变则建议行梗死相关血管的 PCI，择期行延迟 CABG。注册研究显示，休克合并两支及三支血管病变患者行 CABG 的生存率高于行介入治疗的患者。当然这些注册研究均有较明显的缺陷，比如入组 CABG 和 PCI 时的选择偏倚，合并 CS 的患者样本量较小，以及较少在 PCI 中使用新型抗栓药物。即将有大规模的随机试验评价此类患者应用新型抗栓药物联合支架植入的疗效。

发生 AMI 时造影经常可见左主干冠状动脉闭塞，然而，大部分左主干冠状动脉闭塞的患者预后较差，如果没有良好的侧支循环或及时的血运重建，大部分患者死于 CS 或者恶性心律失常。虽然 CABG 对于非急诊患者的左主干病变能带来较好获益，但是 PCI 在 AMI-CS 患者的地位仍十分重要，因为此时对于患者最为重要的是迅速地恢复冠状动脉血流。AMI 合并左主干闭塞的患者行急诊 CABG 的手术相关死亡率为 20%。

虽然目前支架已经进入药物洗脱支架时代，但研究表明，对于左主干或严重的多支血管病变患者仍然建议行 CABG 术。指南建议合并 CS 的左主干或严重三支血管病变患者应选择 CABG，对于不能行 CABG 术的患者建议先对其相关梗死动脉行 PCI 治疗，再根据临床情况决定择期行 CABG 术或 PCI。

4 问题及展望

AMI-CS 患者病死率高，仍然是临床医师面临的重大挑战，治疗的关键是梗死相关血管再通。时间就是心肌，时间就是生命，应尽早开通罪犯血管行早期血运重建以逆转心肌缺血。当前的问题仍在于 CS 患者死亡率高、基层医院血运重建时间延迟以及早期机械支持不足等。未来要改善 AMI-CS 患者的预后仍有赖于胸痛中心的规范化建设、各医院心脏重症监护病房休克团队的建设、围术期的精准管理、机械循环支持等诸多方面的共同努力与提高。

何松坚

参 考 文 献

[1] Ragosta M. Revascularization in Shock[J]. J Am Coll Cardiol Intv, 2020,13:1179-1181.

[2] Thiele H, Ohman E M, de Waha-Thiele S, et al. Management of cardiogenic shock complicating myocardial infarction: an update 2019[J]. Eur Heart J, 2019, 40:2671-2683.

[3] Maznyczka AM, Ford T J, Oldroyd K G. Revascularization and mechanical circulatory support in patients with ischemic cardiogenic shock[J]. Heart, 2019,105:1364-1374.

[4] Pasceri V, Pelliccia F, Speciale G. PCI Strategies in acute myocardial infarction with cardiogenic shock[J]. N Engl J Med, 2018, 378:1359-1360.

[5] Waha S D, Zeymer U, Fuernau G, et al. Revascularization strategies in patients with acute MI and cardiogenic shock[J]. J Am Coll Cardiol Intv, 2018,71:2985-2986.

[6] Nrsma B, Acg C, Emo D, et al. Coronary revascularization and circulatory support strategies in patients with myocardial infarction, multi-vessel coronary artery disease, and cardiogenic shock: insights from an international survey[J]. Am Heart J, 2020, 225:55-59.

[7] Trends, Outcomes and predictors of revascularization in cardiogenic shock[J]. J Am Coll Cardiol Intv, 2019, 125:1376-1382.

[8] Henriques J, Claessen B E. Revascularization strategies in cardiogenic shock patients with MVD[J]. J Am Coll Cardiol, 2018,71:857-859.

[9] Thomas M and Heinrich SK. Delays from first medical contact to revascularization in patients with ST-segment elevation myocardial infarction presenting with cardiogenic shock[J]. J Am Coll Cardiol Intv, 2019,12:106

[10] Waha SD, Jobs A, Eitel I, et al. Multivessel versus culprit lesion only percutaneous coronary intervention in cardiogenic shock complicating acute myocardial infarction: a systematic review and meta-analysis[J]. Eur Heart J Acute Cardiovasc Care, 2018,7:28-37

[11] Kapur NK, Thayer KL, Zweck E. Cardiogenic shock in the setting of acute myocardial infarction[J]. Am Heart J, 2020, 16:2351-2364

[12] Lemor A, Basir MB, Patel K, et al. Multi- versus culprit-vessel percutaneous coronary intervention in cardiogenic shock[J]. J Am Coll Cardiol Intv, 2020, 13:1376-1382

[13] Tehrani BN, Basir MB, Kapur NK. Acute myocardial infarction and cardiogenic shock: should we unload the ventricle before percutaneous coronary intervention[J]? Prog Cardiovasc Dis, 2020, 63:607-622

第 9 章

机械循环支持

AMI-CS 患者的临床处理包括早期的冠状动脉血运重建、优化液体平衡和稳定血液动力学。冠状动脉血运重是目前唯一有证据支持的治疗方法，可减少急性冠状动脉事件。强化药物治疗、必要时使用机械循环支持可以稳定血流动力学，提高抢救成功率。药物治疗中，正性肌力药物可增加心肌收缩力，血管加压药可使外周血管收缩力增加，促进外周血液回流，可发挥暂时改善血流动力学、增加心输出量、维持体循环稳定等作用。然而，大剂量使用血管加压药物和正性肌力药物在增加心输出量和器官灌注的同时，也会增加心肌的耗氧量，引起外周组织灌注量下降，加重组织微循环障碍，并可能诱发恶性心律失常。研究资料显示，CS 应用一种血管加压药物治疗的患者的死亡率为 7.5%，应用两种和三种大剂量升压药物治疗患者死亡率分别为 42% 和 80%，长期应用者死亡率也将增高，尤其是 AMI 患者。机械辅助循环是一种体外生命支持，有助于稳定 AMI-CS 患者的血流动力学状态，减少血管加压药和正性肌力药的使用剂量，并保障早期冠状动脉再灌注治疗的实施。它通常被用作通往最后决策（恢复或姑息治疗、心脏移植或长期机械循环支持）的桥梁，早期应用机械循环支持可能改善而不是恶化部分 AMI-CS 患者的预后。

统计资料显示，截至 2020 年 1 月，全世界已有 133,371 例患者接受了体外生命支持，其中接受机械循环支持的患者大部分采用经皮

MCS。经皮 MCS 分类方式较多，按照辅助心脏部位可以分为左心室辅助、右心室辅助、双心室辅助和全心辅助，按照工作模式可以分为搏动泵及非搏动泵（包括轴流泵、滚压泵和离心泵）。目前临床常用于 CS 短期治疗的经皮机械循环支持装置有主动脉内气囊反搏、静脉 - 动脉体外膜肺氧合、Impella 系统和 Temdan Heart 系统。

1 主动脉内气囊反搏

IABP 是目前临床使用最为广泛的经皮机械辅助装置（图 9-1）。其基本工作原理是通过动脉系统将一个容量为 25～50 ml 的长气囊顶端放置在左锁骨下动脉发出以远 1～2 cm 的降主动脉处，心脏舒张早期主动脉瓣关闭后气囊迅速充气膨胀，维持主动脉压持续在一个相对较高的水平，从而增加冠状动脉的血流灌注；在心脏等容收缩末期主动脉瓣开放的瞬间，气囊气体快速回抽使左室的后负荷减轻、心脏做功减少、心肌耗氧量下降。

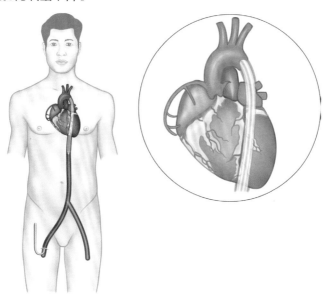

图 9-1　IABP 示意图

注：经股动脉置入 IABP 导管，导管球囊头端位于左锁骨下动脉开口以远。

IABP 辅助的主要血流动力学效应包括减少左室后负荷、心肌耗氧量以及增加冠状动脉灌注，可使心输出量增加 10%～20%。其局限性在于 IABP 的工作必须依赖心脏自身收缩及稳定的心脏节律而不能主动辅助心脏做功，其心脏辅助力度相对有限，对合并严重左心力衰竭或持续性快速型心律失常患者效果欠佳。使用 IABP 的禁忌症包括中、重度主动脉瓣关闭不全、主动脉窦瘤破裂、主动脉疾病（如主动脉夹层、主动脉瘤和主动脉外伤）、外周血管疾病（如髂动脉严重狭窄）、心脏停搏、心室颤动、严重出血倾向和出血性疾病、严重贫血、不可逆的脑损害以及脑出血急性期等。IABP 主要并发证的发生率为 2.6%，包括肢体缺血、血管损伤、败血症或菌血症、球囊破裂和栓塞并发证等。股动脉是 IABP 常用的置入途径。但经股动脉途径将对患者活动能力产生明显影响，合并严重的外周动脉疾病时也限制了其临床应用。近来有通过在锁骨下动脉或腋动脉上植入 Gore-Tex 移植物的外科方式置入 IABP 的病例报道。

尽管临床已广泛使用 IABP，但是 2012 年发布的 IABP-SHOCK II 试验显示，与最佳药物治疗相比，IABP 组并没有显示出生存获益。这个结果在所有亚组以及在各自试验的不同时间点上都是一致的。该试验是迄今为止最大规模的 IABP 临床随机对照研究，共入选 600 例 AMI-CS 患者，IABP 治疗组与最佳药物治疗组之间 30 天全因死亡率没有明显差异（39.7% vs 41.3%，RR 0.96，95% CI 0.79～1.17，P=0.69），血清乳酸水平、肌酐清除率、C 反应蛋白水平或简化急性生理学评分等次要终点也没有明显差异。两组患者在随访 1 a 及 6 a 时死亡率也均无差异。此外，有研究也显示 IABP 并不能缩小无 CS 的广泛前壁心肌梗死患者的梗死范围。因此，IABP 的作用不断受到质疑，指南不建议常规使用 IABP 治疗 AMI-CS。

但 IABP 应用时间最长、积累经验最多、操作简便且花费较低，依然是导管室常备的经皮 MCS 装置。在常规治疗措施不能改善休克患者的血流动力学或不具备其他左心室辅助装置的情况下，IABP 可以作为初级循环辅助装置尽早使用。在临床决策过程时，应根据患者的临床情况合理选择 IABP 的置入时机，使其最大限度地发挥循环辅助作用。

2 静脉－动脉体外膜肺氧合

    ECMO 是体外循环技术床旁化的一种生命支持技术（图 9-2）。最初 ECMO
应用于呼吸衰竭，尤其是急性呼吸窘迫综合征。其基本结构包括血管内插管、连接
管、动力泵（人工心脏）、氧合器（人工肺）、供氧管及监测系统。氧合器的功能
是将非氧合血氧合成氧合血，替代肺的换气功能。动力泵的作用是形成动力驱使血
液在体外管道的单向流动，替代部分心脏泵血的功能。根据血液回输方式不同，将
ECMO 分为静脉 - 动脉 ECMO 和静脉 - 静脉 ECMO。前者同时具有循环和呼吸辅
助作用，是 AMI-CS 时主要采用的工作模式。后者仅具有呼吸辅助作用，不具备
循环辅助功能，临床多不应用于 CS，本章节不赘述。静脉 - 动脉 ECMO 的工作原
理是通过股静脉或颈内静脉置入 18-21Fr 导管将部分非氧合血抽吸至体外管道，经
氧合器氧合后再由动力泵装置将氧合的血液回送到人体内，经心肺外途径可实现超
过 4.5 L/min 的全身循环支持。其血流动力效应是通过引出静脉血达到降低左、右
心室前负荷的作用；同时，将血回输至动脉后可提高平均动脉压，维持外周循环。

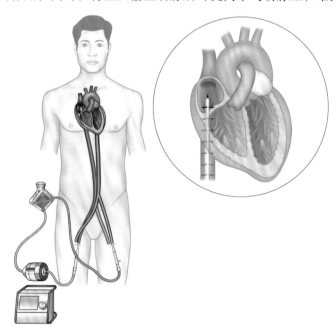

图 9-2　静脉－动脉 ECMO 示意图

    注：静脉－动脉 ECMO（股动脉－股动脉）。经股静脉将多级通路套管插入右心房，静
脉血液排入回路，在膜式氧合器中进行气体交换，并通过股动脉中的单级回流套管返回体循环。

静脉 - 动脉 ECMO 可以暂时替代心肺的部分功能或减轻心肺的负荷，维持人体脏器组织氧合血供，保证重要脏器的灌注。静脉 - 动脉 ECMO 易于置入，即使在床边也可提供稳定的流速。与需要心内直视手术的大型双心室辅助装置相比，静脉 - 动脉 ECMO 置入后较少发生器官衰竭。随着生物材料和技术的进步，静脉 - 动脉 ECMO 现在可以留置数天甚至数周，可以作为一个桥梁为心脏恢复、移植、长期 MCS 或治疗无效时终止治疗等决策争取时间。近年来，静脉 - 动脉 ECMO 在心血管急危重症治疗中的应用越来越广泛，尤其是在 CS、重症心肌炎、心脏骤停、高危复杂经皮冠状动脉介入治疗或心脏外科手术围术期循环辅助治疗等领域。

静脉 - 动脉 ECMO 的禁忌证包括终末期恶性肿瘤、严重出血性疾病或存在抗凝禁忌证、严重神经系统疾病、严重免疫抑制状态、不可逆的多脏器功能衰竭、不能接受血制品患者、终末期心脏疾病但不适合移植、急性主动脉夹层、主动脉瘤和主动脉瓣中度或重度关闭不全。ECMO 的严重并发症包括泵血栓形成、出血、四肢缺血和差异性紫绀等。静脉 - 动脉 ECMO 的临床应用在迅速增加，但其对临床预后的影响还缺乏相关临床研究。静脉 - 动脉 ECMO 的出血和下肢缺血等并发症较高，这些并发症患者的预后有显著影响。静脉 - 动脉 ECMO 并发症见表 9-1。

表 9-1　动脉 - 静脉 ECMO 的并发症

并发症	发生率（%）
急性肾损伤	55.6
肾替代治疗	46.0
心脏切开术后因出血或心包填塞而行二次开胸手术	41.9
大出血或严重出血	40.8
严重感染	30.4
下肢缺血	16.9
神经系统并发症	13.9
筋膜切开或筋膜室综合征	10.3
卒中	5.9
下肢截肢	4.7

静脉 - 动脉 ECMO 可以为机体提供高水平的组织灌注和氧合，还通过将股静脉的血液泵出体外来减少回心血量、降低左室前负荷。然而，由于静脉 - 动脉

ECMO 泵入主动脉内的血液是逆向灌注，可导致左心室后负荷增加，将损害 AMI 时心肌的恢复并抑制自体心输出量，还会增加左心室舒张末压而可诱发肺水肿。一项比较单独接受静脉 - 动脉 ECMO 治疗（123 例）和接受静脉 - 动脉 ECMO 联合 Impella 治疗（34 例）的回顾性研究结果显示，联合治疗组的住院死亡率显著降低（47% vs 80%，$P<0.001$），联合治疗组过渡到恢复或进一步治疗的成功率较高（68% vs 28%，$P<0.001$）。然而，联合治疗组的肾脏替代需求（48% vs 19%，$P=0.02$）和溶血风险（76% vs 33%，$P=0.004$）更高。不过，这些不良事件可能与生存偏倚有关。目前有多项研究旨在评估静脉 - 动脉体外膜肺氧合加用左心室卸载装置（如 Impella 或 IABP）来减轻左心室负荷的效果。

3 Impella

Impella 是一种基于导管的血液微轴流泵，是唯一可以通过经皮穿刺股动脉方式放置到心脏内的主动性心室辅助 MCS 装置。Impella 轴流泵入口在左心室内，出口在升主动脉根部、冠状动脉窦附近。其置入时间类似于 IABP，方便快捷。Impella 的工作原理是左心室内的血液被轴流泵吸入，然后被跨越主动脉瓣的导管直接射入主动脉并流往全身。目前临床常用的 Impella 2.5 和 Impella CP 可以经皮插入，而 Impella 5.0 需要手术切开股动脉或腋动脉置入。这三种设备流速分别高达 2.5、4.0 和 5.0 L/min。还有一种经皮右心室装置（Impella RP），它通过将血液从右心房转移到肺动脉而绕过右心室。带有智能助手的 Impella 5.5 近期已获得了美国食品和药物管理局的上市前批准，该装置可提供大于 6 L/min 的峰值流量。它的外径比 Impela5.0 更薄，长度缩短 45%，置入血管系统更为简易。智能助手还储存了左心室压、舒张末压和心输出量等数据信息。此外，智能助手的光纤压力传感器可实现更精确的泵定位、管理和床边重新定位。新型的 Impella 5.5 用于治疗 CS 患者可长达 14 天。

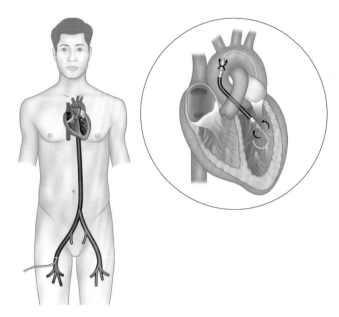

图 9-3　Impella 示意图

注：通过股动脉插入 Impella。送猪尾导管跨过主动脉瓣，将左心室血液通过内芯吸入导管，并由微轴电机泵通过外芯排入近端主动脉。

Impella 装置血液动力学效应有轴流泵泵出的血液直接来自左心室，可直接降低左心室压力和容量，减少左心室的前负荷和心室做功，降低 CS 时显著升高的舒张末期室壁应力；改善心肌灌注，降低心肌氧耗，使心肌得到有效休息，有助于心脏功能的恢复；轴流泵提供主动前向血流，又增加了心输出量，增加对冠状动脉和终端器官的血液灌注。其禁忌证有主动脉瓣或左心室血栓、室间隔缺损、主动脉夹层或主动脉窦瘤破裂以及严重外周血管疾病。主动脉瓣狭窄或反流不是绝对禁忌证，但应在权衡利弊后谨慎使用。

Impella 减少左室前负荷的血流动力学效应在动物实验和 CS 患者的系列病例研究中得到了证实。有临床研究比较了 13 例应用 IABP、12 例应用 Impella LP/2.5 治疗的 CS 患者预后，发现 Impella 组治疗 30 min 后心脏指数 [（2.20±0.46）L/（min·m²）] 高于治疗前 [（1.71±0.45）L/（min·m²）]，IABP 组治疗后心脏指数 [（1.84±0.71）L/（min·m²）] 高于治疗前 [（1.73±0.59）L/（min·m²）]（P <0.05），并且应用 Impella LP/2.5 者心脏指数变化值明显高于应用 IABP 者，提示 Impella LP/2.5 能明显升高 CS 患者心脏指数，改善血流动力学，这使得 Impella 被越

来越多地用于 CS 的治疗，特别是在 AMI 的情况下。一项研究评价 AMI-CS 患者应用 Impella（Impella 2.5 或 Impella CP）治疗的预后，80% 患者在 Impella 置入前使用正性肌力药物，40% 使用 IABP。结果显示应用正性肌力药物数量越多者病死率越高，而早期置入 Impella 能改善患者预后。另一项研究也显示 AMI-CS 患者血运重建前应用 Impella 心脏轴流泵能降低患者的住院率和 30 天死亡率。对 154 例 AMI-CS 患者的治疗情况进行分析，与其他治疗方法包括 IABP、PCI 前应用正性肌力药物、PCI 后应用 Impella 轴流泵比较，血运重建前应用 Impella 轴流泵能明显降低 30 天 的死亡率。对美国 15,259 例 AMI-CS 患者观察性研究的数据进行分析显示，Impella 可以改善 AMI-CS 患者的血流动力学指标，在有创血流动力学监测下早期使用可以提高患者存活率，AMI-CS 患者在血运重建之前使用 Impella 可降低死亡率。

然而，也有临床随机对照研究得出不同结论。一项试验总共纳入了 48 例性 AMI-CS 患者，以 1：1 的比例随机分组，分别接受 Impella CP 或 IABP 的循环辅助。两组间 30 天全因死亡率（主要终点）无明显差异（50% vs 46%，P=0.92），其中 Impella CP 组大出血发生率较高（33% vs 8%）。此外，该试验没有显示 Impella CP 辅助组的乳酸水平显著降低。但是该研究中所有患者在接受进一步治疗前均有心脏骤停病史，都进行机械通气治疗，80% 的患者植入 Impella 的时机是在血运重建后。这些可能导致了 Impella 的血液动力学获益被弱化。另一项临床研究以匹配的方式将 237 例来自回顾性多中心登记处的经过 Impella 治疗的缺血性 CS 患者与 237 例来自 IABA-SHOCK II 试验的患者进行了比较。将 237 例接受 Impella 的 AMI 患者与 237 例 IABP SHOCK II 试验的患者相匹配，结果也未显示 Impella 治疗可改善 30 天全因死亡率（48.5% vs 46.4%，P=0.64）；并且 Impella 组有更多的严重或危及生命的出血（8.5% vs 3.0%，$P<0.01$）以及外周血管并发症（9.8% vs 3.8%，P=0.01）。这些发现在所有研究的亚组中一致。更重要的是，这些亚组包括了有或无心脏骤停史的亚组，以及仅在血管重建前就植入 Impella 装置的亚组。还有一项比较 CS 患者接受 TandemHeart TM 或 Impella（77 例）和 IABP（71 例）的荟萃分析显示，所有入选患者置入 MCS 装置后动脉乳酸水平和平均动脉血压都有所改善，但整体死亡率没有差异，其他血流动力学参数也无明显变化。血流动力学的获益可能因出血并发症明显增加而被抵消。

4 Tandem Heart 系统

Tandem Heart 系统（图 9-4）是一种左房 - 股动脉血管旁路泵血系统，由一根 21Fr 跨房间隔引流管、一根 15-17Fr 股动脉导管和一台离心血泵组成。它将氧合血以高达 4-5 L/min 的流量从左心房（导管从静脉植入，经房间隔穿入左房）泵出，再经一侧股动脉回流到降主动脉。其血流动力学效应是增加心输出量和平均动脉压，降低左心室充盈压。

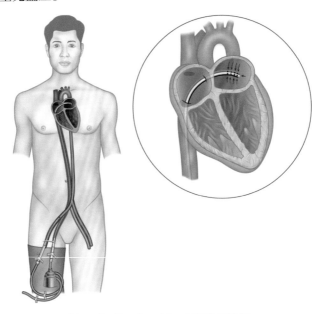

图 9-4　Tandem Heart 系统示意图

注：经股静脉插入多级通路套管，通过经房间隔中部穿刺置入左心房，左心房血液排入回路，并通过股动脉的单级回流套管回流至体循环。

应用该装置的禁忌证包括严重的外周动脉疾病、心房血栓和潜在的凝血系统疾病。TandemHeart 系统并发症包括出血、血栓、套管从左心房移位回右心房以及随后发生右向左分流和缺氧、心脏填塞以及卒中。

TandemHeart 系统的研究资料相对较少，国内还没有有正式投入临床应用。有两项早期的随机对照试验将该装置与被动循环支持（IABP）进行了比较，分别纳入了 41 例和 33 例 CS 患者，以 1:1 的比例随机分组。与 IABP 组相比，Tandem Heart 组血流动力学改善（即较高的心脏做功指数和较低的肺毛细血管楔压），但未能改善生存率，两组间 30 天死亡率没有差异。此外，TandemHeart 组发生包括严重出血和肢体缺血在内的不良事件频率更高。IABP、Impella 和 TandemHeart 的并发症详见表 9-2。

表 9-2　IABP、Impella 及 TandemHeart 的并发症

并发症	IABP (%)	Impella (%)	TandemHeart (%)
大出血	0.8～47	0.05～54	53～59
入路出血	2～27	2～40	8～53
溶血	0.7～7.2	10～46	5.3
脑血管事件	1～7	2.4～6.3	—
肢体缺血	0.3～42	0.07～10	3.4～11
因血管损伤需行外科手术	0.01～13.3	1.3～2	0.85～13
入路感染	0.5～35	1.1	16
败血症	1～15.7	0.16～19	29.9
器械移位	1～8	0.05～23	8
器械故障	0.9～8.3	0.16～17	—

5　主要经皮机械循环支持的比较

各种主要经皮 MCS 装置的工作方式、置入、血流动力学效应以及并发症等情况的比较见表 9-3。一项对 TandemHeart 或 Impella 与 IABP 比较的荟萃分析显示，所有入选患者整体死亡率没有差异，其他血流动力学参数无明显变化，血流动力学的获益可能因出血并发症明显增加而被抵消。

表 9-3　各种经皮 MCS 装置的比较

指标	IABP	VA-ECMO	Impella2.5/5.0	TandemHeart
工作方式	气动反搏	离心泵	轴流泵	离心泵
装置位置	升主动脉	股静脉－股动脉	左心室－左室流出道－升主动脉	左房－股动脉
鞘管外径 (Fr)	7.5～8.0	18～21（静脉端）、15～20（动脉端）	13～22	21（静脉端）15～17（动脉端）
放置位置	股动脉	股动脉、股静脉	股动脉	股动脉、股静脉
置入方式	经皮穿刺	经皮穿刺	经皮／外科切开	经皮穿刺
植入时间	极短	长	短／中等	中等
主要血流动力学效应	左心室容积和／或压力减负	双心室容积和压力减负	左心室容积和／或压力减负	左心室容积减负
总外周阻力	减少	明显增加	减少	轻度增加
CO(L/min)	0.5～1.0	＞4.5	2.5～5.0	3.0～5.0
并发症风险	低	较高	较低	较高
肢体缺血风险	低	较高	较高	较高
抗凝要求	低	高	低	高

6　经皮机械循环支持应用决策

　　临床应用经皮 MCS 时需要充分考虑 CS 严重程度、早期和迅速的血流动力学反应、特定患者的危险因素、技术限制、充足的医疗资源和培训以及治疗血管的评估。选择适当的装置进行早期干预可改善结局。正确理解每种经皮 MCS 设备和其预期的血流动力学效果，仔细选择患者并进行多学科团队协作，可能会优化短期使用经皮 MCS 休克患者的结果。

　　IABP 是一种被动性循环辅助装置，依赖心脏的射血功能而不能完全代替心脏的射血功能，在心脏停搏、没有自主心律时不能提供有效循环辅。因此，仅适用于 AMI-CS 的早期，心脏功能尤其是心肌尚未发生不可逆性缺血损伤、血压尚能维持在 50 mmHg 以上的水平时。如果患者心电稳定、自身心脏有一定功能，则先采取 IABP 辅助。如果 IABP 疗效不理想，仍然不能维持有效循环时，可以选择 Impella 系统或 Tandem Heart 系统，或者联合静脉 - 动脉 ECMO。静脉 - 动脉 ECMO 是一种呼吸循环支持技术，其人工心泵能有效地替代患者自体心泵，可以部分代替心肺功能。即使在心脏收缩功能严重受损、血压明显降低时，静脉 - 动脉 ECMO 仍能发挥作用，无论是在休克早期还是在血压更低的水平，都能提供相对更为有效的循环和呼吸支持。休克晚期组织损伤进入到不可逆的阶段后，两者都不能发挥有效的作用。对于心功能严重受损的患者，宜先行静脉 - 动脉 ECMO 辅助，在血压仍然较低时应及时联合使用 IABP。静脉 - 动脉 ECMO 和 IABP 从理论上具有技术互补优势，包括将非搏动性血流转变符合生理的搏动性血流，改善器官灌注；改善血流动力学状况，减少血管活性药物的使用和体外膜肺氧合辅助的时间，减少并发症；为顿抑、水肿心肌细胞争取更多恢复时间。在静脉 - 动脉 ECMO 支持下同时植入 IABP，可进一步减轻心脏后负荷，改善冠状动脉循环和微循环，减轻肺水肿，促进心功能恢复。同时，IABP 可作为脱离 ECMO 系统的过渡措施。对药物治疗无效的右心力衰竭，可选择右心室辅助装置（如 Impella RP 或 Tandem pRVAD）或静脉 - 动脉 ECMO。

7　问题与展望

AMI-CS 是一种高死亡率的疾病，从发病到器官衰竭再到死亡是一个连续的过程。尽管近年来休克的诊断和治疗手段取得了许多进展，但是并没有带来预后的明显改善。因此，相关指南建议将经皮 MCS 装置用于急性冠状动脉综合征合并休克的短期循环支持，而不建议常规应用 IABP。

50%～60% 的 CS 患者不需要任何 MCS 也可以存活。在这 50%～60% 的患者中应用 MCS 不仅无法改善预后，反而可能因 MCS 相关并发症而导致死亡率增加。在剩下的 40%～50% 患者中，部分患者已进入休克终末期，即使使用最好的设备也无法改变最终的结局。临床上应用 MCS 可能获益的患者约占 25%～35%，包括严重 CS、缺血缺氧性脑损伤或合并严重脓毒症。在这部分患者中，休克团队的正确决策有助于及时干预并避免无效的治疗。休克团队应由一个多学科小组组成，包括心血管内科专家、介入心脏病医师、心胸外科医师、重症监护医师和重症监护护士等。休克团队不仅要在紧急的情况下选择和置入适当的 MCS 设备，还必须考虑长期的治疗策略，如永久性设备和移植。休克团队也必须明确反对在某些特殊情况下置入 MCS 装置，例如发生多器官衰竭或存在更复杂的合并症时。

为了获得更好的预后，应当学习如何综合考虑多方面因素的治疗策略，提供及时有效的治疗方案。早期使用经皮 MCS 而不是一味增加正性肌力药和血管活性药物的剂量，可以避免或减少 AMI-CS 患者出现病情的螺旋式恶化并改善其预后。选择恰当的经皮 MCS 装置仍然是一个复杂的决策过程，期待在不久的将来获得更多循证学资料，以指导临床决策过程。

金光临

参 考 文 献

[1] THIELE H, OHMAN EM, DE WAHA-THIELE S, st al. Management of cardiogenic shock complicating myocardial infarction: an update 2019[J]. Eur Heart J 2019;40（32）:2671-2683.

[2] LEVY B, BUZON J, KIMMOUN A, et al. Inotropes and vasopressors use in cardiogenic shock: when, which and how? Cu*rr* Opin Crit Care[J] 2019;25（4）:384-390.

[3] BASIR MB, SCHREIBER T, DIXON S, et al. Feasibility of early mechanical circulatory support in acute myocardial infarction complicated by cardiogenic shock: the Detroit Cardiogenic Shock Initiative[J]. Catheter Cardiovasc Interv 2018;91（3）:454-461.

[4] TELUKUNTLA K S , ESTEP J D . Acute Mechanical Circulatory Support for Cardiogenic Shock[J]. Methodist DeBakey Cardiovasc J, 2020;16（1）:27-35.

[5] Extracorporeal Life Support Organization. Registry report, international summary[R]. Available at: https://www.elso.org/Registry/Statisti CS/InternationalSummary. aspx. Accessed July, 2020.

[6] WONG ASK, SIN SWC. Short-term mechanical circulatory support (intra-aortic balloon pump, Impella, extracorporeal membrane oxygenation, Heartland): a review[J]. Ann Transl Med 2020;8（13）:829-842.

[7] THIELE H, ZEYMER U, NEUMANN F J, et al. Intra-aortic balloon counterpulsation in acute myocardial infarction complicated by cardiogenic shock (IABP-SHOCK Ⅱ): final 12

month results of a randomised, open-label trial[J]. Lancet 2013;382（9905）:1638-1645.

[8] THIELE H, ZEYMER U, THELEMANN N, et al. Intra-aortic Balloon Pump in Cardiogenic Shock Complicating Acute Myocardial Infarction: Long-Term 6-Year Outcome of the Randomized IABP-SHOCK Ⅱ Trial[J]. Circulation 2019;139（3）:395-403.

[9] DE VORE AD, HAMMILL BG, PATEL CB et al. Intra-Aortic Balloon Pump Use Before Left Ventricular Assist Device Implantation: Insights From the INTERMACS Registry[J]. ASAIO J 2018;64（2）:218-224.

[10] Keebler M E , Had Da D E V , Choi C W , et al. Venoarterial Extracorporeal Membrane Oxygenation in Cardiogenic Shock[J]. Jacc Heart Failure 2018;6:503-516.

[11] RUSSO J, ALEKSOVA N, PITCHER I, et al. Left ventricular unloading during extracorporeal membrane oxygenation in patients with cardiogenic shock[J]. J Am Coll Cardiol 2019;73（6）:654-662.

[12] SCHRAGE B, BURKHOFF D, RUBSAMEN N, et al. Unloading of the left ventricle during venoarterial extracorporeal membrane oxygenation therapy in cardiogenic shock[J]. J Am Coll Cardiol : Heart Fail 2018;6（12）:1035-1043.

[13] SCHRAGE B, BECHER PM, BERNHARDT AM, et al. Left ventricular unloading is associated with lower mortality in patients with cardiogenic shock treated with venoarterial extracorporeal membrane oxygenation[J]. Circulation 2020;142（22）:2095-2106.

[14] AMINA P, SPERTUS JA, CURTIS JP, et al. The evolving landscape of Impella Use in the United States among patients undergoing percutaneous coronary intervention with mechanical circulatory support[J]. Circulation 2020;141（4）:273-284.

[15] O'NEILL WW, GRINES C, SCHREIBER T, et al. Analysis of outcomes for 15,259 US patients with acute myocardial infarction cardiogenic shock (AMI-CS) supported with the Impella device[J]. Am Heart J 2018;202:33-38.

[16] SCHRAGE B, IBRAHIM K, LOEHN T, et al. Impella support for acute myocardial infarction complicated by cardiogenic shock[J]. Circulation 2019;139（10）:1249–1258.

[17] NEUMANN FJ, SOUSA-UVA M, Ahlsson A, et al. 2018 ESC/EACTS Guidelines on myocardial revascularization[J]. Eur Heart J 2019;4（2）0:87-165.

[18] BASIR M, KAPUR N, PATEL K, et al. Improved outcomes associated with the use of shock protocols: updates from the national cardiogenic shock initiative[J]. Catheter Cardiovasc Interv 2019;93（7）:1173-1183.

第 10 章

正压通气

1 心原性休克患者呼吸衰竭的流行病学研究

心原性休克常合并呼吸衰竭，80% 以上的 CS 合并呼吸衰竭患者需要呼吸支持。左室功能障碍引起肺充盈压升高导致肺泡水肿，损害氧合和通气。正压通气的实施不仅改善了气体交换，还通过降低左心室的前负荷和后负荷、减少二尖瓣反流、降低心肌对于氧的需求量从而改善血流动力学；这些都有助于增加心输出量和改善组织灌注。然而，右心室衰竭时，正压通气可能会降低前负荷和增加后负荷，可能会导致血流动力学恶化。因此，对于左右心室均受累的 CS 患者，在使用正压通气期间，需要充分考虑心肺两个系统的相互作用，以安全治疗合并呼吸衰竭的复杂、高危的患者。

心脏重症监护病房由专注于急性冠状动脉综合征的监护和治疗的病房发展而来，目前已经发展成为一个复杂的心血管疾病和多系统疾病比例很高的治疗单元。CS 约占现代心脏重症监护病房住院人数的 15%，死亡率为 27%～51%。对 CS 及时和全面的管理包括血管活性药物治疗、血运重建，在某些情况下还包括机械循环支持以及高级呼吸支持，以确保充分的氧合和通气。据估计，美国心脏重症监护病房每年有 36.5 万例急性失代偿性心力衰竭（包括 CS）患者入院，其中 80,000 例患者需要正压通气，这表明呼吸支持在这一人群中的重要性。然而，在 CS 的注册研究和临床试验中，呼吸衰竭的发生率和正压通气的需求为 50%～88%。我们应了解这类高危人群使用正压通气的频率、心肺相互作用可能导致的不良血流动力学后遗症，以及减少通气的血流动力学并发症、优化组织灌注和改善气体交换的重要性。

CS 中呼吸衰竭的发生率随 CS 的临床定义、是否合并充盈压升高及其程度、肺储备能力和慢性左室功能障碍程度的不同而不同。很少有研究分析 CS 患者中呼吸衰竭的患病率和有创机械正压的使用率。一项对 439,436 例急性心肌梗死合并 CS 患者的分析显示，57% 的患者入院时有呼吸衰竭，43% 的患者需要正压通气（有创或无创）。随机临床试验和注册中心的报告显示，CS 患者合并呼吸衰竭的频率为 57%~96%，在所有收治的 CS 患者中，有 49.5% 使用有创机械正压通气，在 AMI-CS 患者中有 60.3% 使用有创机械正压通气，在混合休克患者中有 65.9% 使用有创机械正压通气。

2　CS 中呼吸衰竭的病理生理学

CS 的呼吸衰竭有多种机制。主导因素是左室收缩和舒张功能障碍导致左室舒张末期压力升高，肺毛细血管充血，肺泡静水压增高，从而引发心原性肺水肿。过量的间质和肺泡液气体交换显著减少，通气 - 灌注不匹配，损害通气，增加呼吸功，最终导致低氧血症和高碳酸血症。并发的炎症反应可能改变血管膜的通透性，进而促进肺水肿的发生。此外，急性疾病过程如乳酸酸中毒和 AKI 可能导致血流动力学恶化。与液体潴留相关的 AKI 可进一步损害气体交换。低氧、高碳酸血症和（或）代谢性酸中毒引起呼吸代偿性增加，呼吸肌做功增加，从而消耗更多的心输出量。值得注意的是，酸中毒可进一步降低血管升压药物的反应性，使血管麻痹状态恶化而出现难治性休克，由此产生的缺氧使心肌缺血和组织灌注不足持续存在，并引发有害的缺氧 - 缺血循环，表现为低血压、酸中毒、中心静脉氧含量降低和多器官衰竭。

要考虑到非心脏疾病可能是导致 CS 呼吸衰竭发展的潜在因素。随之而来的疾病或并发症导致肺泡通透性增加，如吸入性肺炎或呼吸机获得性肺炎，这在 CS 并发心脏骤停的患者中很常见。此外，慢性阻塞性肺疾病或伴随的感染、炎症会对肺实质和气道造成影响，可进一步加剧气体交换障碍，使心肺相互作用复杂化。

3　心肺相互作用和正压通气的血流动力学

心肺相互作用是由正压通气期间平均气道压力的变化介导的，但是大多数研究对其的分析局限于呼气末正压对血流动力学的影响。左室收缩功能受损的患者可能受益于呼气末正压，因为它可以通过增加动脉氧浓度、心肌收缩力和优化前负荷来增加心输出量。正压通气对左室和右心室有不同的影响。正压通气降低左心室后负荷，增加右心室后负荷，同时降低左心室和右心室前负荷。正压通气还通过降低心室壁张力和改变胸腔内压力来调节后负荷，改善左室心肌力学，其机制类似于主动脉内气囊反搏，但其净效应取决于左室和右室绝对和相对的充盈压力以及右心室功能。图 10-1 为左右心肺在静息状态下、自主呼吸时和正压通气时的相互作用。

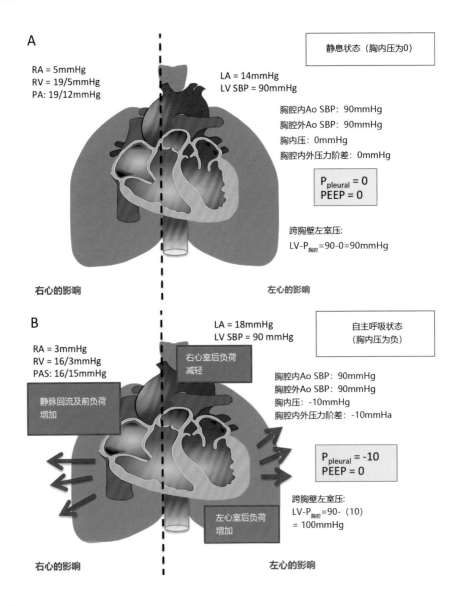

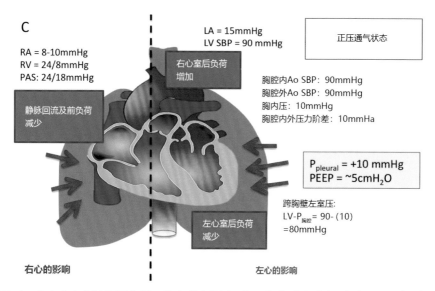

图 10-1　左右心室心肺相互作用：静息状态下（A）、自主呼吸时（B）和正压通气时（C）

A：在静息状态下，当胸内压／胸膜压为零时，静脉池和右心室、胸内外循环或胸腔和左心室腔之间没有压力梯度（无跨壁压）。

B：在自主呼吸期间，当胸膜压力变为负值时，静脉池和右心室之间存在梯度，促进血液涌入心脏，增加右心室和左心室前负荷，并减少右心室后负荷。当胸内压低于胸外循环时，存在负梯度，从而增加左室后负荷。左室跨壁压也增加，这取决于收缩压和胸膜压。

C：在正压通气期间，静脉池和右心室之间的梯度通过增加心内压力而减小，从而减少静脉回流以及右心室和左心室前负荷。胸内循环和胸外循环之间的梯度减小，左室后负荷减小，左室跨壁压降低。

Ao= 主动脉；LV= 左心室；PAS= 肺动脉收缩期；PEEP= 呼气末正压；Ppleural= 胸膜压；RA= 右心房；RV= 右心室；SBP= 收缩压。

● 在 CS 患者中正压通气与血流动力学之间相互作用

一项研究分析了 21 例急性左室功能不全患者呼气末正压对肺毛细血管楔压的影响。结果显示，对于高充盈压力的患者，使用正压呼气末正压会增加心输出量，特别是当肺毛细血管楔压＞19 mmHg 时。值得注意的是，较高的呼气末正压对接受 IABP 机械支持的 CS 患者有益。另一项分析 28 例 CS 患者的结果显示，呼气末正压为 10 cm 水柱的有创机械正压加上 IABP 显示心脏指数从（3.2±0.45）L /（min·m²）增加到（3.6±0.66）L /（min·m²）（P=0.025），肺毛细血管楔压从（20.6±5）mmHg 下降到（16.1±4.4）mmHg（P=0.025）。在慢性功能性和退行性二尖瓣反流患者中，呼气末正压可以通过减少二尖瓣反流来改善正向血流。还有一项研究在急性心力衰竭加重患者中开始使用不同的无创正压通气策略（包括持续气道正压和双水平气道正压），发现无创正压通气策略可改善左心室射血分数、左室舒张末期内径和二尖瓣反流。然而，这些研究并不针对 CS 人群。

4 正压通气治疗心原性休克的实用方法

血流动力学稳定的左 / 右心室收缩功能障碍患者或 CS 患者的正压通气相互作用，强调了早期识别呼吸衰竭合并 CS 患者的重要性。及时应用正压通气在理论上有助于缓解缺氧缺血周期，改善心肌和组织氧合，减少呼吸功，减轻代谢需求，从而改善整体结果。此外，针对左心室或右心室功能障碍和前负荷 / 后负荷依赖状态而设置的正压通气可能会改善血流动力学（图 10-2）。

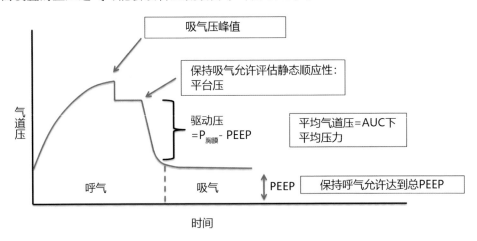

图 10-2　呼吸周期中的肺力学与肺压力

4.1 无创正压通气治疗心原性休克

无创正压通气模式包括持续气道正压、双水平气道正压和高流量鼻导管，对于符合适应证的 CS 患者是非常有潜力的无创治疗选项。对于轻度缺氧患者，普通面罩吸氧或高流量鼻导管吸氧就足够了，但是对于高碳酸血症、需要通气支持的患者，需要费力呼吸的患者和（或）中重度酸中毒的患者可能不够。

当出现难治性低血压、需要机械循环支持、乳酸水平升高或即将发生的血流动力学崩溃，尤其是出现难治性低血压和心动过速或血管活性药物剂量增加心脏骤停等时，持续气道正压或双水平气道正压是急性心原性肺水肿和呼吸衰竭患者的首选治疗方法（如无禁忌证），可提供更高水平的支持。持续气道正压在整个呼吸周期中使气道保持开放，从而大大促进氧合，并在功能上提供与呼气末正压相关的血流动力学变化。双水平气道正压可为吸气和呼气两个阶段提供可滴定的压力。吸气气道正压通常支持通气和呼吸工作，而呼气正压通气则有助于保持肺泡开放和增加氧合。持续气道正压和双水平气道正压的潜在好处是允许患者说话、吞咽，不会导致咽部或上呼吸道创伤。此外，患者无需镇静，呼吸机相关并发症发生率较低。但是，鉴于幽闭恐怖症、分泌物过多或意识状态改变，并非所有患者都能耐受无创正压通气。过去认为持续气道正压优于双水平气道正压，但是一项随机临床试验的荟萃分析显示，持续气道正压可以降低死亡率（RR 0.64，95% CI 0.44 ～ 0.92）和插管需求（RR 0.44，95% CI 0.32 ～ 0.66），而双水平气道正压虽然降低了插管的需要，但与死亡率无关。

从生理学角度来看，双水平气道正压提供了更多的通气支持，并进一步减少了呼吸功，对高碳酸血症（如慢性阻塞性肺疾病）患者特别有用。有荟萃分析显示使用双水平气道正压心肌梗死有增加的趋势，但使用持续气道正压却没有观察到这种情况。

一项最大样本的临床试验比较了使用标准氧疗与无创正压通气的结果。持续气道正压和双水平气道正压的亚组分析显示，持续气道正压与双水平气道正压患者在 7 天内的死亡或插管没有显著差异（持续气道正压为 11.7%，无创正压通气为 11.1%，$P=0.81$）。值得注意的是，虽然一些最初的研究显示，急性心力衰竭患者接受无创正压通气预后不良和发生心肌梗死风险，但是后续研究显示在急性心力衰竭中使用无创正压通气安全。

考虑使用无创正压通气作为治疗工具时，要关注无创正压通气失败的危险因素，包括精神状态低落或恶化、激发呕吐、缺氧恶化或呼吸频率加快、血流动力学或电活动不稳定、心肌梗死 Killip 分级 4 级或左室射血分数<30%、出入量正平衡≥400 mL/24 h 或利钠肽升高、呼吸道无保护以及由于面部畸形或创伤导致面罩贴合不良。

一旦选择了无创正压通气的合适方式，就可以根据可用性和患者舒适度做出选择，选择理想的界面（鼻罩、口罩、口鼻罩、全罩或鼻枕）。接下来，可滴定的通气设置包括吸入氧浓度分数、呼吸频率、持续气道正压或双水平气道正压（吸气气道正压和呼气正压通气）。吸入氧浓度分数可以在高水平启动，特别是在出现低氧血症时，但应迅速调整，避免长时间高氧，目标血氧饱和度为 90%～94%。越来越多的证据表明，在梗死后环境中，高氧与不良心血管效应、心力衰竭和心脏骤停有关，这可能是由自由基的产生、冠状动脉血管收缩和心肌细胞凋亡介导的。

目前支持在 CS 中使用无创正压通气的证据有限。然而，在心原性急性肺水肿患者中使用无创正压通气有强有力的证据，特别是持续气道正压。与常规氧疗相比，试验显示呼吸衰竭的改善速度更快。一项荟萃分析显示，使用无创正压通气可降低住院死亡率和插管率，约 13% 的早期 CS 患者使用了无创正压通气，特别是 CS 程度较轻而且低血压已经得到纠正的患者。因此，在低血压已经改善和精神状态良好的 CS 患者中使用无创正压通气合理，因为这组患者低血压、心动过速、乳酸酸中毒较少，需要血运重建术的可能性较小，肾功能衰竭较少。

目前的临床实践指南没有针对 CS 患者提出建议。大多数 CS 患者也存在急性脑病，维持自主呼吸和保存上呼吸道的能力受损，使得无创正压通气不太可行。在临床实践中，具有显著心脏代谢变化、严重呼吸困难和 / 或急性脑病的 CS 患者通常不适合使用无创正压通气。在无创正压通气试验中决定是否使用无创正压通气应该根据血流动力学是否稳定或是否发生临床恶化、意识水平、分泌物的存在以及患者对面罩的耐受能力来进行个体化选择。

4.2 有创正压通气治疗心原性休克

无创正压通气向有创机械正压过渡的理想时间和有创机械正压的起始标准尚不明确。基于前面所描述的心肺相互作用，应着重考虑心功能不全的程度、血流动力学特征、右心室生理情况、急性冠状动脉综合征后心脏机械并发症的存在、保护气道的能力以及合并症等。这些变量可以指导插管时诱导剂的选择、气道管理和机械通气模式的选择。

4.2.1 诱导和镇静

考虑到 CS 患者插管时发生血流动力学衰竭的风险，应由经验丰富的临床医师进行插管。目前缺乏在 CS 人群中的数据，而且每个个体可能有所不同。对于血流动力学不稳定或心血管储备功能差的患者，选择具有最小负性肌力作用或血管舒张作用的诱导药物可能最安全。建议从低剂量的依托咪酯开始，根据需要给予额外剂量。尚未证实依托咪酯能抑制心脏手术患者的肾上腺功能，提示其可能存在潜在的安全性问题。其替代品包括阿片类药物和苯二氮卓类药物或氯胺酮。氯胺酮由于其血管收缩作用而较少产生低血压，有可能通过引起血管收缩而增加后负荷。尽管如此，它仍然是一种心脏抑制剂，在儿茶酚胺耗竭状态下（如长时间休克），有可能导致严重的心血管抑制甚至心血管崩溃。此外，尽管最初有报道称在缺氧和高碳酸血症的影响未得到控制的健康人群中，氯胺酮可导致肺血管阻力升高，但进一步的研究表明，氯胺酮对右心室功能障碍患者是安全的。

对于镇静的维持，没有一种特定的药物显示出其优越性，因此镇静药可根据患者的临床和血流动力学特征进行选择。建议将阿片类药物作为危重心脏病患者镇痛和镇静的首选药物，因为其对收缩力和后负荷的影响极小，并且有降低心肌氧需求的潜力。阿奇类药物的风险包括通过降低心脏前负荷导致的心动过缓和低血压。没有研究明确建议哪一种阿片类药物更优，但吗啡可以产生静脉扩张且与抗血小板药物有相互作用。苯二氮卓类药物可作为某些血流动力学不稳定患者的替代药物。然而，考虑到苯二氮卓类药物与谵妄之间的相关性，以及其与死亡率增加的相关性，应尽可能避免使用苯二氮卓类药物，并仅将其作为谵妄风险较低的患者维持镇静的二线药物。考虑到其半衰期短和导致谵妄的风险，异丙酚是需要机械通气的心血管疾病患者镇静的首选药物。然而，对于 CS、急性心力衰竭或射血分数严重降低的患者，异丙酚和右美托咪定需要谨慎使用，因为它们会通过增加血管舒张而对心输出量产生负面影响，通过激动毒蕈碱受体导致心动过缓。在这些病例中，如果发生血流动力学不稳定，可以选择替代药物，特别是当低血压被认为是异丙酚或右美托咪定继发的情况时。总之，了解这些药物的药理学和血流动力学后遗症，可能有助于医师针对患者血流动力学和临床情况共同制定个体化镇静策略。

4.2.2 选择有创通气方式

在选择有创机械正压模式时，临床医师可以根据患者 - 呼吸机的反应来选择强制呼吸和 / 或自主呼吸的具体模式。目前没有特定模式显示优于其他模式，模式选择大致可分为三大类：①控制模式，每次呼吸均由呼吸机控制开始和结束；②辅助模式，即患者开始呼吸，呼吸机辅助患者；③自主呼吸模式，即患者开始和结束每次呼吸，呼吸机在整个呼吸周期中提供基线水平的呼气末正压，不论是否增加吸气压。在这种模式下，有一个安全的后备特征，即在发生呼吸暂停时，出现通气失败或触发无效，表现为患者没有进行吸气时呼吸机将发出警报并 / 或以最小的设定呼吸频率切换到辅助 / 控制模式。在 CS 患者群体中，合理的初始方法是选择一种控制模式（容量控制或压力控制）。压力支持是一种辅助模式，也可用于那些能够自己开始呼吸、呼吸工作量最小、能够补偿代谢紊乱和或没有显著的非同步化的患者。值得注意的是，使用同步间歇机械通气可能有害，因为无支撑呼吸可导致 CS 患者胸内压发生显著波动，使得后负荷增加，从而对血流动力学产生不利影响。如上所述，建议以 90%～94% 的氧饱和度为目标快速滴定。

4.2.3　潮气量和呼气末正压

已经证明使用低潮气量通气可以改善急性呼吸窘迫综合征患者的预后。然而，对于非急性呼吸窘迫综合征患者，特别是心血管疾病患者而言，支持该策略的数据有限。一项试验评估了 961 例无急性呼吸窘迫综合征的插管患者，其中 3%～6% 的患者合并心力衰竭，结果显示低潮气量（4～6 mL/kg 想体重）和中等潮气量（6～10 mL/kg 理想体重）在死亡率、重症监护病房住院时间或呼吸机并发症方面没有差异。因此，为了防止呼吸机相关性的气压创伤，可以从 6～10 mL/kg 理想体重的潮气量开始，平台压（测量肺僵硬度或静态顺应性）小于 30 cmH$_2$O。初始呼吸速率应根据患者酸碱状态调整至达到正常二氧化碳分压（35～45 mmhg）或达到目标二氧化碳分压的分钟通气，同时避免吸入空气。后一种并发症在肺存在生理性梗阻的患者中更常见。最后，呼吸机同步可以避免增加心肌耗氧量。CS 有创机械通气启动和呼吸机设置流程见图 10-3。

应根据血氧饱和度和血流动力学特点个体化实施呼气末正压（图 10-4）。虽然对于给定的血流动力学状况没有特定的最佳呼气末正压，但一个实用的流程应包括将 CS 状态分类为依赖于前负荷或后负荷。前负荷依赖状态包括右心室功能障碍、严重肺动脉高压、低血容量、心包填塞、收缩性或肥厚型梗阻性心肌病。在这些情况下，建议从呼气末正压 3～5 cmH$_2$O 或尽可能低的呼气末正压值开始，以维持足够的氧饱和度，防止肺不张（例如低呼气末正压和如上所述高的吸入氧分数滴定至氧合目标）。这种方法最大限度地减少了正压通气对右心室后负荷的影响。在可能的情况下，建议在了解该参数的个体化和动态特性后，将右心房压力定为 8～14 mmhg。右心室的表现高度依赖最佳的前负荷（足够维持心输出量，同时避免室

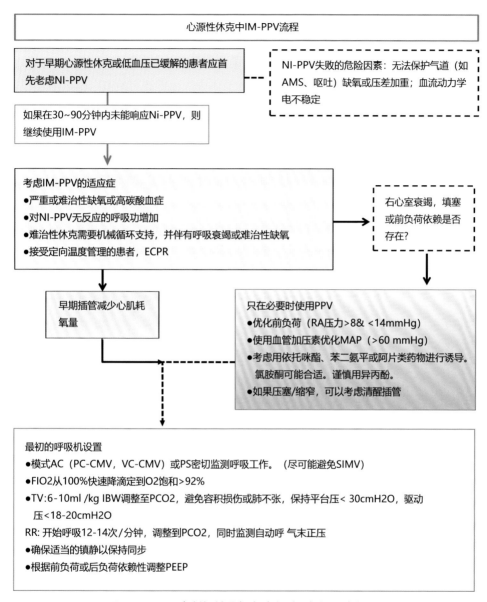

图 10-3 CS 有创机械通气启动和呼吸机设置流程

间隔向左室膨出，导致心室相互依赖不协调）。此外，监测和优化肺血管阻力的策略，如正常化 pH 水平、逆转缺氧和（或）使用肺动脉血管扩张剂可能有用，特别是对于怀疑呼吸灌注（V/Q）不匹配和肺毛细血管楔压小于 18 mmHg 的患者。对于后负荷依赖状态的患者，如左室收缩功能不全，特别是伴有肺毛细血管楔压升高的患者，可以从 5～10 cmH$_2$O 开始使用正压呼气末正压，并在需要时上调呼气末正压，密切监测气体交换、血流动力学（心输出量和平均动脉血压）和床边超声。急性呼吸窘迫综合征患者根据应激指数采用呼气末正压滴定法促进肺复张是安全有效的，但尚不明确其对心血管疾病的影响。

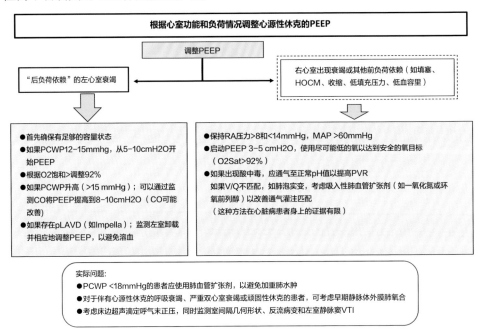

图 10-4　根据 CS 患者前负荷或后负荷的呼气末正压流程

4.3　机械循环支持患者的呼吸衰竭

机械循环支持设备在重度或难治性 CS 患者中的应用越来越多。最常用的设备包括 IABP、经皮左室机械循环支持（Impella 和 Tandem Heart）和静脉 - 动脉体外膜氧合。考虑到正压呼气末正压对左室衰竭的血流动力学有良好的影响，正压通气是一个有吸引力的选择，可以为 CS 提供额外的获益。很少有研究评估机械通气增加呼气末正压联合使用机械循环支持（如 IABP）的情况下，只有非常有限的数据显示良好的结果。一项小型研究（28 例）比较了单用 IABP 与呼气末正压 10 cmH$_2$O 的有创机械正压联合 IABP，结果显示后者的住院时间更短、生存率更高。与单纯 IABP 相比，IABP 联合有创机械正压与左室功能改善相关。正压通气对于接受 IABP 的 CS 患者的可能益处除了改善氧合、组织灌注和酸中毒外，最有可能归因于前负荷和后负荷的优化。

在使用 Impella 作为机械支持的患者中，监测正压通气治疗产生的减轻负荷的程度很重要，因为该设备依赖于左心室前负荷。较高的呼气末正压水平可能导致低充盈压力，从而降低叶轮的血流动力学有效性，增加剪切应力引起的溶血。同样，Tandem Heart 系统通过将血流从左心房转移到股动脉，显著减轻了左心室前负荷，因此，了解有创机械正压过程中的心肺相互作用以及呼气末正压在这些情况下对左心室和右心室生理学的影响是很重要的。例如，在接受 Tandem Heart 支持的患者中，与未接受左心房减负的患者相比，降低呼气末正压水平可以优化前负荷或有助于二尖瓣闭合有创血流动力学监测和床边超声可以在这些情况下提供有用的信息。

4.3.1 静脉－动脉体外膜氧合患者的机械通气

静脉－动脉体外膜氧合用于对血运重建、血管活性药物和（或）其他形式的机械循环支持无反应的难治性 CS 的处理。然而，在这些接受静脉－动脉体外膜氧合的患者中，有关有创正压通气的数据非常有限。目前建议对静脉－动脉体外膜氧合进行肺保护通气，包括低潮气量（4～6 mL/kg 理想体重）、低呼吸频率（5～10/min）、呼气末正压 5～10 cmH$_2$O 同时保持平台压在 25 cmH$_2$O 和最低可耐受的吸入氧浓度。满足这些参数的目的是让肺组织"休息"。值得注意的是，对心血管疾病患者评估这些机械通气策略时应谨慎，因为没有随机对照试验评估静脉－动脉体外膜氧合治疗 CS 的通气方法。大部分证据来自静脉－静脉体外膜氧合治疗严重呼吸衰竭的试验。然而，考虑到静脉－动脉体外膜氧合支持能够提供充分的氧合和通气支持，在这些患者准备脱离静脉－动脉体外膜氧合之前，使用肺保护通气可能是合理的。

对于接受静脉－动脉体外膜氧合的患者，另一个需要者要考虑的因素是从流出道到主动脉的左室后负荷增加，这可能会导致肺水肿恶化。在这种情况下，减少泵流量实际上可以通过减少后负荷从而改善肺充血。对于轻度肺充血患者，提高呼气末正压是合理的方法。如果在优化呼气末正压和体外膜氧合流量后出现明显的肺充血，还可以通过经皮心室支持如 IABP 或 Impella、血管扩张药、房间隔造口或直接左室分流降低左室负荷来缓解。

4.3.2 心原性休克患者机械通气的解除

早期成功脱离机械通气是减少呼吸机相关并发症、改善心脏重症监护病房和CS 患者预后的重要因素。成功摆脱有创机械正压的第一步是了解患者何时准备好进行自主呼吸试验。在一般危重病护理中已经制定了相应的标准。这些经典参数包括：①呼吸衰竭原因的逆转；②存在轻、中度分泌物；③适当稳定的氧合，即吸入氧浓度<40% 和（或）氧饱和度（吸入氧浓度>200 伴呼气末正压<5 cm H_2O）；④没有高碳酸血症；⑤良好的精神状态，以遵循命令 - 量身定制适当的镇静目标（最小镇静）或每日镇静中断配合自主呼吸试验（仅适用于更深层镇静目标）；⑥血流动力学和电稳定性。

在 CS 患者中，重要的参数包括最小的正性肌力药或血管升压剂支持、体液平衡和无显著的室性心律失常。对于机械辅助支持的患者而言，在从有创机械正压中解脱出来之前停止使用这种设备是理想的，然而，对于某些采用静脉 - 动脉体外膜氧合的患者，在接受体静脉 - 动脉体外膜氧合时拔管是可行的，甚至可以允许开始口服药物和物理治疗，但要注意应避免延长机械通气时间的风险。

● **降阶梯式的脱机方法**

对于符合上述脱机评估标准的患者，可以进行正压支持通气试验。一项研究显示，心血管疾病发生率超过 25% 的普通重症监护病房患者随机接受 30 min 压力支持，其再插管率和死亡率低于接受 2 h 试验的患者 。对于 CS 患者，在呼气末正压很低（2~3 cm H_2O）的情况下使用压力支持可能是一种很好的策略，在脱机时支持通气，同时可能可以缓解血流动力学变化。一些临床医师提倡在心导管室中测量左室舒张末压，同时积极使用减轻负荷的策略（例如舒张剂、IABP、经皮活性机械循环支持等），直到认为左室负荷最佳时再进行拔管。成功脱机的最常见因素包括快速浅呼吸指数（呼吸频率 / 潮气量以升计）≤105、患者配合、强烈的咳嗽反射、负吸力<-30 mmH_2O、拔管前液体负平衡、存在咳嗽漏等。虽然这些尚未在CS 或心血管疾病患者中进行系统评估，但可以在这一人群中应用。

成功拔管后应保持适当的体位并进行气道清理以防止肺萎陷和粘液堵塞。适当的体位包括调整病床，使患者的头和胸部抬高，以达到充分的肺扩张。进行有创监测和寻求适当时机从机械通气中解放，并在适当的时候移除机械循环支持是关键，特别是股动脉通路，以防止出血并发症和改善肺机械功能。在某些情况下，将器械的位置从股动脉改为腋下或锁骨下（例如 IABP、Impella 或体外膜氧合），以便下床和物理治疗。

总之，随着静脉 - 动脉体外膜氧合使用的不断增加，从机械通气中解放出来，使患者能够参与物理治疗，改善口服摄入量，参与重大生活决策，在某些特定的患者中可能可行。到目前为止，支持接受静脉 - 动脉体外膜氧合配合早期物理治疗的患者早期拔管的证据有限，但一些中心正在向早期脱机的方向发展，对于呼吸衰竭已经解决，气体交换已经改善的患者，在达到一定血流动力学稳定的情况下，那些精神状态允许的患者可以尝试脱机。然而，目前还需要进一步评估静脉 - 动脉体外膜氧合患者早期拔管的最佳时间和益处。

● 围拔管期

停止正压通气后相关的潜在有害影响是必须关注的问题。尤其是当停止呼气末正压通气时左室后负荷和前负荷突然增加。在 CS 患者中，再次插管的风险可能更高。在 CS 患者中，已知的脱机危险因素包括年龄超过 65 岁、病态肥胖、24 h 内液体正平衡、脑钠肽水平升高、心力衰竭，APACHE II 评分在拔管时大于 12 分、有通气超过 48 h 的慢性呼吸系统疾病史，这可能是心肺相互作用的独立危险因素。建议在拔管期继续使用利尿剂和正性肌力药物或血管扩张剂，这可能有助于降低拔管失败的风险。使用无创正压通气和在拔管后立即使用高流量鼻导管吸氧，可以降低再插管和复发性肺水肿的发生率。CS 患者（包括体外膜肺氧合患者）机械通气脱机流程见图 10-5。

心源性休克机械通气呼吸机撤机流程

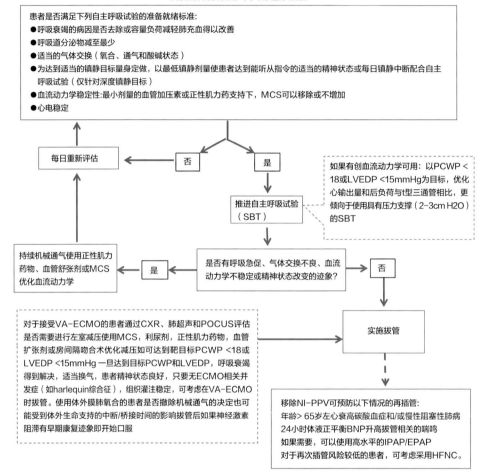

图 10-5　CS 患者（包括体外膜肺氧合患者）机械通气脱机流程

5　结论

与正压通气相关的心肺相互作用改变了前负荷、后负荷、心输出量和肺血管阻力。目前的最佳临床实践主要基于生理学原理和非心脏危重患者的数据，因此，这一领域的未来研究需要专注于 CS 的呼吸支持策略（包括右心室、左心室或双心室显著功能障碍的患者）。此外，电子健康记录可能有助于利用机器学习技术来识别正压通气与血流动力学变化或临床终点的关联，这可能可以为未来前瞻性研究的设计提供信息，帮助决定某些特定的 CS 高危患者人群何时启动和停止机械通气。

陈怡粤

参 考 文 献

[1] van Diepen S, Katz J N, Albert N M, et al. Contemporary management of cardiogenic shock: a scientific statement from the American Heart Association [J]. Circulation，2017;136（16）:e232-e268.

[2] Holger T, Uwe Z, Nathalie T, et al. Intraaortic balloon pump in cardiogenic shock complicating acute myocardial infarction [J]. Circulation，2019;139（3）:395-403.

[3] Alviar C L, Miller P E, McAreavey D, et al. Positive pressure ventilation in the cardiac intensive care unit [J]. J Am Coll Cardiol，2018;72（13）:1532-1553.

[4] Berg D D, Bohula E A, van Diepen S, et al. Epidemiology of shock in contemporary cardiac intensive care units [J]. Circ Cardiovasc Qual Outcomes，2019;12（3）:e005618. DOI: 10.1161/CIRCOUTCOMES.119.005618

[5] Thiele H, Akin I, Sandri M, et al. PCI Strategies in patients with acute myocardial infarction and cardiogenic shock [J]. N Engl J Med，2017;377（25）:2419-2432.

[6] Ouellette D R, Patel S, Girard T D, et al. Liberation from mechanical ventilation in critically Ill adults: an official American College of Chest Physicians/American Thoracic Society clinical practice guideline: inspiratory pressure augmentation during spontaneous breathing trials, protocols minimizing sedation, and noninvasive ventilation immediately after extubation [J]. Chest，2017;151（1）:166-180.

[7] Masip J, Peacock W F, Price S, et al. Indications and practical approach to noninvasive ventilation in acute heart failure [J]. Eur Heart J，2018;39（1）:17-25.

[8] National Clinical Guideline Centre (UK). Acute heart failure: diagnosing and managing acute heart failure in adults. London: National Institute for Health and Care Excellence (UK); 2014. http://www.ncbi.nlm.nih.gov/books/NBK248063/. Accessed July 26, 2019.

[9] Rochwerg B, Brochard L, Elliott M W, et al. Official ERS/ATS clinical practice guidelines: noninvasive ventilation for acute respiratory failure [J]. Eur Respir J, 2017;50（2）:1602426.

[10] Schenone A, Chen K, Andress K, et al. Editor's Choice-Sedation in the coronary intensive care unit: An adapted algorithm for critically ill cardiovascular patient [J]. Eur Heart J Acute Cardiovasc Care.，2019;8（2）:167-175.

[11] Simonis F D, Neto A S, Binnekade J M, et al. Effect of a low vs intermediate tidal volume

strategy on ventilator-free days in intensive care unit patients without ARDS: a randomized clinical trial [J]. JAMA.，2018;320（18）:1872-1880.

[12] Russo J J, Aleksova N, Pitcher I, et al. Left ventricular unloading during extracorporeal membrane oxygenation in patients with cardiogenic shock [J]. J Am Coll Cardiol，2019;73（6）:654-662.

[13] Combes A, Hajage D, Capellier G, et al. Extracorporeal Membrane Oxygenation for Severe Acute Respiratory Distress Syndrome [J]. N Engl J Med，2018; 378:1965-1975

[14] Subirà C, Hernández G, Vázquez A, et al. Effect of Pressure Support vs T-Piece Ventilation Strategies During Spontaneous Breathing Trials on Successful Extubation Among Patients Receiving Mechanical Ventilation: A Randomized Clinical Trial [J]. JAMA. 2019;321（22）:2175-2182.

第 11 章

连续性肾脏替代治疗

连续性肾脏替代疗法（continuous renal replacement therapy, CRRT）通常用于为急性肾损伤的危重患者，尤其是血流动力学不稳定的患者提供肾脏支持。

心原性休克发生急性肾损伤的危险因素包括年龄、使用血管加压药、48 h 的液体正平衡、需要机械循环支持和冠状动脉多支病变介入治疗等。急性心力衰竭和 CS 会激活肾素 - 血管紧张素 - 醛固酮系统、降低肾小球滤过率并促进肾纤维化。双心室功能受损可通过减少肾灌注和增加肾静脉压导致肾功能急性下降，引起急性肾小管坏死，导致少尿或无尿。当患者利尿无效时，由于存在明显的血液动力学损害，故 CRRT 优于间歇性血液透析。

1 急性肾损伤定义与分级

心力衰竭时，心脏和肾脏的相互作用会使彼此恶化。在重症患者中，AKI 很常见，其特征是肾小球滤过率和（或）尿量突然减少。目前，改善全球肾脏病预后组织（Kidney Disease: Improving Global Outcomes, KDIGO）对 AKI 的定义是血清肌酐从基线升高≥0.3 mg/L（绝对值）或相对于基线升高 1.5～1.9 倍，或者尿量≤0.50 mL/kg 持续至少 6 h，并分为 1～3 期（表 11-1）。在 CS 患者中，不同 AKI 定义对死亡率统计的影响最大。

表 11-1　KDIGO 急性肾损伤分级

分期	血清肌酐标准	尿量标准
1 期	绝对值升高≥0.3 mg/dL（≥26.5 μmol/L）；或较基础值相对升高≥50%，但<1 倍	<0.5 mL/（kg·h）（≥6 h，但<12 h）
2 期	相对升高≥1 倍，但<2 倍	<0.5 mL/（kg·h）（≥12 h，但<24 h）
3 期	升高至≥4.0 mg/dl（≥353.6 μmol/L）；或相对升高≥2 倍；或开始时肾脏替代治疗；或<18 岁病人估算肾小球滤过率下降至<35 ml/（min·1.73 m²）	<0.3 mL/（kg·h）（≥24 h）或无尿≥12 h

　　CS 患者早期发生 AKI 可以预测发病率和死亡率增加。在 CS 前 48 h 内发生 AKI 的患者的主动脉球囊反搏术支持率、肾脏替代治疗支持率以及 90 天死亡率分别为 72%、28% 和 70%，而在最初 48 h 内未发生 AKI 的患者的比例为 50%、8% 和 24%。各种风险评分系统都强调了肾功能在 CS 结局中的作用。多项有关 AKI-CS 住院患者的研究显示，需要肾脏替代治疗的患者和无需肾脏替代治疗患者相比，住院死亡率、长期死亡率、使用临时机械支持、住院天数和费用以及慢性透析风险等均显著升高。短期机械循环支持治疗的 CS 患者中 AKI 常见而且严重，与死亡率升高密切相关。目前认为体外膜肺氧合会增加患者发生 AKI 和死亡的风险，并且静脉 - 动脉型 ECMO 组 AKI 发生率显著高于静脉 - 静脉型 ECMO 组。Impella 与 AKI 风险降低独立相关。

2　血液净化的原理

　　肾脏替代治疗是指当重症肾衰竭患者出现明显的肾脏功能失代偿、不能有效排出体内代谢废物时，人为地选择替代肾脏功能的治疗方法。目前肾脏替代治疗的方法包括血液透析、腹膜透析以及肾移植。血液透析包括 CCRT 和常规间歇性血液透析，两者主要在治疗持续时间、净超滤和溶质清除速度方面有所不同。CCRT 是采用每天连续 24 h 或接近 24 h 的一种连续性血液净化疗法。CCRT 通过延长治疗时间和连续、缓慢的透析，逐渐清除更多液体和溶质，以实现溶质和体液的体内平衡。常规间歇性血液透析可在相对短暂（3～5 h）的治疗中快速超滤液体和清除溶质。

现在大多数 CCRT 都是使用泵驱动的静脉体外循环。虽然这样会带来额外的较为复杂的情况（包括压力监测器和空气检测器），但是由泵驱动的静脉回路可提供更高和更一致的血液流动，并消除大口径导管延长动脉插管带来的危害。现在已有多种 CCRT 技术。当仅用于容量管理时，可以使用缓慢连续单纯超滤。当使用连续静脉血液滤过、连续静脉血液透析或连续静脉血液透析滤过时，CCRT 既可以清除溶质，又可以清除液体。

连续静脉血液滤过是通过半透膜跨膜压力梯度，利用对流来过滤溶质。不需要透析液，但需要置换液来补充滤过后的血液。静水梯度会在半透膜上产生很高的超滤率，溶质夹带在水中穿过半透膜，该过程通常称为"溶剂阻力"。为了获得足够的溶质清除率，需要很高的超滤速率，并且用置换液代替超滤出的液体。可以在透析器之前或之后输入置换。由于高超滤速率会导致血液在通过透析器纤维前浓缩，增加了阻塞的风险，在透析器之前混合置换液可以稀释血液，减轻血液浓缩。但是，置换液在稀释血液同时也稀释了溶质，当超滤速率固定时，溶质清除率会降低，在透析器之后混合置换液则可以避免这种情况。

连续静脉血液透析是利用溶质的跨膜浓度梯度，通过直接弥散来清除溶质。连续静脉血液透析需要透析液，对于小分子量的溶质有效。透析液在透析膜的外侧灌注，透析膜内侧血液中的溶质沿浓度梯度向外扩散，从血液流向透析液。与连续静脉血液滤过相比，连续静脉血液透析的超滤速率相对较低，无需使用置换液即可实现净负液体平衡。

连续静脉血液透析滤过结合了对流和弥散两种过滤方法，是一种混合体，同时保留了连续静脉血液透析的透析液流量和高超滤速率以及连续静脉血液滤过的置换液。

连续静脉血液透析和连续静脉血液滤过的溶质清除机制不同导致溶质去除特性不同。弥散可有效清除低分子量溶质（<500～1,500 道尔顿）。然而，弥散清除率随溶质分子量的增加而迅速下降。而对流中的溶质运动则主要受半透膜孔径大小的限制。较低和较高分子量溶质的清除率相似。因此，对于范围在 1,000～20,000 道尔顿的溶质，连续静脉血液滤过的清除率比连续静脉血液透析更高（使用具有更大孔的高截留膜时更高）。连续静脉血液滤过甚至可以清除细胞因子等更高分子量

的溶质，带来额外的获益，但这在临床实践中尚未得到证实。

缓慢连续单纯超滤通过无溶质流体在半透膜跨膜压力梯度驱动水分清除，从而实现容量控制。从理论上讲，超滤比利尿剂更有效，不会导致神经体液激活，不会发生明显的低血钾或低镁血症，可以精确控制液体的排出速率和容量。CCRT 的各种模式见表 11-2。

表 11-2　CCRT 的各种模式

参数	SCUF	CVVH	CVVHD	CVVHDF
溶质转运机制	对流	对流	弥散	对流和弥散
血流量 mL/min	100～200	100～250	100～250	100～250
透析液流速 mL/h	0	0	1,000～2,000	1,000～2,000
置换液流速 mL/h	0	1,000～2,000	0	1,000～2,000
超滤速率 mL/min	2～8	16～33	2～8 b	33～66
净超滤速率 mL/h	Q uf	Q ef～Q s c	Q uf b	Q ef～Q s c
出水流量 L/d	2～8	24～48	24～48	48～96

注：SCUF=缓慢的连续超滤；CVVH=连续静脉血液滤过；CVVHD=连续静脉血液透析；CVVHDF=连续静脉血液透析滤过。

3　连续肾脏替代治疗的适应证与并发症

3.1　CCRT 的适应证

急性肾衰竭的 CCRT 适应证通常包括体液超负荷、代谢性酸中毒、电解质紊乱（高钾血症、低钠血症、高磷血症）、尿毒症（脑病、心包炎）以及持续/进行性急性肾损伤等。CCRT 更适合血液动力学不稳定的患者。从理论上讲，CCRT 的液体清除速度较间歇性血液透析慢，低血压的发生率更低。如果患者需要大量输液，包括药物和肠胃外营养，CCRT 可以防止容量超负荷状态。CCRT 长时间连续累积清除液体和溶质的总量大于间歇性血液透析。

AKI 的容量超负荷是由于重症患者的复苏和支持治疗所需的静脉输液、血液制品和（或）其他药物给药时，肾脏维持体液平衡的能力受到破坏。当容量超负荷损害器官功能且利尿剂效果不佳时，通常需要使用肾脏替代治疗。基础疾病严重程度、容量超负荷的发展和死亡率三者之间存在复杂的相互作用，没有前瞻性数据显示在容量超负荷的特定阈值处开始体外超滤会降低死亡率。

由于肾脏排泄障碍的进展，进行性代谢性酸中毒是肾衰竭的必然结果。间歇性或连续性肾脏替代治疗对于药物治疗难以纠正的严重酸中毒的患者都是有效的。通常建议的肾脏替代治疗启动阈值包括 pH<7.1～7.2 或血清碳酸氢盐水平<12～15 mmol/L。由于新陈代谢和呼吸性酸中毒可导致严重的酸血症，接受保护性肺通气的急性肺损伤患者需要尽早开始肾脏替代治疗。虽然肾脏替代治疗可以增加乳酸清除率，但很少有证据表明它能改变临床结局。

多种电解质异常与 AKI 有关。当患者在药物治疗后血钾水平保持> 6.5 mmol/L 时，应开始肾脏替代治疗治疗。间歇性血液透析可以更快速纠正高钾血症，是这种情况的首选方式。但结合患者的综合情况，CCRT 能更平稳有效地控制血钾浓度。在其他电解质异常，特别是严重低钠血症的情况下，CCRT 可使钠浓度的纠正更缓慢、更可控，以防止渗透性脱髓鞘的神经系统后遗症。

肾脏替代治疗常规用于治疗明显的尿毒症症状，如脑病和心包炎。尽管这些是 AKI 相对较晚的并发症，但是尿毒症还有更多的临床表现，例如血小板功能障碍、营养不良、感染的易感性增加、心力衰竭、肺水肿以及多器官功能障碍。当不存在肾脏替代治疗的具体适应证时，在出现明显的尿毒症表现之前，针对持续性或进行性氮质血症预防性启动肾脏替代治疗的做法非常普遍。这种肾脏替代治疗启动的时机仍然有争议。

肾脏替代治疗可透析多种毒素和药物，例如有毒的酒精、锂、水杨酸盐、丙戊酸和二甲双胍，可避免严重的并发症。肾脏替代治疗从循环中去除特定药物或毒素的能力取决于其分子大小、分布体积和蛋白结合率。肾脏替代治疗可有效去除较小的、非蛋白质结合的分子。从迅速清除药物或毒物的角度上说，间歇性血液透析通常优于 CCRT。

3.2 CCRT 的并发症

CCRT 需要放置一个大直径的中心静脉导管，该导管可能需要使用较长的时间。导管插入并发症包括出血、气胸、血胸和动静脉瘘形成等血管或内脏损伤。长时间使用导管会导致静脉血栓或狭窄。血液暴露于体外回路可能会触发继发于细胞因子激活的速发型变态反应或延迟性免疫反应。服用血管紧张素 - 转换酶抑制剂的患者使用聚丙烯氰膜透析器会导致血液中缓激肽水平升高，可以造成严重的低血压。如果空气进入回路中超出回程空气检测器，在导管插入、拔出时以及任何时间都可能发生空气栓塞。

CCRT 期间最常见的并发症是引流不畅，导致流量受限、压力警报和血流中断。如果无法维持 $150 \sim 200$ mL/min 的血流量，则需要及时更换导管。如果没有导管功能障碍，则应考虑开始或加强抗凝治疗。肝素抗凝的并发症包括出血和肝素诱导的血小板减少。枸橼酸盐抗凝可能由于钙补充不足而导致明显的低钙血症；严重肝功能不全时，枸橼酸蓄积可引起枸橼酸中毒。

CCRT 期间的电解质紊乱很常见。持续清除可导致低磷血症，可能会延迟机械通气脱机。低磷血症可以通过补充磷酸盐纠正。由于临床上多于密切监测，其他电解质异常的情况较少见。在治疗期间应至少每天进行一次实验室检测。

CCRT 期间透析液和置换液通常不加热，热损失引起的血管收缩有助于增加血液动力学稳定性，但可能掩盖发烧症状。热损失严重可能会导致体温过低。

低血压在 CCRT 期间很常见，超滤容易加剧血流动力学不稳定。醋酸盐和乳酸盐缓冲溶液具有负性肌力和血管舒张的作用，可导致治疗相关的低血压。现在大多数情况下使用碳酸氢盐缓冲的透析液和置换液，所以缓冲液已经不是重要的考虑因素。CCRT 治疗开始时可能会出现低血压，特别是在未接通回血的时候，可以使用白蛋白来缓解。当低血压伴有容量减少时，应补充容量并调整目标超滤量。应当注意寻找其他病因，可以用血管活性药物来控制低血压。

CCRT 的并发症包括导管相关并发症（出血、感染、静脉血栓形成、静脉狭窄、外伤性动静脉瘘、气胸、血胸、空气栓塞、内脏损伤）、体外回路相关并发症（对透析器或管路过敏、血栓形成、溶血、空气栓塞）、低体温、低血压、电解质紊乱（低磷血症、低钾血症、低钙血症、低镁血症），以及用药剂量不正确。

4 急性心力衰竭与单纯超滤

利尿剂是急性失代偿性心力衰竭治疗的主要手段。在急性失代偿性心力衰竭的背景下，由于对于肾功能下降的病理生理学认识的提高以及常规治疗的局限性，临床上目前还使用不同形式的体外治疗。间歇性超滤、缓慢连续单纯超滤和连续静脉血液滤过已用作体外治疗急性失代偿性心力衰竭的方法。在间歇性超滤和缓慢连续单纯超滤中，体外循环回路适用于通过压力梯度去除等渗液体。在连续静脉血液滤过中，置换液可纠正代谢性酸中毒和电解质紊乱。

许多临床研究比较了急性失代偿性心力衰竭患者使用超滤和利尿剂治疗的效果，结果显示，充血性心力衰竭患者早期使用超滤可使体重明显减轻和积液清除，并且耐受性良好。缓慢连续单纯超滤作为替代疗法是安全、有效的，超滤与静脉使用利尿剂相比，能在体重减轻和液体消除方面更大的获益，并可改善了 90 天心力衰竭的预后。将超滤与阶梯式利尿药物治疗进行了比较，两组的体重减轻是相同的，但超滤疗法与不良事件发生率和血清肌酐水平增加相关。超滤组在 30 天时因心力衰竭或心血管原因而再次入院的患者减少，但该研究因超滤组的不良事件发生率更高而提前终止。通过可调超滤去除多余的液体不会对肾脏功能产生负面影响。但是，体外循环并发症以及超滤对肾脏功能和长期预后的影响等许多问题和疑虑仍未解决。考虑到超滤的成本显著增加、较为复杂以及这些随机对照试验的证据不足等，目前还不能将超滤用作急性失代偿性心力衰竭的一线治疗。

5 CS 中的肾脏替代治疗

美国指南建议对 CS 和 AKI 2 期及以上的患者，应考虑持续性肾脏替代治疗。KDIGO 指南建议尽管存在 AKI 的阶段，但仍要针对电解质、酸碱平衡或难治性高血容量的危及生命的变化启动肾脏替代治疗。因为 CS 患者更容易受到间歇性透析引起的血容量变化的影响，CCRT 优于间歇性血液透析。

尚不清楚使用肾脏替代治疗是否可以改善 CS 患者的死亡率。与非血液透析组相比，血液透析组死亡率更高，合并症更多，住院时间更长，住院费用也更高。调整合并症后，血液透析组的院内死亡率仍高于非血液透析组。一项队列研究显示，AMI-CS 后的 AKI - 肾脏替代治疗预测短期死亡率、长期慢性透析风险及死亡率升高。AKI - 肾脏替代治疗的影响随着并发症的增加而下降。因此，目前应针对不同临床状况进行个体化治疗。当存在威胁生命的液体容量、电解质和酸碱平衡变化时，仍应选择肾脏替代治疗。

尽管关于预防或改善 AKI 的益处的数据尚不完整，但以前的研究发现，与没有 AKI 的患者相比，CS-AKI 患者可能更需要临时性机械支持设备。由于对临时性机械支持设备的需求增加，因此，早期植入对于 AKI 发生之前的治疗可能至关重要，可能会改善预后。对急性心肌梗死及其对临时性机械支持设备复苏 CS 患者预后影响的研究发现，只有 40% 的患者没有任何 AKI。40% 有严重 AKI，14% 有轻度 AKI，8% 有中度 AKI，重度和非重度肾损伤患者的肾功能恢复时间有显著性差异。严重的 AKI 相对于非严重的 AKI，住院死亡率显著升高（＞60%），1年生存率降低（27%）。严重 AKI 是晚期死亡率的独立预测因子，而非严重 AKI。尽管这些机制在临时性机械支持设备治疗后可能是可逆的，但研究表明，临时性机械支持设备虽恢复了全身灌注，但仍有一半以上的 CS 患者发生 AKI，并且在这组患者中，AKI 是最常见的严重亚型。除了临时性机械支持设备前灌注受损导致的肾损伤外，ECMO 临时性机械支持设备本身也可能使受损的肾进一步受损。此外，临时性机械支持设备相关的并发症，如出血和血栓栓塞等并不少见，可能与 AKI 的发生有明显的关系，对临床决策有重要的意义。当临时性机械支持设备支持治疗启动后、立即出现 AKI 时，这种损伤与不可接受的高短期死亡率有关，可能会对治疗决策产生负面影响。有 AKI 的患者可能比没有 AKI 的患者更早接受姑息治疗。AKI 患者肾脏恢复的不确定性可能会影响患者的中期治疗策略。AKI 患者不适合应用左室辅助装置或心脏移植治疗。

6 有循环辅助装置的肾脏替代治疗

一项单中心回顾性研究显示，Impella 装置对高危经皮冠状动脉介入治疗的患者有 AKI 保护作用。该研究纳入了 230 例（115 例连续左室辅助装置支持和 115 例无支持对照）接受高风险经皮冠状动脉介入治疗且射血分数≤35% 的患者，左室辅助装置组与对照组的 AKI 发生率分别为 5.2% 和 27.8%，术后血液透析比例为 0.9% 和 6.1%。高危经皮冠状动脉介入治疗期间，左室辅助装置支持与 AKI 显著降低独立相关。尽管先前存在慢性肾脏病或射血分数较低，但左室辅助装置对 AKI 的保护作用仍然存在。

另一项回顾研究显示，肾脏替代治疗可以改善由 Impella 支持并发 AKI 的 CS 患者的生存率。研究纳入 13 例无 AKI 的患者、9 例 AKI 使用肾脏替代治疗以及 12 例 AKI 未使用肾脏替代治疗的患者。AKI 组和 AKI 使用肾脏替代治疗组之间的 30 天死亡率相似；与无 AKI 组相比，AKI 不使用肾脏替代治疗组的 30 天死亡率更高；与无 AKI 的患者和（或）有 AKI 使用肾脏替代治疗的患者相比，在 Impella 支持的 CS 患者中，AKI 使用肾脏替代治疗可以增高 30 天死亡率。接受肾脏替代治疗的 AKI-CS 患者的短期死亡率可能会增加。Impella 的左心室卸载可能抵消了 AKI 对 CS 的有害作用。有必要进一步进行在 Impella-CP 支持下 CS-AKI 患者行早期肾脏替代治疗的相关研究。

一项国际多中心队列研究对接受静脉 - 动脉型 ECMO 治疗的 CS 患者比较了联合应用（255 例）与不联合应用（255 例）Impella 的效果。联合应用组患者 30 天死亡率较低，但左心室辅助装置患者的并发症率和肾脏替代治疗的使用率更高。

在应用 ECMO 的患者中约有 60% 发生 AKI。一项荟萃分析（1866 例）显示，尽管标准和分期不同，AKI 的发生率为 55.6%（35.5%～74.0%），肾脏替代治疗比例为 46.0%（36.7%～55.5%）。ECMO 的使用在逐渐增加，AKI 本身就可能是 ECMO 的并发症。在 ECMO 治疗的患者中经常会出现 AKI，ECMO 的使用在严重 AKI 组更为频繁，并且是长期死亡率的独立预测因子，这可能是由于预先存在的低血压、插入临时性机械支持设备装置引起的炎症反应以及与尿量减少相一致的容量超负荷导致了呼吸交换受损，进一步损害了组织的氧合作用。然而，ECMO 是否直接产生不利影响并不清楚。一项平行、开放标签、单中心的前瞻随机纳入了 41 例心脏手术后 CS 患者，分别予以 ECMO 开始后 12 h 肾脏替代治疗和常规指征肾脏替代治疗，结果显示早期肾脏替代治疗治疗具有可行性和安全性，有降低 30 天全因死亡率的趋势，但结果没有统计学意义，不能确认其获益。

7 常见临床问题与对策

● 启动肾脏替代治疗的时机

关于重症 AKI 患者开始 CCRT 的最佳时机，特别是早期开启 CCRT 治疗的获益，目前仍存在争议。提前启动 CCRT 可以优化容量状态，及早纠正酸碱和电解质紊乱，并在形成主要代谢紊乱之前控制氮质血症。但是，早期启动的潜在获益需要与 CCRT 相关的风险和负担相平衡，血管通路、透析相关低血压和资源消耗以及潜在的问题可能会损害随后的肾功能恢复。两项荟萃分析显示，早期肾脏替代治疗对降低死亡率没有益处，幸存者和非幸存者在重症监护病房或医院的住院时间没有显著差异，肾功能恢复、肾脏替代治疗依赖性和肾脏替代治疗持续时间无显著差异。两项大型研究比较了感染性休克患者早期和延迟肾脏替代治疗策略，结果显示早期肾脏替代治疗没有改善预后。

一项涉及 231 例心脏外科术后 CS 重症患者的随机对照研究显示，与早期肾脏替代治疗相比，延迟肾脏替代治疗可降低前 90 天死亡率。另一项研究显示，心脏术后 CS 患者早期行肾脏替代治疗与常规肾脏替代治疗相比，可降低住院死亡率，并能更快地恢复肾功能。还有一项研究对 41 例心脏术后 CS 患者分别予以 ECMO 开始后 12 h 肾脏替代治疗和常规指征肾脏替代治疗治疗，结果显示，早期肾脏替代治疗具有可行性和安全性，有降低 30 天全因死亡率的趋势，但结果没有统计学意义。

● 抗凝治疗

CCRT 时使用体外循环会导致血栓形成。血栓堵塞透析器时，可用于弥散或对流的表面积减少，因此，需要使用抗凝剂防止血栓。抗凝剂可以全身或局部使用，各有其优缺点。全身性抗凝的选择包括普通肝素、低分子量肝素。对于 CCRT 期间的抗凝治疗，局部枸橼酸盐抗凝优于全身性肝素抗凝。

普通肝素是最常用的抗凝剂。通过天然抗凝剂抗凝血酶促进凝血酶、Xa 因子和 IXa 因子的失活。抗凝血酶 III 水平降低、肾小球滤过率下降、出血发生率高、肝素诱导的血小板减少症以及肝素耐药性仍是使用肝素特别是连续使用肝素的主要限制因素。低分子量肝素的蛋白质结合较少，药代动力学更可预测，肝素诱导的血小板减少症的发生率也较低。与普通肝素相比，低分子量肝素的缺点是半衰期延长，鱼精蛋白中和性差以及成本较高。局部抗凝是通过向动脉端连续注入枸橼酸盐螯合循环中的游离钙，从而抑制凝血级联反应。一部分枸橼酸钙复合物通过透析被清除，另一部分在肝脏中代谢。代谢性碱中毒是局部抗凝的一种并发症。调节枸橼酸盐的输注速率使活化凝血时间保持在 160 s 以上。应当监测血清中离子钙的浓度，并在必要时连续或间歇性输注钙。CCRT 中其他抗凝药物包括局部肝素 / 鱼精蛋白、类肝素、凝血酶拮抗剂阿加曲班和血小板抑制剂前列环素等。

同时接受 PCI、IABP 和 CCRT 治疗的 CS 患者的血小板损失和出血事件的风险很高，需要有效的抗血小板和抗凝治疗。一项研究显示，与单用普通肝素相比，普通肝素联合替罗非班可显著降低血小板 - 单核细胞聚集并增加血小板数量。替罗非班可以防止血小板流失并维持血小板功能。

● 血管通路

CCRT 血管通路：通常是将大管径双腔导管放置在颈内静脉或股静脉。右侧颈内静脉到右侧心房的走行较直，通常优选右颈内静脉插管。导管尖端应位于上腔静脉与右心房的交界处或右心房，而不应位于上腔静脉的中上段。股静脉导管通常比颈内静脉导管的感染发生率高。由于会导致较高的穿刺并发症和随后静脉狭窄的风险，应尽量避免使用锁骨下静脉。使用左颈内静脉与右颈内静脉，需要更长的导管；股静脉导管甚至需要更长的导管，以便允许将导管尖端放置在下腔静脉内或附近。导管位置不正确会导致血流受限和再循环风险增加。成人导管的设计和位置必须考虑到足以维持 200～300 mL/min 的血液流速。应避免将血液透析导管用于常规抽血或输液用途。对于终末期肾病需维持性血液透析的患者，即便已有成熟的自体动静脉内瘘，在 CCRT 时也不应该使用这些内瘘，持续使用内瘘会增加针头移位和出血的风险。

在 ECMO 期间有多种 CCRT 的方法。ECMO 回路占据了两个血管通路部位，额外的通路会增加出血、血栓和感染性并发症的风险。CCRT 直接连接到 ECMO 回路的管路能减少建立血管通路，获得更高的血流量，提高治疗效率。第一种方法是将透析器引流管放置在 ECMO 泵之后、充氧器之前，血液通过透析器后通过回流管返回到 ECMO 泵前分支。第二种方法是将 CCRT 机连接到 ECMO 泵之前的静脉分支，血液通过 CCRT 机后返回到 ECMO 泵前的静脉分支。这里涉及的主要问题包括高 CCRT 压力、ECMO 分流、再循环以及空气栓塞的风险。建立独立的 CCRT 静脉通路是最简单方法。如果患者之前未进行过中心静脉插管，情况会变得很复杂,若抗凝,会增加出血的风险;反之,发生导管引流不良又会影响 CCRT 效率。

透析器直接引入 ECMO 回路,又称在线血液过滤器,是目前广泛使用的方法。其优点是相对简单且便宜。由于存在分流,因此实际测得的血流量与输送给患者的血流量之间存在差异(即通过透析器的流量),需要通过超声测定回流入患者体内的实际血流量。当采用不同 CCRT 模式时,假定输送/排出的流体等于输液泵的流量来计算液体清除量是不准确的。按重量或体积测定清除的超滤液可能是更准确的方法,但是需要护理人员严格控制。血液净化后的血液返回至泵前分支,将增加再循环的发生,降低溶质清除效率。另外,回路中没有压力监控,可能会延迟发现透析器内凝血甚至发生破膜。

CCRT 机连接 ECMO 泵之前的静脉分支,是将 ECMO 回路作为循环平台,血液从 ECMO 回路驱动到 CCRT 设备中,血液净化后在 ECMO 泵之前返回 ECMO 回路。使用离心 ECMO 泵时存在气栓的危险,需将 CCRT 机器放置在泵之后。需要在氧合器之前连接从 CCRT 设备回流的血液,以便血液在返回患者体内之前捕获空气或血栓,并避免因分流导致的静脉血混合。这种方式可以提供更准确的流体管理。ECMO 回路不同部分的压力水平可能与 CCRT 压力阈值不兼容。CCRT 机设定为连接到 $0 \sim 20$ mmHg 的中心静脉压力。ECMO 回路的压力在泵之前明显为负值,而在泵和氧合器之间为正值。改变 ECMO 血流会引起这些部位压力的变化,因而会改变 CCRT 管路中的压力。检测到超出警报范围的压力会导致 CCRT 设备停止运作。如果压力得不到适当的控制,则会导致 CCRT 设备反复停止并损害 CCRT 效率。有研究在改变 ECMO 泵或 ECMO 流量的同时测量泵前、泵后和后氧合器回路内的压力,并测量旁路管道压力和与后氧合器端口的距离,寻找将旁路压力保持在安全范围内的安全点,再将 CCRT 机的引流管和回流管连接到安全点,在改变 ECMO 和 CCRT 流量的同时记录血液过滤器的入口和出口压力,结果发现,无论 ECMO 流量如何,只要安全点位于 $60 \sim 75$ cm 处(90 cm 长的导管),透析器的入口和出口压力在 ECMO 和 CCRT 流量的所有条件下都保持在安全范围内。另一种方法是在 CCRT 回路上使用附加的管路来进行压力控制,这可能可以减少警报次数并改善透析器使用,但会导致血流发生潜在变化,增加发生湍流和溶血的风险。

张怡清

参 考 文 献

[1] GHIONZOLI N, SCIACCALUGA C, MANDOLI G E, et al. Cardiogenic shock and acute kidney injury: the rule rather than the exception [J]. Heart Fail Rev 2021, 26:487-496.

[2] SLEEPER L A, REYNOLDS H R, WHITE H D, et al. A severity scoring system for risk assessment of patients with cardiogenic shock: a report from the SHOCK Trial and Registry [J]. Am Heart J 2010, 160:443-450.

[3] ADEGBALA O, INAMPUDI C, ADEJUMO A, et al. Characteristics and outcomes of patients with cardiogenic shock utilizing hemodialysis for acute kidney injury [J]. Am J Cardiol 2019, 123:1816-1821.

[4] VALLABHAJOSYULA S, DUNLAY S M, BARSNESS G W, et al. Temporal trends, predictors, and outcomes of acute kidney injury and hemodialysis use in acute myocardial infarction-related cardiogenic shock [J]. PLoS One 2019, 14:e0222894.

[5] PABST D, SANCHEZ-CUEVA P A, SOLEIMANI B, et al. Predictors for acute and chronic renal failure and survival in patients supported with veno-arterial extracorporeal membrane oxygenation [J]. Perfusion 2020, 35:402-408.

[6] GU M, MEI X L, ZHAO Y N. A review on extracorporeal membrane oxygenation and kidney injury [J]. J Biochem Mol Toxicol 2021, 35:e22679.

[7] SCHRAGE B, BECHER P M, BERNHARDT A, et al. Left ventricular unloading is associated with lower mortality in patients with cardiogenic shock treated with venoarterial extracorporeal membrane oxygenation: results from an international, multicenter cohort study [J]. Circulation 2020, 142:2095-2106.

[8] FAHAD F, SAAD SHAUKAT M H, YAGER N. Incidence and outcomes of acute kidney injury requiring renal replacement therapy in patients on percutaneous mechanical circulatory support with impella-CP for cardiogenic shock [J]. Cureus 2020, 12:e6591.

[9] FLAHERTY M P, MOSES J W, WESTENFELD R, et al. Impella support and acute kidney injury during high-risk percutaneous coronary intervention: The Global cVAD Renal Protection Study [J]. Catheter Cardiovasc Interv 2020, 95:1111-1121.

[10] TANDUKAR S, PALEVSKY P M. Continuous penal replacement therapy: who, when, why, and how [J]. Chest 2019, 155:626-638.

[11] LI C, WANG H, LIU N, et al. The Effect of simultaneous renal replacement therapy on extracorporeal membrane oxygenation support for postcardiotomy patients with cardiogenic shock: a pilot randomized controlled trial [J]. J Cardiothorac Vasc Anesth 2019, 33:3063-3072.

[12] ZHANG L, CHEN D, TANG X, et al. Timing of initiation of renal replacement therapy in acute kidney injury: an updated meta-analysis of randomized controlled trials [J]. Ren Fail 2020, 42:77-88.

[13] TU G W, XU J R, LIU L, et al. Preemptive renal replacement therapy in post-cardiotomy cardiogenic shock patients: a historically controlled cohort study [J]. Ann Transl Med 2019, 7:534.

第 12 章

应激性心肌病与心原性休克

应激性心肌病又称心碎综合征、心尖球形综合征或 Takotsubo 心肌病等，于 1990 年由日本学者首次报道。应激性心肌病是急性短暂性的（通常病程<21 天）、与情绪或躯体应激事件相关的可逆性左心室收缩和（或）舒张功能障碍疾病，多见于应激事件早期 1~5 天内。应激性心肌病的常见诱因包括情绪和（或）躯体应激，最常见的情绪应激源包括亲人去世、袭击和暴力、自然灾害和巨大的经济损失，涉及厄运、危险和 / 或绝望等情绪；躯体应激源通常包括急危重疾病、重大手术、剧烈疼痛、脓毒症和慢性阻塞性肺疾病或哮喘的恶化；另外癫痫、缺血性或出血性脑卒中、脑炎 / 脑膜炎、头部创伤等也可以诱发应激性心肌病。

应激性心肌病的临床表现与急性 ST 段抬高型心肌梗死类似，在疑似急性冠状动脉综合征患者中有 1%~2% 最后明确诊断为该疾病。基于临床背景、心电图异常、血清肌钙蛋白轻度升高、血清利钠肽水平显著升高和无创性影像学检查，可怀疑存在应激性心肌病。冠状动脉造影是为了排除心外膜冠状动脉的急性闭塞。当前最广泛使用的诊断标准是欧洲心脏病学会心力衰竭协会制订的应激性心肌病诊断标准。最近提出了国际 Takotsubo 诊断标准（InterTAK 诊断标准）。

目前尚不清楚应激性心肌病确切的病理生理学机制。当前的研究热点集中在交感神经过度激活、儿茶酚胺超负荷、冠状动脉痉挛、冠状动脉发育异常、冠状动脉微血管功能障碍和雌激素缺乏方面，其中关于交感神经过度激活和儿茶酚胺毒性作用的证据相对充分。

1 应激性心肌病与心原性休克

虽然应激性心肌病的临床病程具有一定的自限性并且通常可完全恢复，但这并不意味着其死亡率或者危重并发症的发生率低。心原性休克是应激性心肌病急性期最常见的并发症，研究显示在应激性心肌病患者中合并比例为 10%，住院死亡率可达 10%。潜在的独立预测因素包括高龄、发病时低左心室射血分数（< 45%）、入院时高肌钙蛋白水平和肌钙蛋白峰值、心室形态学表现、累及右心室以及应激源（躯体应激多于情绪应激）。其中左心室的形态学表现与左心室功能障碍甚至是血流动力学障碍具有明显相关性，临床上根据左心室室壁运动异常部位、累及不同部位心腔，可有不同的左心室形态表现（表 12-1），分为心尖部型、心室中部型、基底部型、双心室型和局灶型；也有据此将应激性心肌病分为不同亚型的，其中将累及左心室心尖部的称为典型应激性心肌病，这是因为其特征性的形态易于识别。该形态下心尖部室壁运动停滞容易形成血栓，但会导致基底部运动亢进，造成 Venturi 效应（即虹吸效应），引起二尖瓣瓣叶收缩期前移，导致流出道梗阻（类似于肥厚梗阻性心肌病）以及二尖瓣反流。

表 12-1　应激性心肌病常见的心室形态学表现

类型	发生率	风险程度
心尖部型（典型形态）	75%～80%	可导致左心室流出道梗阻和 / 或心室血栓形成
心室中部型	10%～20%	可导致严重左心室功能障碍，多见于发生急性左心衰或心原性休克的患者

续上表

类型	发生率	风险程度
心室基底部型	5%	可导致不太严重的血流动力学障碍
双心室型	<0.5%	可导致严重的血流动力学障碍以及心原性休克
局灶型	罕见	见于发病初始阶段，通常导致胸痛症状的产生

应激性心肌病存在各种左心室形态，其中，左心室中部气球样变和双心室气球样变容易导致严重的血流动力学障碍而发生 CS。虽然应激性心肌病累及双心室的发生率很低，但临床实践中仍有一定比例的患者出现右心室功能受累，甚至有单纯右心室应激性心肌病的病例报道，右心室功能障碍者更容易出现心源性休克。根据国际 Takotsubo 注册中心的数据，在校正混杂因素后，心室形态似乎与临床预后无直接相关，但是从趋势上来说，心尖部和基底部气球样变等形态的预后较差，而局灶性室壁运动障碍者预后通常较好。

2 应激性心肌病合并心原性休克的治疗

对于应激性心肌病合并 CS 的治疗，目前尚无经循证医学证实的有效治疗方案，但总的来说，首要的治疗原则是缓解低心排血量状态下循环充血的症状和改善血流动力学障碍，部分患者需要考虑机械循环支持，直至心室功能的恢复。此外，鉴于诱发应激性心肌病的原因各异，针对不同病因的个体化治疗同样重要。

在应激性心肌病各种可能出现的心室形态表现，以心尖部、心室中部以及双心室型最为容易出现左心室流出道梗阻，在应激性心肌病患者中14%～25%的病例可以出现上述情况。确定有无左心室流出道梗阻对应激性心肌病合并CS的治疗至关重要，原因在于使用正性肌力药物反而会加重左心室流出道梗阻，进一步加重左心室功能障碍。心脏超声检查是应激性心肌病首选的无创影像学检查手段，应激性心肌病具有动态变化的特点，即使发病早期或治疗初始阶段心脏超声没有发现左心室流出道梗阻，也仍然需要动态的、全面的评估，以避免治疗过程中使用正性肌力药物时导致左心室流出道梗阻的发生。

根据有无左心室流出道梗阻，临床上的治疗方法有很大的区别（图12-1）。对于没有左心室流出道梗阻的患者，使用静脉扩张剂（即硝酸甘油、硝普钠等）和利尿剂减少静脉回流是必要的，还可以通过使用正性肌力药物（如多巴酚丁胺、多巴胺、米力农或左西孟旦）增加心输出量。左西孟旦由于同时具有正性肌力和血管扩张作用，其疗效通常较多巴胺为好。如果正性肌力药无效，可考虑加用小剂量血管升压药（苯肾上腺素、去甲肾上腺素或血管加压素等）和机械循环支持，如左心室辅助装置、主动脉球囊反搏和经皮左心室辅助装置等。

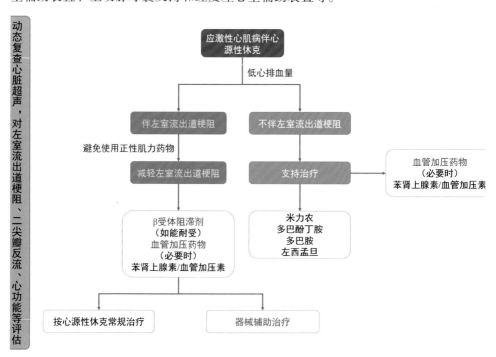

图 12-1　应激性心肌病合并 CS 的治疗流程

对于伴有左心室流出道梗阻的患者，应该避免使用正性肌力药物，因为该类药物可能通过增强未受累室壁的运动进一步增加梗阻。如果已经使用了正性肌力药物，建议减少剂量或停药。静脉扩张剂和利尿剂的使用应该视容量情况而定，但总的来说，伴有左心室流出道梗阻通常存在容量不足的情况，适当的扩容治疗是需要的。如果存在严重的左心室流出道梗阻并且没有心动过缓，可尝试使用小剂量的短效 β 肾上腺素能受体阻滞剂来改善梗阻、改善心输出量，如选择性 β₁ 受体阻滞剂艾司洛尔和美托洛尔等，非选择性 β 受体阻滞剂则可能有害。苯肾上腺素或血管加压素主要作用于外周，能够在不增加左心室梗阻的情况下维持血压。如果药物治疗效果不明显，应该考虑尽早使用左心室辅助装置以及体外膜肺氧合支持。对于此类患者，主动脉气囊反搏有可能加重左心室流出道梗阻，因而不建议使用。

王丽丽

参考文献

[1] GHADRI JR, WITTSTEIN IS, PRASAD A, et al. International expert consensus document on takotsubo syndrome (Part I): clinical characteristics, diagnostic criteria, and pathophysiology[J]. Eur Heart J 2018, 39:2032-2046.

[2] GHADRI JR, WITTSTEIN IS, PRASAD A, et al. International expert consensus document on takotsubo syndrome (Part Ⅱ): diagnostic workup, outcome, and management[J]. Eur Heart J 2018, 39: 2047-2062.

[3] LYON AR, BOSSONE E, SCHNEIDER B, et al. Current state of knowledge on Takotsubo syndrome: a Position Statement from the Taskforce on Takotsubo syndrome of the Heart Failure Association of the European Society of Cardiology[J]. Eur J Heart Fail 2016, 18: 8-27.

[4] SHARKEY SW, PINK VR, LESSER JR, et al. Clinical profile of patients with high-risk tako-Tsubo cardiomyopathy[J]. Am J Cardiol 2015, 116: 765-772.

[5] TEMPLIN C, GHADRI JR, DIEKMANN J, et al. Clinical features and outcomes of takotsubo (stress) cardiomyopathy[J]. N Engl J Med 2015, 373: 929-938.

[6] DI VECE D, CITRO R, CAMMANN VL, et al. Outcomes associated with cardiogenic shock in takotsubo syndrome[J]. Circulation 2019, 139: 413-415.

[7] MEDINA DCH, DEL B M, KEYSER-MARCUS L, et al. Stress cardiomyopathy diagnosis and treatment: JACC State-of-the-Art Review[J]. J Am Coll Cardiol 2018, 72: 1955-1971.

[8] GHADRI JR, CAMMANN VL, NAPP LC, et al. Differences in the clinical profile and outcomes of typical and atypical Takotsubo syndrome: data from the international Takotsubo

registry[J]. JAMA Cardiol 2016, 1: 335-340.

[9] PARODI G, DEL P S, SALVADORI C, et al. Left ventricular apical ballooning syndrome as a novel cause of acute mitral regurgitation[J]. J Am Coll Cardiol 2007, 50: 647-649.

[10] RASHED A, WON S, SAAD M, et al. Use of the Impella 2.5 left ventricular assist device in a patient with cardiogenic shock secondary to takotsubo cardiomyopathy[J]. BMJ Case Rep 2015: bcr2014208354.

[11] BONACCHI M, MAIANI M, HARMELIN G, et al. Intractable cardiogenic shock in stress cardiomyopathy with left ventricular outflow tract obstruction: is extra-corporeal life support the best treatment? [J]. Eur J Heart Fail 2009, 11: 721-727.

第 13 章

低心排血量综合征

低心排血量综合征是一种由心功能不全引起的以全身脏器灌注不足、心排血量降低为主要特点的临床症状，其在细胞水平上氧输送和氧消耗之间不平衡，导致发生代谢性酸中毒。低心排血量综合征是心脏外科术后最常见的并发症之一，也是导致先心病患儿死亡的一个重要原因。此外，在各种导致心功能不全的疾病过程中均可出现低心排血量综合征。低心排血量综合征会延长机械通气时间、重症监护室和住院时间，增加并发症率、死亡率和医疗费用，给患者及临床工作带来了极大的困扰。本文综述低心排的概念、诊断、病因、预防和治疗策略以及一些用于治疗低心排血量的药物。

1 概念

心脏指数<2.0 L/(min·m²) 被定义为低心排血量综合症，常伴以下表现：低血压（平均动脉压<60 mmHg）；心动过速（心率>90/min）；少尿尿量<1 mL/(kg·h)；代谢性酸中毒（pH<7.4，乳酸>3.0 mol/L，碱剩余<−2 mmol/L）；混合静脉血氧饱和度 SvO₂<65%；皮肤苍白、潮湿，肢体末梢湿冷；肺淤血、低氧血症。

2 病因

尽管研究显示低心排血量综合征的发生可能与术前心功能、术中操作及体外循环有关，但目前还没有确切的指标来反映其发生的风险。低心排血量综合征的发生是由多种因素引起的，心脏收缩和舒张功能受损、心脏负荷的变化和炎症递质的激活都可引起低心排。术前左室功能低下是心脏术后发生低心排血量综合征的重要危险因素。术前合并肾功能不全的心脏病患者，由于肾脏功能障碍引起水钠潴留、血压升高和后负荷增加，加重了患者的心脏损伤，也容易引起低心排血量综合征的发生。其他原因包括体外循环、手术种类、主动脉阻断期间的心肌缺血、心肌缺血再灌注损伤、心脏停搏液的残余效应、畸形矫治不满意和全身炎症反应综合征等。

3 诊断

● 体格检查

心排血量下降时会出现外周脏器灌注不足的症状和体征，如神志改变、烦躁、谵妄、嗜睡等；肾脏灌注减少，尿量减少；皮肤末梢血管收缩，末梢湿冷、花斑；伴随左室射血受阻患者可能出现肺循环淤血，肺部啰音增多。

● 超声心动图

所有怀疑低心排患者均应进行超声心动图检查，以寻找低心排的原因、监测治疗效果。超声作为无创检查手段，可以在短时间内评估患者心脏情况、肺动脉压力和容量状态，预测容量反应性，评估肺水情况等，并可避免有创监测带来的潜在风险。应关注心室容积大小、室壁厚度、局部室壁运动情况、左室射血分数、左室舒张功能、瓣膜功能、异常分流、左右心室大小比例、室间隔运动情况、SAM 征、亲吻征、下腔静脉宽度以及呼吸变异律、心包积液等；肺部超声可提示肺水情况、胸腔积液或气胸。

4 低心排血量综合征患者的监测

● 心电监护

心电监护可提供患者心律和心率的基本信息。心动过速可以是低心排血量综合征的原因，也可以是机体为代偿每搏输出量减少的结果。各种缓慢型和快速型心律失常均可导致或加重低心排血量综合征。ST 段和 T 波改变也可给心肌缺血提供重要诊断价值。心电监护可快速及时发现上述改变，评估治疗效果。

● 有创动脉压力监测

有创动脉压力监测可以提供即时、持续和直观的血压变化，数值更准确、详细。压力波形可以间接估计血容量、心肌收缩力、心排血量等，在心电图受到干扰时，提供心率和心律变化情况。急性心包填塞时脉压很小，主动脉瓣关闭不全时脉压增大。

● 中心静脉压监测

许多重症患者容量调整空间极为狭窄。中心静脉压反映右室功能和回心血量之间的平衡，是对右室充盈压的直接测量，可以指导调节液体输入量和速度。

● 心排血量监测

有创心排血量监测：肺动脉漂浮导管可以提供连续心排血量监测，反映一段时间内患者心排血量的变化，还可提供肺动脉压力、右心和肺动脉毛细血管充盈压力以及外周血管和肺动脉阻力情况。经肺热稀释法和脉搏轮廓分析法也可提供心排血量信息，还可提供心室容积、血管外肺水、容量反应性以及左心室做功指数等指标，但对于心律不稳定、心房颤动、主动脉内球囊反搏和人工血管植入术后患者，其应用受限。

微创或无创心排血量监测：超声心动、无标定脉搏轮廓分析法均可在重症患者中监测心排血量。阻抗法无创动态心排血量监测可快速评估心排血量及其他血流动力学指标，连续、动态、实时监测血流动力学变化以及评定治疗效果。

● 动脉血乳酸水平

动脉血乳酸水平是反映组织灌注是否充足以及组织氧供需平衡的敏感指标，与低心排血量综合征的严重程度成正相关性。乳酸水平变化趋势是预后判断指标，改善组织灌注治疗后应在 1 h 左右开始下降。乳酸水平持续升高提示预后不佳。

5 治疗

● 纠正可逆因素

对于心肌缺血患要积极血运重建治疗，心包填塞者要积极行心包穿刺或心包开窗减轻梗阻，心律失常者要积极复律治疗。低氧血症、高碳酸血症和酸中毒是加重肺阻力的重要因素，一定要将其作为首要因素积极纠正。吸氧治疗可保证肺内气体交换，提高动脉血氧饱和度和动脉氧分压，避免二氧化碳潴留。机械通气可减少呼吸肌做功，降低呼吸肌氧耗，减少心脏为满足呼吸运动做功，有利于低心排血量综合征期间受损心肌休息。

● 优化容量状态

当心功能处于边缘状态时，补液应考虑到左室的大小及顺应性。优化容量状态后心排血量不增加而充盈压力增加者会进一步加重心功能不全，需要加用正性肌力药物优化心脏做功。当经过容量管理、正性肌力药物和优化心脏前后负荷等治疗后，低心排血量综合征仍无改善者，应当开始使用机械循环支持治疗，以减少正性肌力药物的心肌损伤，减少心脏做功并使心肌充分休息恢复功能。同时，利用机械辅助方式增加心排血量满足外周脏器灌注，减少外周器官功能障碍。可选择的装置包括主动脉内球囊反搏、体外膜肺氧合、心室辅助装置和 Impella 泵等。

● 稳定心率和心律

低心排血量综合征患者应尽量维持窦性心律在80～100次/min。可使用药物（如异丙肾上腺素、肾上腺素或阿托品等）、心内膜或心外膜起搏器处理血流动力学不稳定的缓慢型心律失常。患者心率增快可能是对于每搏量降低的代偿，在未明确原因前谨慎使用负性肌力和负性频率药物。血流动力学不稳定的心房颤动或心房扑动患者使用同步电复律，血流动力学稳定的心房颤动或心房扑动患者则使用胺碘酮复律或控制心室率。

● 肾脏替代治疗

当利尿剂抵抗、心肺液体负荷重或组织器官灌注不足导致酸中毒时，应积极行肾脏替代治疗。低心排血量综合征患者的循环多不稳定，建议进行床旁血液滤过治疗，对于单纯进行容量调整的患者可选择单纯超滤。

● 其他对症治疗

通过镇痛、镇静治疗降低机体氧耗和心脏负担。血红蛋白低于 80 g/L 时考虑输注红细胞，维持红细胞比容＞25%。还应给予适当营养支持治疗，预防和治疗感染。

● 药物

目前还没有足够的证据支持正性肌力药物或血管扩张药物治可以降低低心排血量综合征患者的死亡率。可能有效的药物包括以下几种：

左西孟旦：是一种钙增敏剂和 ATP 敏感性钾通道（KATP）开放剂，自 2000 年发现以来一直应用于临床。左西孟旦可作为降低心脏手术死亡率的治疗策略，应用于术中和术后体外循环困难或低心排血量综合征患者，可能是降低左室射血分数下降患者术后死亡率和并发症最有效药物。但是现有的证据水平不足以支持左西孟旦可以预防低心排血量综合征。

β 受体激动作用的肾上腺素能受体激动剂：多巴胺是一类常用的正性肌力药，可增加心肌收缩力，具有剂量依耐性作用。一项多中心国际调查显示有 38% 的中心使用多巴胺预防低心排血量综合征，通常与米力农联合使用；多巴酚丁胺可直接作用于 β_1 和 β_2 肾上腺素能受体，具有正性频率、正性肌力作用。多巴酚丁胺有外周血管扩张作用但是没有肺血管扩张作用，较少引起心律失常，常用于低心排血量综合征的预防；肾上腺素可提高心率、每搏量及血压，有 45% 的机构使用肾上腺素来预防术后低心排血量综合征。

米力农：是磷酸二酯酶抑制剂，可增加心输出量，降低全身和肺血管阻力以及左心室充盈压。米力农不仅在治疗低心排血量综合征上发挥作用，还被广泛应用于小儿心脏手术后低心排血量综合征的预防。目前应用米力农预防低心排血量综合征的临床研究结果还不一致，需要更大规模和多中心的临床试验进行验证。

总之，积极预防低心排血量综合征可能对心脏手术后的恢复产生积极作用。目前，预防低心排血量综合征的药物种类较多，但尚无统一的预防标准，还需要不断探索疗效确切的低心排血量综合征预防手段。

罗新林

参考文献

[1] Cavigelli-Brunner A, Hug MI, Dave H, et al. Prevention of low cardiac output syndrome after pediatric cardiac surgery: a double-blind randomized clinical pilot study comparing dobutamine and milrinonet[J]. Pediatr Crit Care Med, 2018,19:619-625.

[2] Szudi L, Szekely L, Sapi E,et al.Perioperative use of levosimendan in cardiac surgery. Hungarian recommendationt[J]. Orv Hetil, 2018,159:870-877.

[3] Nordness MJ, Westrick AC, Chen H, et al. Identification of low cardiac output syndrome at the bedside: a pediatric cardiac intensive care unit surveyt[J]. Crit Care Nurse, 2019,39:e1-7.

[4] Rogers L, Ray S, Johnson M, et al. The inadequate oxygen delivery index and low cardiac output syndrome score as predictors of adverse events associated with low cardiac output syndrome early after cardiac bypasst[J]. Pediatr Crit Care Med, 2019,20:737-743.

[5] Weber C, Esser M, Eghbalzadeh K, et al. Levosimendan reduces mortality and low cardiac output syndrome in cardiac surgeryt[J]. Thorac Cardiovasc Surg, 2020,68:401-409.

[6] Tuegel C, Bansal N. Heart failure in patients with kidney diseaset[J]. Heart, 2017,103: 1848-1853.

[7] Hummel J, Rücker G, Stiller B. Prophylactic levosimendan for the prevention of low cardiac output syndrome and mortality in paediatric patients undergoing surgery for congenital heart diseaset[J]. Cochrane Database Syst Rev, 2017,8:CD011312.

[8] Roeleveld PP, de Klerk JCA.The Perspective of the intensivist on inotropes and postoperative care following pediatric heart surgery: an international survey and systematic review of the literaturet[J].World J Pediatr Congenit Heart Surg, 2018,9:10-21.

第 14 章

复苏后心原性休克

心脏骤停患者在采取有效的心肺复苏措施恢复自主循环后，仍有相当数量的患者出现严重的血流动力学损伤。复苏后休克是由循环骤停—复苏—自主循环恢复所致的全身缺血再灌注过程的结果，是复苏后早期和短暂的并发症，经常导致多器官衰竭和较高的死亡率。目前，在复苏和自主循环恢复后需要持续使用血管升压药的低血压状态合并组织低灌注可能是临床上最符合这种休克的定义。按照这个定义，复苏后休克的发生率为 50%～70%，其相关因素还不明确。研究显示，男性、电复律、自主循环恢复的时间可能与复苏后休克的发生相关。一组院内心脏骤停不合并急性心肌梗死存活患者的数据显示，心脏骤停前存在左室收缩功能障碍可能具有重要的预后意义，心脏骤停前左心室射血分数<45% 是院内心脏骤停后生存率降低的预测因素，这部分患者死于自主循环恢复后顽固性休克的风险更高。一项心肌梗死心脏骤停存活患者的小样本数据单变量分析显示，有心肌梗死病史和较高肾上腺素剂量与较低的左心室射血分数相关，而左心室射血分数<40% 与较低存活率及较差的神经系统恢复相关。此外，在调整了年龄、初始心律、肾上腺素剂量和心肺复苏持续时间后，等容舒张时间≥延长 100 ms（反映舒张功能障碍）是生存不良的独立预测因子，提示除了左室收缩功能障碍，自主循环恢复后严重的舒张功能障碍同样影响预后。离子性低钙血症和乳酸酸中毒合并

严重酸血症也是自主循环恢复后难治性休克的常见致病因素。

复苏后休克的住院死亡率在20%～55%之间，最常见的原因是多器官功能衰竭。其中，多达三分之二的患者发生心肌功能障碍，10%～80%的患者发生急性肾功能衰竭、三分之一的患者需要肾脏替代治疗，还有缺氧性肝炎和高达90%的患者出现代谢性酸中毒。所有这些器官衰竭都与不良结局相关。

1 复苏后休克的病理生理机制

复苏后休克的病理生理学既与心脏骤停的病因有关，也与缺血再灌注综合征有关，常为急性心功能不全叠加潜在的结构性心脏病，导致心脏骤停后心功能的可逆性恶化，这是一个复杂的、多因素的器官功能障碍。无论心脏骤停的病因是什么，复苏后休克主要是心肌功能障碍、血管麻痹和低血容量的组合表现。

1.1 心肌功能障碍

复苏后心肌功能障碍是指在自主循环恢复后持续存在的心脏机械功能障碍，包括心脏骤停后出现低心输出量和（或）心室收缩舒张功能障碍。目前认为复苏后心肌功能障碍是成功复苏后过早死亡的主要原因。其特征是心肌的功能障碍可以逆转，表现包括低心排血量综合征、左心室收缩功能不全、左心室舒张功能不全和（或）右心室功能不全。最常见的形式是早期和短暂的左心室收缩和舒张期功能障碍。研究显示，三分之二心脏骤停复苏患者在自主循环恢复后的第一个24 h内出现左心室收缩功能不全，大多可在48 h内恢复，学界认为这是缺血 - 再灌注综合征后心肌顿抑的一种形式。超声心动图是复苏后心肌功能障碍的首选诊断方法，左室射血分数降低是复苏后心肌功能障碍最常见的表现，平均左室射血分数约为40%±5%。尤其是当冠状动脉闭塞导致心脏骤停时，左室射血分数降低更为常见。这种心肌功能障碍可能会因反复除颤而恶化（特别是使用单相和高能电流时），也可能部分是一种"肾上腺素能心脏病"，心肺复苏期间使用的肾上腺素剂量与心脏功能障碍的严重程度之间的存在独立相关性。目前认为复苏后心肌功能障碍主要机制包括：心脏的缺血再灌注损伤、儿茶酚胺诱导的心肌损伤和细胞因子介导的心血管功能障碍。此外，微血管功能障碍、肾上腺功能不全、线粒体功能障碍、电复律导致的心脏顿抑以及包括低温治疗在内的医源性干预的心血管效应进一步导致了复苏后心肌功能障碍和自主循环恢复后的休克。

3.1.1 心脏缺血再灌注损伤

心脏缺血再灌注损伤是心脏骤停与多器官功能衰竭、复苏后心肌功能障碍和休克相关联的主要潜在机制之一。缺血再灌注损伤通过重叠的细胞机制使心肌梗死和心肺复苏后心脏顿抑产生心肌损伤。与心肌梗死引起的局灶性心肌缺血不同，心脏骤停后的整个心肌都会受到影响，缺血引起细胞能量耗竭和无氧代谢导致的乳酸酸中毒，导致心脏收缩和舒张功能发生短暂而全面的改变。虽然复苏过程中可产生冠状动脉内血流，但此时冠状动脉内血流量低，不能维持有氧心肌代谢，却足以促进再灌注的有害作用。再灌注开始后，凝血的活化导致微血栓形成，而活化的中性粒细胞和血小板积聚在微血管中。上述情况均会导致微血管阻塞和"无复流"现象的发生。"无复流"现象和局部缺血 / 再灌注损伤进一步加重了已有的心肌水肿，从而导致氧的扩散距离增加、心肌僵硬度增加并加重了心肌功能障碍。尽管心肺复苏具有血液动力学益处，但胸部按压也可能会产生心肌损伤。胸部按压开始时，转移到心肌的低浓度氧气会产生少量三磷酸腺苷，较低的三磷酸腺苷和增加的活性氧自由基会损害离子泵的功能，并维持细胞内钙离子内流。复苏过程中，肾素 - 血管紧张素系统的激活和血管紧张素 II 的产生进一步增加了细胞内 Ca^{2+} 水平。钙超载会导致再灌注诱导的缺血性痉挛——不受控制的收缩激活，表现为心肌僵硬度增加而心肌顺应性降低。钙超载也可能与原有的电解质紊乱共同诱发顽固性恶性心律失常。缺血再灌注损伤会造成线粒体功能障碍，从而降低心肌细胞的氧气利用，即使组织灌注充足也会导致乳酸酸中毒，造成不良预后。

3.1.2 儿茶酚胺诱导的心肌损伤

儿茶酚胺介导的心脏毒性是复苏后心肌功能障碍的另一个主要机制。过量的儿茶酚胺 (尤其是肾上腺素) 会引起心脏功能障碍，例如应激性心肌病。儿茶酚胺过量会通过多种机制造成心肌损伤和心功能障碍，包括钙超载、活性氧自由基过度产生、β 受体下调和脱敏。自主循环恢复发生后，儿茶酚胺的循环浓度瞬间升高，导致心率和血压正常或升高以及微循环血流量减少。高水平的肾上腺素会导致血小板凝集并增加心肌抑制，这种抑制与心脏骤停的持续时间成正比。此外，升高的儿茶酚胺水平促进了 cAMP 介导的 Ca^{2+} 超载。肾上腺素水平升高还会引起急性肺动脉高压，导致右心压力升高，进而增加中心静脉压。这会阻碍通过心肌淋巴管从心肌间质中清除液体，从而导致液体积聚在左心室，引起左心室功能障碍。此外，增加的中心静脉压力会增加冠状窦压力，进而增加冠状动脉微血管压力，导致间质水肿。同时，局部缺血对神经细胞的影响以及外源肾上腺素水平的升高下调了 α 和 β 受体的表达。一方面 β 肾上腺素能受体抑制 Na^+-H^+ 交换加重了代谢性酸中毒，另一方面会导致正性肌力和冠状血管收缩反应的降低，交感神经反应能力受到破坏。

3.1.3　细胞因子介导的心血管功能障碍

自主循环恢复后的全身性缺血再灌注损伤触发炎症细胞因子释放，即使在没有感染的情况下也可出现类似脓毒症的全身炎症反应综合征。这种全身炎症反应综合征会导致病理性血管扩张、心功能障碍以及多器官功能衰竭。心脏骤停后，几种直接抑制肾上腺皮质醇合成并增加早期难治性休克风险的细胞因子（包括肿瘤坏死因子 -α 和白介素-8）水平上调。多种细胞因子对心肌细胞的收缩有直接的抑制作用，导致心肌的收缩和舒张功能障碍。肿瘤坏死因子-a 是细胞因子诱导的心血管功能障碍的主要介质，会直接损害心肌收缩力、β 肾上腺素能反应性（导致儿茶酚胺不耐受）和线粒体功能。白介素-8 通过诱导中性粒细胞浸润促进组织损伤。缺血再灌注损伤和细胞因子激活引起的内皮损伤会导致异常的血管扩张、凝血级联激活、血管通透性增加、组织水肿和微血管闭塞，从而进一步损害组织的灌注。

1.2　血管麻痹

现有的人体研究提示复苏后血管麻痹主要有两种机制。首先，全身缺血再灌注后微血管中性粒细胞聚集、中性粒细胞 - 内皮相互作用和中性粒细胞激活导致内皮细胞功能障碍。后者增加诱导型一氧化氮合酶的表达，进而诱导血管平滑肌细胞松弛，促进凝血级联反应的激活。其次，缺血再灌注综合征产生的活性氧激活天然免疫细胞，会导致炎性细胞因子释放和一氧化氮合酶表达增加，两者都会加重内皮功能障碍，从而导致血管麻痹。由于这两种机制与脓毒症的病理生理机制非常相似，复苏后休克常常被认为是一种脓毒症样综合征。

肠道损伤也可能通过激发或加重全身炎症反应从而导致复苏后休克所观察到的血管麻痹。心脏骤停后患者可观察到肠道损伤标志物增加，出现内毒素血症，后者与血管麻痹的严重程度相关。然而，肠道损伤在心脏骤停患者中的发病率尚不明确，复苏后休克和肠道损伤之间关系复杂，两者紧密地交织在一起。

相对性肾上腺功能不全也可能参与复苏后休克时观察到的血管麻痹。此外，心脏骤停存活患者下丘脑精氨酸加压素的释放似乎同样受损，这也可能是导致血管麻痹的原因之一。

1.3　低血容量

心脏骤停后常见低血容量。由于全身缺血再灌注损伤反应引起的全身毛细血管渗漏和细胞因子的释放，所以需要大量的液体来维持足够的心输出量。低血容量是血管麻痹（由于内容物和容器之间不匹配而导致的相对低血容量）、在自主循环恢复前和（或）体外生命支持下持续复苏的危重患者的毛细血管渗漏综合征以及后期与肠梗阻和肠道损伤相关的第三间隔综合征引起的。因为担心潜在的心肌功能不全而出现液体超负荷，常常得不到充分的扩容。一项将血管造影数据和肺动脉导管监测相结合的研究显示了在进入重症监护病房前首次左心室造影时，至进入重症监护病房后的前 72 h 内，心原性心脏骤停患者的连续性血流动力学特征。左心室造影时所有患者的射血分数均降低，血流动力学不稳定的患者充盈压升高，而无血流动力学不稳定的患者充盈压降至正常。进入重症监护病房几小时后，所有患者的心脏指数均下降，充盈压低或正常，提示低血容量。此后，心脏指数逐渐改善，24 h 内恢复正常，而充盈压却未观察到可随时间改善。研究显示，尽管心脏指数有所改善，但所有患者在进入重症监护病房的前 72 h 内都需要大量输液和大剂量的血管升压药来维持平均动脉压在可接受水平，说明存在血容量不足。

1.4 其他

一些医源性因素也可能导致复苏后的心血管功能障碍。心肺复苏术期间使用直流电复律会导致心肌顿抑。人体研究观察到植入式除颤器会导致除颤后血流动力学和心功能恶化。一些研究显示，除颤次数增加与复苏后心肌功能障碍相关。不过，更多的除颤次数可能是心肺复苏持续时间更长的标志。复苏过程中肾上腺素累积剂量越高也预示着更差的预后。

目标体温管理被定义为精确控制体温以防止并发症。低温治疗是指体温较低(通常为 32℃～34℃) 的目标体温管理。低温治疗的目标是神经保护和预防心脏骤停后体温升高的有害影响，但目标体温管理会导致心肌抑制和外周血管收缩，增加全身血管阻力指数，表现为心率、每搏量和心输出量减少。大多数接受目标体温管理的患者需要血管升压药和正性肌力药物的支持。研究显示，与 36℃相比，目标温度降至 33℃时患者的血流动力学和结果更差，并且休克严重或难以纠正。

在复苏后休克的病理生理学中，上述不同机制在不同个体中的重要性存在差异性。然而，这些机制都是紧密相互作用的，并导致一个自我延续的恶性循环 (图 14-1)。

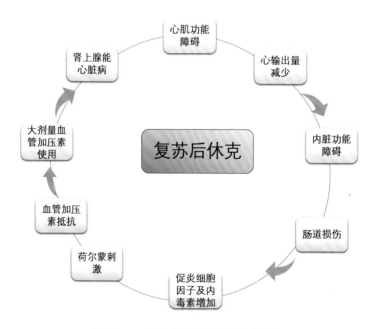

图 14-1　复苏后休克延续的恶性循环

2 复苏后休克的处理

2.1 早期目标导向治疗

复苏后休克治疗的基础是早期和积极的血流动力学管理。目前尚无随机对照临床试验研究心脏骤停复苏后心肌功能障碍和休克的不同治疗方法或干预措施。基于与感染性休克的相似性，提倡使用早期目标导向治疗以优化心脏骤停后休克的血流动力学，包括液体、血管升压药、正性肌力药物和输血，以达到预定的平均动脉压水平及中心静脉血氧饱和度正常化。最近的一项多中心随机研究显示，早期目标导向治疗策略虽然使脑氧合水平有所改善，但未能降低死亡率，也未能减轻缺氧性脑损伤的程度。但为了维持足够的器官灌注，在复苏后休克患者中使用这样的策略可能是合理的。观察性研究显示，作为包括低温治疗和常规冠状动脉造影在内的多因素质量改善策略的一部分，心脏骤停后患者实施早期目标导向治疗方案后死亡率降低。当然，在这些复杂干预的背景下，很难就早期目标导向治疗策略本身对预后的影响得出结论。

2.1.1 血流动力学管理与平均动脉压控制目标

恢复足够的前负荷是自主循环恢复术后低血压、休克或低心输出量患者复苏的第一步。由于缺血再灌注损伤导致的全身性毛细血管渗漏和细胞因子的释放，可能需要大量的液体来维持足够的心输出量。建议自主循环恢复术后低血压患者使用 1～2 L（也可按 20 mL/kg 计算）等渗晶体进行初始复苏。在大多数心脏骤停后早期目标导向治疗的研究中，多以中心静脉压作为液体复苏终点，目前建议目标中心静脉压范围为 8～12 mmHg。由于中心静脉压作为前负荷测量存在局限性，建议动态测量包括脉压和每搏量等指标的变化以综合评估液体反应性，避免因过于积极输液而出现的肺水肿或呼吸衰竭。早期积极的复苏和稳定血流动力学对于避免持续低灌注和进一步的缺血性器官损伤至关重要。复苏的最初重点应该是维持足够的平均动脉压和临床灌注，以及乳酸水平和尿量的正常化。高乳酸水平提示低灌注的时间较长，并与更差的结局相关。中心或混合中心静脉血氧饱和度低于 65% 意味着组织供氧不足，动 - 静脉二氧化碳分压差扩大同样可能意味着组织低灌注的发生。

几项观察性研究显示，维持较高的平均动脉压水平与更好的脑组织氧合、存活率改善和更好的神经学结果相关。心脏骤停患者复苏后早期收缩压＜90～100 mmHg或平均动脉压＜65～70 mmHg，其神经学结果较差。最近有研究显示，以较高平均动脉压水平为靶点可以减少肌钙蛋白的释放，提示可能对心肌损伤有保护作用。然而，将术后平均动脉压目标定为85～100 mmHg或80～100 mmHg的随机试验并未显示改善神经学结果。如果维持较高平均动脉压目标需要维持大剂量血管升压药，会导致心律失常的发生增加，因此平均动脉压目标必须结合升压药物的要求来考虑。有学者建议临床医师将心脏骤停术后的平均动脉压目标定为＞70 mmHg，将收缩压目标定为＞100 mmHg。如果不需要过量的血管升压药剂量，可以考虑对特定的患者（包括那些既往有高血压的患者）设定更高的平均动脉压目标，即大于80～85 mmHg。采用血管扩张剂和（或）β受体阻滞剂治疗维持平均动脉压≤为100 mmHg是合理的，可降低充分镇静后仍保持高血压的患者的心肌后负荷和需氧量。一项研究显示，自主循环恢复治疗后平均动脉压＞100 mmHg的患者，其预后和脑氧饱和度更差。因此，尽管目前建议血流动力学治疗应该由动脉压来指导，但最佳的平均动脉压水平仍然未知，可能因患者而异。

2.1.2　正性肌力药物与升压药的选择

心脏骤停后可能发生毛细血管渗漏和相对低血容量，导致液体反应性低血压。如果在充分容量复苏的情况下低血压仍然存在，则应启动血管升压药支持，有利于改善平均动脉压和组织灌注，通常即使在心输出量恢复正常之后仍需持续使用48～72 h。目前，去甲肾上腺素是心脏骤停后所有形式休克的合理首选。如果在充分的液体复苏和大剂量去甲肾上腺素＞0.2～0.3 μg/（kg·min）支持的情况下低血压状态持续存在，可考虑增加肾上腺素或血管加压素。对于低心输出量（包括心原性休克）导致低灌注的患者，应考虑使用正性肌力药。多巴酚丁胺是急性期的首选正性肌力药，动物研究显示小剂量多巴酚丁胺对复苏后心肌功能障碍有良好的疗效。其最佳剂量是5 μg/（kg·min），过低的剂量无效，而较高的剂量将大大增加心肌耗氧量。左西孟旦和磷酸二酯酶抑制剂（如米力农）也是临床常用的正性肌力药物，但目前还没有证据支持建议将其用于复苏后休克的治疗。小剂量肾上腺素可用于混合型血管扩张性休克患者。室性心律失常或心肌缺血患者应谨慎使用任何正性肌力药（包括儿茶酚胺和血管升压药）。心脏骤停后低血压或低灌注患者早期血流动力学优化策略见图14-2。

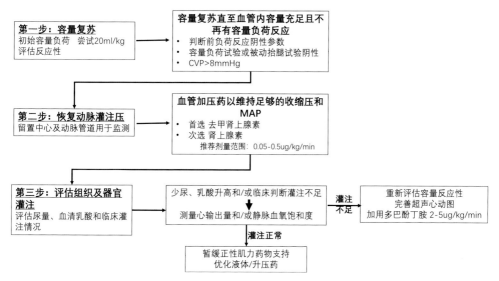

图 14-2 心脏骤停后低血压或低灌注患者早期血流动力学优化策略

2.1.3 机械通气管理

根据当前指南，绝大多数心脏骤停后患者需要机械通气支持。关于保护性肺通气策略，一项回顾性研究显示较低的潮气量（≤6 mL/kg）与良好的神经认知预后独立相关。在急性呼吸窘迫综合征患者中，呼气末正压水平在 4～8 cmH$_2$O 之间或者更高似乎是合理的。综上所述，对于暴露于明显炎症反应的患者，应考虑保护性肺通气。低氧血症和高碳酸血症均可能导致继发性脑损伤，即使在接受体外生命支持的患者中也是如此，故应予严格控制。然而，氧合的作用仍然存在争议。研究显示，高氧血症和低氧血症与不良的神经结局或脑损伤生物标记物的升高无关。一些回顾性和（或）荟萃分析发现，高氧血症可能通过氧化应激以及氧的潜在直接肺毒性和心血管毒性与不良的神经结局有关。既往研究显示高压氧治疗可能减少再灌注损伤和神经元死亡，并改善心脏骤停（非一氧化碳中毒或气体栓塞所致）后的神经系统预后或认知功能。一项多中心随机研究显示，进入重症监护病房后的第一个 36 h 内，以低 - 正常水平或正常 - 高水平动脉二氧化碳分压和氧分压为目标并不影响神经元特异性烯醇化酶（评价神经细胞损伤严重程度以及判断预后的敏感指标）血清水平。然而，较高的二氧化碳分压（5.8～6.0 kPa）和中度高氧（氧分压 20～25 kPa）情况下可观察到较好的脑氧合。目前的指南建议在前 72 h 内以正常氧和正常碳酸血症为目标。

2.1.4 目标体温管理

低温治疗的保护作用在 20 世纪 50 年代后期最早被提及，之后被遗忘了将近 20 年。直到近年，轻中度低温治疗的潜在神经保护功能被再次证实，成为了研究热点。目标体温管理已经成为所有休克患者达到并维持特定体温的最佳干预措施。对于初始心律是心室颤动的院外心脏骤停成年患者，自主循环恢复后仍无意识时应该降温到 32℃~34℃并持续 12~24 h。一项大规模临床研究显示，目标温度 33℃和 36℃具有相似神经功能预后，其结果对心脏骤停后患者的最佳目标温度提出了质疑。为了反映最新建议目标温度范围的变化，近期提出了目标体温管理的概念。复苏后目标体温管理就是应用物理方法把体温快速降到既定目标水平，维持恒定一段时间后缓慢恢复至基础体温并避免体温反弹的过程。指南建议进入重症监护病房时立即启动目标体温管理。最新指南建议，目标温度应控制在 32~36℃之间的一个恒定值，维持至少 24 h。复温的速度应控制在每小时 0.1~0.5℃，复温后要积极预防发热的发生。然而，目标体温管理的最佳目标温度、最佳持续时间以及冷却程序等仍然存在争议。即使是心脏骤停后目标体温管理的患者选择也还存在争议，心脏骤停后从目标体温管理获益的预测因素也不确定。尽管建议级别略有差异，目前的指南建议将目标体温管理用于所有不能听从指令的自主循环恢复心脏骤停患者。当前建议级别最高的是初始为可复律心律的院外心脏骤停昏迷患者。除了神经保护作用，目标体温管理还可能有心脏保护作用，特别是对于经历复苏后心肌功能障碍的患者。低温能明显减少氧自由基的产生，保护或提高内源性抗氧化机制。此外，低温可以抑制促炎细胞因子的释放，抑制中性粒细胞和巨噬细胞的功能并降低白细胞数量。然而，在目标体温管理试验的一项子研究中显示，与 36℃的目标体温管理相比，33℃的目标体温管理与更频繁的血流动力学改变（心率减慢、乳酸水平升高以及需要更多的血管升压药支持）相关。因此，目前有些学者建议目标体温管理时避免最低温度目标，但依据还不充分。

2.2 经皮冠状动脉介入治疗

大多数心脏骤停是由心脏病引起的。在接受冠状动脉造影的院外心脏骤停患者中，超过一半的人存在冠心病。急性冠状动脉综合征导致的心脏骤停预后更好，这可能因为其病因可以治疗。

心脏骤停后是否应该以及何时进行冠状动脉造影，必须考虑急性冠状动脉闭塞作为心脏骤停原因的可能性以及因神经系统原因死亡的可能性，因为这将消除血运重建的潜在获益。心脏骤停后冠状动脉造影的患者选择与时机见图14-3。对于严重脑损伤患者，尽管进行了早期冠状动脉造影并接受了最佳的心脏护理，但其生存率似乎并没有明显获益。一项研究中所有患者都处于昏迷状态，大多数死亡是由脑损伤引起的。该研究显示，早期冠状动脉造影术并不能改善非ST段抬高型心肌梗死、血液动力学稳定且昏迷心脏骤停患者的预后。需要强调的是，该研究结论不适用于清醒患者。建议将严重脑损伤的标志物作为紧急冠状动脉造影的潜在排除标准，因为它们反映了更大的非心血管死亡的可能性和缺乏血运重建的获益。

指南共识建议心脏骤停和ST段抬高型心肌梗死患者立即进行冠状动脉造影，因为ST段抬高型心肌梗死合并心脏骤停患者有大量的缺血心肌，从血运重建中获益最多。相比之下，对于没有ST段抬高型心肌梗死证据的心脏骤停患者，可以采用等待和观察策略（延迟冠状动脉造影）。一项多中心试验显示，无论冠状动脉造影的时机如何，非ST段抬高型心肌梗死的心脏骤停患者的生存率均相似。另外，延迟策略避免了大量无用的冠状动脉造影。

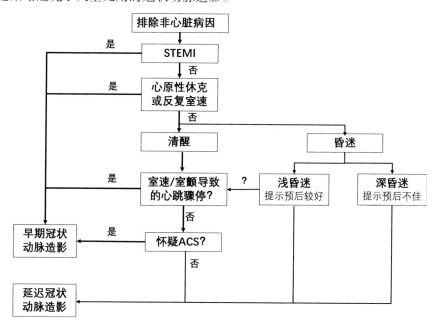

图14-3　心脏骤停后冠状动脉造影的患者选择与时机

早期冠状动脉造影定义为2 h内；延迟冠状动脉造影定义为出院前。

2.3 其他

2.3.1 体外生命支持

部分复苏后休克患者可能出现顽固性心原性休克，单纯使用药物干预的死亡率高。研究显示，在特定的患者中使用机械循环支持可以恢复血流动力学稳定性和靶器官灌注。研究显示，心肌梗死后心原性休克患者血运重建中常规使用主动脉内球囊反搏未能降低死亡率。经皮左心室辅助装置可提供更有力的血流动力学支持，可能是自主循环恢复术后优于主动脉内球囊反搏的选择。当假定神经预后良好时，静脉-动脉体外氧合膜肺是复苏后休克最常用的体外生命支持手段。与主动脉内球囊反搏相比，多项研究显示体外膜肺氧合改善了患者的血流动力学，但并没有提高生存率。这提示需把握好体外生命支持的置入时机：如果已出现器官衰竭或不可逆脑损伤，即使给予体外生命支持也无法改善预后，所以体外生命支持治疗的关键问题是确定最适合接受相关治疗的复苏后休克患者。

目前已提出了几个评分来（表14-1）评估院外心脏骤停后的神经预后，并可能有助于指导心脏骤停患者的治疗策略。

表 14-1　复苏后休克患者进行体外生命支持的筛选评分表

评分	分数
·循环相关死亡风险评估	
CREST 评分	
冠心病病史	1
非休克性心律失常	1
初始 LVEF＜30%	1
曾报道发生过休克	1
缺血时间 *＞25 分钟	1
·神经预后的评估	
CAHP 评分	
年龄	1.1×（年龄 -10）

续上表

评分	分数
环境	0（公共场合）或 24（家中）
初始心律	0（休克性心律）或 27（非休克性心律）
发作到基本生命支持时间（分）	2.8× 持续时间
基本生命支持到恢复自主循环时间（分）	0.8× 持续时间
pH	585～77×pH
复苏过程中肾上腺素总剂量	0（0 mg）或 27（1 或 2 mg）
OHCA 评分	
室速或室颤	−13 如果初始心律为室速或室颤
无灌注持续时间（分）	+6×ln（持续时间）
低灌注持续时间（分）	+9×ln（持续时间）
血清肌酐（umol/L）	−1434/ 肌酐
乳酸（mmol/L）	+10×ln（动脉乳酸）

CAST 评分

	0	1	2	3
初始节律	休克心律	非休克心律	—	—
恢复自主循环时间	<20 分	≥20 分	没有目击者	—
PH	≥7.31	7.16～7.30	7.01-7.15	
乳酸（mmol/L）	≤5.0	5.1～10.0	0.1-14.0	≥14.1
格拉斯哥昏迷量表的运动部分	≥2	1	—	—
灰质衰减率与白质衰减率	≥1.201	1.151～1.200	≤1.150	
白蛋白（g/L）	≥3.6	3.1～3.5	≤3.0	
血红蛋白（g/L）	≥13.1	11.1～13.0	—	≤11.0

注：LVEF= 左室射血分数；ln= 自然对数。

2.3.2 激素治疗

复苏后休克的患者常存在功能性肾上腺功能不全，但是否应该使用激素治疗仍有争议。一些回顾性研究显示心肺复苏期间应用激素的益处，但只有少数研究集中于糖皮质激素对成功复苏患者的影响。早年一项随机对照试验比较了成功复苏的患者使用氢化可的松（每天 300 mg，持续 7 天）和生理盐水对照的效果。结果显示，给予氢化可的松（至少 1 次）可改善患者出院后的存活率且患者具有良好的神经状态，提示激素治疗存在潜在益处。然而，由于同时使用了多种干预措施，很难明确单纯激素治疗本身对预后的影响。一项随机对照试验评估了氢化可的松（每天 300 mg，连续 7 天）对 50 例顽固性复苏后休克患者的疗效。与安慰剂相比，未观察到氢化可的松对死亡率、休克逆转或休克逆转的时间以及神经结局的有利影响。值得注意的是，接受氢化可的松治疗组中有记录的肾上腺功能不全患者往往比接受安慰剂治疗组的患者更容易发生休克逆转。

台湾国民健康保险研究数据库的一项回顾性分析显示，心脏骤停后接受低剂量激素（泼尼松＜50 mg/ 天，即大约 200 mg/ 天的氢化可的松）的患者具有较好的出院及 1 年存活率。相反，更高剂量的类固醇甚至可能比没有接受类固醇治疗的患者预后更差。这项研究是回顾性的，而且这些结果来自健康保险数据库，可能有许多潜在的混杂因素。在复苏后休克患者中使用小剂量氢化可的松可能会获益，特别是对于存在相对肾上腺功能不全的患者。当然，还需要进一步的随机试验来阐明类固醇激素对复苏后休克患者的益处。

3 问题与展望

复苏后休克的病理生理是复杂和多因素的。由于研究对象数量相对少且大多病情危重，难以设计和开展高质量的前瞻性研究，因而目前临床评估及治疗存在许多问题和挑战。如何更好地结合多种血流动力学监测指标更准确地评估复苏后休克患者的容量及组织灌注情况，以及对于昏迷的自主循环恢复患者如何进行介入策略的决策，都极具挑战性。目前几项正在进行的研究试图寻找更好的评估体系与流程

(DISCO 研究，NCT02309151；COUPE 研究，NCT02641626；TOMAHAWK 研究，NCT02750462；PEARL 研 究，NCT02387398；NCT02587494；EMERGE 研 究，NCT02876458)，这将有助于建立未来的指南。

郭文玉

参 考 文 献

[1] JOZWIAK M, BOUGOUIN W, Geri G, et al. Post-resuscitation shock: recent advances in pathophysiology and treatment [J]. Ann Intensive Care, 2020,10 (1):170.

[2] BURSTEIN B, JACOB C. JENTZER M D. Comprehensive cardiac care after cardiac arrest [J]. Crit Care Clin, 2020,36 (4):771-786.

[3] AMELOOT K, DEDEYNE C, EERTMANS W, et al. Early goal-directed haemodynamic optimization of cerebral oxygenation in comatose survivors after cardiac arrest: the neuroprotect post-cardiac arrest trial [J]. Eur Heart J, 2019, 40 (22):1804-1814.

[4] AMELOOT K, JAKKULA P, HASTBACKA J, et al. Optimum blood pressure in patients with shock after acute myocardial infarction and cardiac arrest [J]. J Am Coll Cardiol, 2020, 76 (7):812-824.

[5] GRAND J, LILJA G, KJAERGAARD J, et al. Arterial blood pressure during targeted temperature management after out-of-hospital cardiac arrest and association with brain injury and long-term cognitive function [J]. Eur Heart J Acute Cardiovasc Care, 2020, 9 (4) :122-130.

[6] CHANG W T, WANG C H, LAI C H, et al. Optimal arterial blood oxygen tension in the early postresuscitation phase of extracorporeal cardiopulmonary resuscitation: a 15-year retrospective observational study [J]. Crit Care Med, 2019, 47 (11):1549-1556.

[7] EBNER F, ULLEN S, ANEMAN A, et al. Associations between partial pressure of oxygen and neurological outcome in out-of-hospital cardiac arrest patients: an explorative analysis of a randomized trial [J]. Crit Care, 2019, 23 (1):30.

[8] YOUN CS, PARK KN, KIM SH, et al. The cumulative partial pressure of arterial oxygen is associated with neurological outcomes after cardiac arrest treated with targeted temperature management [J]. Crit Care Med, 2018, 46 (4): e279-e285.

[9] JAKKULA P, REINIKAINEN M, HASTBACKA J, et al. Targeting two different levels of both arterial carbon dioxide and arterial oxygen after cardiac arrest and resuscitation: a randomised pilot trial [J]. Intensive Care Med, 2018, 44 (12):2112-2121.

[10] ODDO M, BRACARD S, CARIOU A, et al. Update in neurocritical care: a summary of the 2018 Paris international conference of the French Society of Intensive Care [J]. Ann Intens

Care, 2019, 9 (1):47.

[11] JENTZER J C, HERRMANN J, PRASAD A, et al. Utility and challenges of an early invasive strategy in patients resuscitated from out-of-hospital cardiac arrest. JACC Cardiovasc Interv, 2019, 12 (8):697-708.

[12] LEMKES J S, JANSSENS G N, VAN DER HOEVEN N W, et al. Coronary angiography after cardiac arrest without ST-segment elevation [J]. N Engl J Med, 2019, 380 (15):1397-1407.

[13] TSAI M S, CHUANG P Y, HUANG C H, et al. Postarrest steroid use may improve outcomes of cardiac arrest survivors [J]. Crit Care Med, 2019, 47 (2):167-175.

第 15 章

多器官功能衰竭

近 10 年来，早期介入干预的广泛开展未能进一步降低 AMI-CS 患者的死亡率。因此，介入术后的休克持续状态和器官衰竭的发展，很可能对这一人群的结局起着重要的作用。一项回顾美国 2000—2014 年间登记的 44 万多例患者的研究显示，心脏以外的多器官衰竭的患病率增加了 2.9 倍，多器官衰竭多见于非 ST 段抬高心肌梗死的 CS 患者、非白人种族和男性，多器官衰竭患者接受早期冠状动脉介入干预的比例相对较低，与无任何器官衰竭的入院患者相比，单器官衰竭和多器官衰竭的住院死亡率分别高 1.3 倍和 2.2 倍，每增加一个器官衰竭，就会导致住院死亡率的连续增加。

1 机制

AMI-CS 发生多器官功能衰竭与诸多因素有关，主要与泵功能急剧下降导致器官前向灌注不足以及静脉充血超过毛细血管网的自身调节能力所造成的恶性循环有关。神经内分泌系统及全身炎症状态的激活、微循环功能障碍均参与其中。一些改善血流动力学的干预措施如器械辅助后出现的并发症，包括导管相关的感染、出血、败血症、卒中以及对比剂肾病等使病情更为复杂、严重，促使了多器官功能衰竭的发生。

1.1 泵功能衰竭导致靶器官低血压和低灌注

休克时持续低血压和低灌注状态使周围器官出现急性功能不全、衰竭甚至不可逆性损害，结合患者基础的器官功能状态，可出现呼吸衰竭、肝肾功能衰竭以及脑灌注不足、下肢动脉缺血等多器官功能不全甚至衰竭表现。因此，有学者提出了 AMI-CS 病情演变的"血流代谢"模型。在该模型中，最初的血流动力学恶化进展为代谢紊乱，促使持续性低灌注及多器官衰竭的发生。

1.2　微循环功能不全

早期的血运重建治疗有助于维持血流动力学稳定，但是有 45% 的 CS 死亡患者测定的心脏指数正常，考虑可能与微循环功能不全有关。有研究通过测定 AMI-CS 患者舌下毛细血管密度来反映内脏器官微循环灌注水平，发现微循环功能下降促使多器官功能衰竭发生，并且与不良预后有关。

1.3　炎症

一些 AMI-CS 患者中存在与感染无关的全身炎症反应综合征，并且与病情的严重程度及不良预后有关。一项回顾性研究调查了 137 例静脉 - 动脉型体外膜肺氧合或 Impella 辅助的 CS 患者的炎症标志物水平，包括循环中的细胞因子和血中性粒细胞 / 淋巴细胞的比值，发现白介素 -6 是其中主要的细胞因子。在给予机械辅助后存活的患者中，血白介素 -6 的水平较辅助前下降。存活患者在机械辅助置入前的中性粒细胞 / 淋巴细胞比值较死亡患者低。中性粒细胞 / 淋巴细胞比值是广泛应用的炎症标记物，其水平与死亡相关。另一项回顾性研究对 9000 例 CS 患者进行了美国心血管造影和介入治疗学会休克分期来评估病情及治疗策略，发现有三分之一的患者入院时即存在全身炎症反应综合征，并且与病情的严重程度及不良预后相关。炎症细胞的升高、炎症介质的激活也会影响组织器官的微循环灌注。合并多器官衰竭的患者病情更重，出现全身炎症反应更多见，预后也更差。

2　器官评估及风险预测

CS 时常并发心脏以外的多器官功能不全，包括肺脏、肾脏、肝脏、脑、血液及消化道等，其中以肺及肾脏受累最为常见。通过相应器官组织的一系列临床表现以及实验室检查、影像学检查可明确。

2.1 肺

AMI-CS 患者存在左室收缩功能下降、左房压力升高、肺毛细血管楔压升高，引起肺动脉压力升高、肺间质充血、肺水肿形成，影响肺的通气功能，出现低氧血症的一系列临床表现。患者常表现为烦躁不安、气促，严重时不能平卧，查体呼吸频率明显增快，双肺可闻及中大量湿性啰音等。在评价肺部情况时，需要行动脉血气分析、胸片和胸部超声等检查。动脉血气分析可以显示动脉血氧合状态、反映通气功能和评估酸碱失衡等情况。结果以酸中毒最常见，且与 1 年死亡率增加有关。心原性休克早期常处于过度通气状态，动脉血二氧化碳分压可下降。随着肺水肿的加重，肺功能受到严重影响，可出现低氧合并高二氧化碳情况，此时常需要有创的机械辅助通气。胸片可以提示肺淤血、肺水肿、胸腔积液和肺部感染等情况，在急性心力衰竭时，肺部感染发生率可达 20% 左右。另外，肺部超声也可以帮助判断肺水肿及胸腔积液，并且可以快速、反复评估。

2.2 肾脏

心脏和肾脏经常相互影响。1 型心肾综合征是指由于心脏事件导致的急性肾功能不全。急性肾功能损伤常表现为肾小球滤过率下降和尿量减少，可根据血肌酐水平或尿量定义 AKI。根据血肌酐水平升高程度的定义，有 30% 的 CS 患者可发生 AKI，而根据尿量下降的定义有 50% 的 CS 患者发生 AKI。AKI 的发生与 CS 时血流动力学改变引起的低灌注和静脉淤血密切相关。血肌酐水平可以反映肾功能，通过其上升程度可以反映 AKI 的程度，目前为止没有其他更好的生化指标用于预测 CS 患者出现 AKI 时的 30 天死亡率。CS 患者无尿时需行泌尿系超声检查来排除泌尿道梗阻，也可以帮助判断患者既往有无肾脏疾病。

2.3 肝脏

40%～50% 的 CS 患者会出现急性肝功能不全，其发生主要与静脉淤血、心输出量下降和低氧有关，表现为肝功能生化指标如转氨酶、胆红素、谷氨酰转移酶和碱性磷酸酶等升高。CS 时心脏充盈压升高导致肝静脉淤血，可出现胆汁淤积。持续低灌注和低氧血症可引起肝细胞坏死，表现为转氨酶及胆红素升高。胆汁淤积及转氨酶升高与 CS 患者 90 天及 180 天死亡率增加有关。凝血因子水平下降及非药物导致的国际标准化比值＞2 是肝功能衰竭的标志，提示预后更差。对于 CS 患者，早期应每天采血评估肝功能情况，不必常规行肝脏超声检查，但是超声可以排除肝脏的结构性异常如肝硬化，以及评估患者基础的肝脏情况以帮助评估病情和预后。

2.4 脑

脑的灌注在一定范围内能自我调节。心原性休克患者由于低灌注和低氧，可出现淡漠、不安等精神状态的异常，可以通过 Glasgow 昏迷量表来评估患者的意识状态。CS 患者出现精神状态的异常也与预后相关。目前还没有特异性的生化标志物来反映发生 CS 时脑的功能障碍，蛋白神经元特异性烯醇化酶和神经蛋白 S100B 未来可能成为发生 CS 时反映脑功能障碍的标志物。当血流动力学改善而患者精神或意识状态无明显改善，或者神经系统体查出现异常时，可以进行脑影像学检查来排除结构性疾病，如脑出血或缺血性卒中。

2.5 肠道

CS 时由于静脉淤血及心输出量下降导致内脏灌注减少，可引起肠缺血以及内毒素移位，肠道细菌可通过肠壁入血。来自肝脏的生物标志物可以反映肠系膜的低灌注，但目前还没有建立相关的诊断标准。CT 检查有助于评估 CS 时肠缺血及消化功能下降的机制和并发症。

3 风险分层

AMI-CS 患者，往往涉及多器官功能不全或衰竭，病情相对复杂，临床表现可能多种多样，预后也差异明显。因此，希望能有相对准确的模型早期评估病情及预后，以帮助制定相应的治疗策略。早期的评估系统多着重于冠状动脉情况和血流动力学参数，近期的评估系统加入了靶器官状态的评估以帮助预测短期死亡率，如 IABP-SHOCK II 评分（表 15-1）及 CardShock 评分（表 15-2）。IABP-SHOCK II 风险评分是根据 IABP-SHOCK II 试验的临床数据研发的风险评分模型，针对已行急诊介入治疗的 AMI-CS 患者进行评分。根据得分高低，分为低危、中危及高危患者，其对应的 30 天死亡率分别为 23.8%、49.2% 和 76.6%。CardShock 评分是根据 CardShock 研究的临床数据分析所制定的评分系统，针对所有心原性休克患者，其中约 80% 由急性冠状动脉综合征引起。研究显示评分越高，患者死亡率越高。这两种评分工具数据简单、易获取，能通过快速计算得出，都有较好的预后评估价值，但是对于靶器官的评估只是增加了一些生化指标（如肌酐和乳酸等），并不能完整、准确地评估靶器官的状态。其他一些针对重症患者的评分如 SOFA 评分最早用于感染性休克的患者，后来发现也可用于非感染性休克状态，包括对心脏重症患者各器官的综合评估，也能提示预后，但是这种评分方法的数据获取及计算相对复杂。

表 15-1　IABP-SHOCK II 风险评分

参数	分数
年龄>73 岁	1
既往卒中史	2
血糖>10.6 mmol/L	1
血肌酐>132.6 umol/L	1
动脉血乳酸>5 mmol/L	2
PCI 术后 TIMI 血流<3 级	2
总分	9

注：低危：0~2 分；中危 3~4 分；高危 5~9 分

表 15-2 CardShock 评分

参数	分数
年龄＞75 岁	1
神志不清	1
既往心梗或搭桥术后	1
急性冠脉综合征	1
LVEF＜40%	1
动脉血乳酸 2～4 mmol/L	1
动脉血乳酸＞4 mmol/L	2
肾小球滤过率 30～60 mL /（min·1.73 m^2）	1
肾小球滤过率＜30 mL /（min·1.73 m^2）	2
总分	9

4 治疗措施

AMI-CS 治疗的关键还是尽早评估、尽早干预，避免出现多器官功能衰竭。既要针对病因通过介入干预以开通闭塞的血管，也要强调早期恰当的机械辅助治疗以改善血流动力学，甚至是在介入术前即予以机械辅助保证血流动力学。这不仅有助于冠状动脉介入手术的顺利进行，又可避免出现代谢紊乱或多器官衰竭。一旦出现了多器官衰竭，除了对症的药物处理之外，临床上常用的器官支持治疗包括有创通气及连续肾脏替代治疗，可在一定程度上纠正低氧血症、减轻心脏的前后负荷、改善代谢紊乱并维持相应器官的功能，但是同时也增加了感染和出血等并发症的发生。所有的器械支持治疗，无论是改善血流动力学还是器官支持治疗，都强调早上早撤。及时动态评估各项器械置入及撤除的指征和时机非常重要。关于 AMI-CS 的药物治疗及器械辅助治疗，在本书其他章节均有详细阐述，本章不再赘述。

5 预后及存在问题

心脏重症患者的增多在一定程度上与医疗救治整体水平的提高有关。CS 的重要表现就是组织器官的低灌注，出现多器官功能衰竭常提示休克已进入进展期，病情趋向进一步恶化，预后也进一步变差。多器官功能衰竭的发生发展与低灌注有关，也与各器官基础的功能状态相关。休克合并多器官衰竭治疗的关键在于避免其发生，这需要一个完善的心脏区域救治系统，做到早期快速识别、早期快速决策并早期恰当干预。对于重症患者，应尽早转运至经验丰富的心脏中心集中管理，这样才可能提高该类患者的生存率。AMI-CS 尤其是出现多器官功能衰竭时，其治疗都是给心脏泵功能恢复和机体适应心脏泵功能急剧下降提供一定的时间，创造更好的环境，同时需避免器械治疗相关的并发症，才能最终逆转病情。然而，如何把握合适的时机需要经验丰富的团队共同决策，置入右心导管能更精确评估血流动力学，有助于临床决策。因此，如何构建一个高效的心脏区域救治系统并完善合理的救治流程、改进心脏器械辅助装置的临床实用性及减少其对机体的损伤、提高心脏重症监护室的器械管理水平，是今后努力的方向。

左辉华

参考文献

[1] Vallabhajosyula S, Dunlay S M, Prasad A, et al. Acute noncardiac organ failure in acute myocardial infarction with cardiogenic shock [J]. J Am Coll Cardiol 2019 (73): 1781-1791.

[2] Diakos N A, Thayer K, et al. Systemic Inflammatory burden correlates with severity and predicts outcomes in patients with cardiogenic shock supported by a percutaneous mechanical assist device [J]. J Cardiovasc Transl Res, 2021(14): 476-483.

[3] Jacob C J, et al. Systemic inflammatory response syndrome is associated with increased mortality across the spectrum of shock severity in cardiac intensive care patients[J]. Circ Cardiovasc Qual Outcomes 2020(12): 1033-1045.

[4] Tarvasma¨ki T, Haapio M, Mebazaa A, et al. CardShock Study Investigators. Acute kidney injury in cardiogenic shock: definitions, incidence, haemodynamic alterations, and mortality[J]. Eur J Heart Fail 2018(20): 572-581.

[5] Kataja A, Tarvasma ̈ ki T, Lassus J, et al. Altered mental status predicts mortality in cardiogenic shock - results from the CardShock study[J]. Eur Heart J Acute Cardiovasc Care 2018(7): 38-44.

[6] Jentzer J C, Bennett C, Wiley B M, et al. Predictive value of the sequential organ failure assessment score for mortality in a contemporary cardiac intensive care unit population[J]. J Am Heart Assoc. 2018(7) e008169.

第 16 章

低温治疗

多年来，低温治疗已经成为手术室内减轻心脏停搏手术对重要器官功能损害的有效手段，并且已经广泛应用于因院外室性心动过速/心室颤动所致的心脏骤停患者，以提高其生存率和改善神经系统预后。既往急性心肌梗死的动物模型及小样本的病例报道显示，低温治疗可能是 AMI 合并心原性休克最具前途的治疗策略之一，然而 CS 低温治疗的人体临床研究结果目前仍存在争议。

1 低温治疗的概念和分类

AMI 合并 CS 患者的低灌注状态导致多器官功能受损和障碍是此类患者死亡的主要因素。低温治疗可以降低机体代谢率（每降低 1℃ 可降低机体代谢率 5%～7%），减少氧消耗、二氧化碳的产生以及葡萄糖的使用，维持人体重要器官的生理功能。基于上述病理生理机制，学界提出了低温治疗的概念。低温治疗根据目标体温可分为轻度低温治疗（32～35℃）、中度低温治疗（28～32℃）、重度低温治疗（20～28℃）和深度低温治疗（<20℃）。既往研究显示，低温治疗程度与心肌梗死面积的减少呈线性关系，但并非温度越低越好。动物研究显示，当温度下降至 <30℃ 时，心房颤动的发生率较高，温度 <28℃ 时可诱发自发性心室颤动。人体研究显示，当机体的核心温度降至 32℃ 以下会引起机体不自主寒战和颤抖，为控制降温引起的机体不适感，往往需要使用镇静和麻醉药物，这也增加患者使用气管插管和机械通气的概率。同时，体温过低会增加肺部感染、凝血功能障碍、电解质紊乱以及心律失常等潜在的风险。与 35℃ 水平相比，32℃ 水平低温治疗在心脏保护方面更有优势。因此，目前多数低温治疗的研究都是在 32～34℃ 内进行。

2 低温治疗心脏保护的病理生理机制

目前仍不明确低温治疗对心脏的保护作用的病理生理机制，可能与其增加心肌缺血 / 再灌注损伤的耐受性、降低心肌梗死导致的心肌损伤和功能障碍有关。低温治疗可以降低机体的新陈代谢率，包括腺苷三磷酸酶在内的细胞膜中的许多酶系统对温度敏感。随着核心温度下降，心脏和全身器官代谢率降低，氧和葡萄糖消耗以及二氧化碳产生也随之减少，心肌细胞对三磷酸腺苷和糖原储存的代谢需求降低，代谢产物乳酸堆积减少，有助于延长心肌细胞对缺血的耐受时间。低温治疗还可以减少缺血再灌注损伤期间的钙超载和活性氧的释放，降低对心肌细胞的再灌注打击，同时减少舒张期胞浆内的钙浓度，降低左室舒张末期压力，从而使左室收缩功能得以改善。除上述直接心脏作用外，低温治疗在减轻全身炎症反应、改善线粒体功能障碍、减少心肌细胞凋亡和自由基产生等方面也发挥重要作用。既往研究显示，AMI-CS 患者的低灌注状态可引起全身各器官强烈的炎症反应，并且 AMI 本身所致的炎症反应是引起心脏重构、心力衰竭的重要条件，低温治疗可抑制中性粒细胞和巨噬细胞的吞噬功能，减少炎症性细胞因子及其受体的表达，包括单核细胞趋化蛋白-1、白介素-6、肿瘤坏死因子 -α 等细胞因子，从而降低对全身器官功能以及心脏功能的炎性打击。

3 低温治疗在心原性休克的地位

实验和动物模型发现低温治疗对 CS 有潜在的积极作用。AMI 合并 CS 的犬模型研究显示，低温治疗可以降低犬的心率、左心室舒张末期压、全身以及心肌耗氧量，同时可维持心排血量和提高生存率。猪模型研究也显示低温治疗可能对心原性休克有效，通过使用球囊阻断猪前降支近端血流 40 min 构建 AMI 合并 CS 的动物模型，再随机分为低温治疗组（8 例）和对照组（8 例）。结果显示，两组间心排血量无明显差异，但低温治疗组血压明显升高，并且实验组中猪的生存率更高。另外一项猪模型研究得出的结论类似，将 16 头猪诱导形成 AMI 合并 CS 后，随机分为低温治疗组（33℃）和常温治疗组（38℃），结果显示两组间心输出量无差异，但低温治疗组平均主动脉压升高。

针对 CS 的低温治疗仅见于少数病例报道，多为小儿或成人心脏外科术后合并 CS 以及心脏骤停后并发 CS 的患者。在常规治疗基础上联合低温治疗后，患者的心率减慢、平均动脉压升高、尿量增加，病情趋于平稳。10 例成人患者接受心脏外科手术后出现难治性 CS，使用多种血管活性药物和主动脉内球囊反搏术仍无法纠正其 CS，给予低温治疗（34.5℃）后，患者的心脏指数、血氧饱和度明显改善，尿量增加，而平均动脉压、心率、全身血管阻力及 pH 值等指标没有变化，最终 8 人存活出院。另一项研究中纳入了 56 例心脏骤停伴有 CS 患者，其中 28 例患者接受低温治疗，其余 28 例患者作为对照组。结果显示，与对照组相比，低温治疗组患者心率减慢、平均动脉压升高、心脏指数改善，低温治疗 24～48 h 后心脏指数可由 0.26 上升至 0.371。尽管上述证据显示低温治疗对 CS 患者有益，但没有一例研究对象为 AMI-CS 患者。同时，这些证据来源于非随机和高度选择的病例报道，因此其证据还缺乏可信性。

一项低温治疗对心脏骤停后 CS 患者预后影响的大规模随机临床研究排除了严重 CS 患者，即尽管给予了补液扩容、血管活性药物、正性肌力药物和（或）主动脉内球囊治疗，其收缩压仍＜80 mmHg 的患者。该研究共入选 139 例 CS 患者，给予低温治疗（33℃）和常温治疗（36℃）。结果显示，两组 30 天和 180 天生存率没有差异。另一项 AMI 合并 CS 患者的研究显示，低温治疗患者乳酸水平较高并且清除较慢，考虑可能与以下机制相关：①低温治疗患者存在较高的组织低氧血症；②低温治疗可增加脂肪代谢，导致乳酸水平升高；③低温治疗过程会诱导机体不自主寒战和颤抖，也会增加乳酸的产生。动脉乳酸水平升高和乳酸清除下降是 CS 患者预后不佳的指标。这两项试验的结论提示，低温治疗在 CS 患者中缺乏潜在的有益作用。

一项评价低温治疗是否改善 AMI-CS 患者的临床预后的随机对照研究共纳入 40 例已经接受经皮冠状动脉介入治疗的 AMI-CS 患者，并将其按 1:1 比例随机分为低温治疗组（33℃，24 h）和对照组。主要终点为 24 h 时心脏指数，次要终点包括其他的血流动力学参数（包括平均动脉压、肺动脉压、中心静脉压和肺毛细血管楔压等）和动脉乳酸含量。研究结果显示，24 h 时两组间心脏指数没有差异，所有其他的血流动力学指标也无差异；低温治疗组在治疗 6、8 和 12 h 时动脉乳酸水平显著升高，并且乳酸清除下降速度较慢（P=0.03）；两组间 30 天死亡率无差异。该研究提示低温治疗在 AMI 合并 CS 患者缺乏实质性获益。

4 小结与展望

实验和动物模型研究显示低温治疗对 CS 有潜在的积极作用，但临床研究显示低温治疗对 AMI 合并 CS 患者却是阴性结果，这可以用实验研究和临床研究的方法差异来解释。首先，在动物实验研究中，单一干预的治疗效果通常在一个固定的模型中测试，没有其他因素干扰；然而在临床研究中，干预措施的治疗效果往往受其他因素干扰，如护理等级、补液扩容、正性肌力药物或重症监测手段等。因此，只有该干预措施具有非常有效的治疗作用时才可能转化为阳性的结果。其次，目前低温治疗的诱导时间、目标温度、持续时间以及复温时间仍缺乏统一标准，不同研究采用了不同标准，导致了最终结果的差异。最后，如何控制低温治疗的并发症也是非常重要的。理想的低温治疗技术应该能迅速实施，在缺血／再灌注之前实现心肌的低温治疗，同时控制低温治疗范围局限于心脏，避免全身冷却引起的一系列不良反应。总之，需要更多大规模临床研究探索 CS 的低温治疗标准和追寻更加理想的低温治疗技术，才能更加科学客观地评估低温治疗在 CS 的治疗地位。

李超

参 考 文 献

[1] FUERNAU G, BECK J, DESCH S, et al. Mild hypothermia in cardiogenic shock complicating myocardial infarction: randomized SHOCK-COOL trial[J]. Circulation, 2019, 139:448–457.

[2] STEGMAN B M, NEWBY L K, HOCHMAN J S, et al. Post-myocardial infarction cardiogenic shock is a systemic illness in need of systemic treatment: is therapeutic hypothermia one possibility?[J]. J Am Coll Cardiol, 2012, 59:644–647.

[3] STUB D, BERNARD S, DUFFY S J, et al. Post cardiac arrest syndrome: a review of therapeutic strategies[J]. Circulation, 2011,123:1428–1435.

[4] NIElsen N, WETTERLEV J, CRONBERG T, et al. Targeted temperature management at 33° C versus 36° C after cardiac arrest[J]. N Engl J Med,2013,369:2197–2206.

第 17 章

经导管二尖瓣修复术

二尖瓣反流由左心室几何结构和功能改变引起，严重者是心力衰竭和左室射血分数降低患者临床预后不良的预测因素。经导管二尖瓣修复术可以减轻二尖瓣反流患者的症状，提高心肌功能和生活质量。

1 二尖瓣反流与心原性休克

在各类型的心脏瓣膜疾病中，二尖瓣反流是一类最为常见的瓣膜异常，总体人群中存在不同程度二尖瓣反流的比例可达 2% 以上。二尖瓣反流可能由瓣膜本身结构的病变导致（如先天性畸形、瓣膜退行性改变、心内膜炎、放化疗后等），也可能是心脏结构/功能或瓣膜支撑结构的病变所致（如缺血性心脏病和扩张型心肌病），两类病因所导致的二尖瓣反流分别称为原发性和继发性二尖瓣反流（后者也称为功能性二尖瓣反流）。

心原性休克最常见于急性心肌梗死、失代偿性心力衰竭或感染性心内膜炎等临床情况，合并严重的二尖瓣反流，可能是 AMI 机械并发症导致的乳头肌功能障碍或腱索断裂、伴有二尖瓣慢性反流的心肌病失代偿或慢性原发性二尖瓣反流急性加重等因素所致。对于原发性二尖瓣反流的患者，二尖瓣反流是导致患者血流动力学不稳定的主要因素，而继发性二尖瓣反流所扮演的角色可能更为复杂，它是造成血液动力学损害的主要原因还是仅仅作为一种继发性改变，目前尚不确定。但可以明确的是，心原性休克患者往往合并有继发性的二尖瓣反流，且被认为是预后不良的重要指标之一，例如在 SHOCK 研究中，大约 7% 的 CS 患者合并有重度的二尖瓣反流，该类患者的院内总体死亡率可达 55%，即使是接受了外科急诊手术，其院内死亡率也高达 39%。

2 手术干预措施

2.1 外科手术治疗

尽管正性肌力药物和机械循环支持是 CS 患者的一线治疗方法，但在合并严重二尖瓣反流的情况下，这些治疗手段并不能从根本上解决潜在的病因，许多患者还是需要接受直接的干预措施来改善二尖瓣反流。外科手术是纠正二尖瓣反流的经典治疗方法。

二尖瓣反流的外科手术治疗包括二尖瓣修复术和二尖瓣置换术，对于有手术指征的原发性二尖瓣患者，外科手术可显著改善患者的临床预后。对于继发性的二尖瓣反流，既往观点认为没有足够的证据支持二尖瓣修复或置换可以改善此类患者的生存率，但在新版的共识中，对于继发性二尖瓣关闭不全的干预则更加积极，认为部分患者的继发性二尖瓣关闭不全仅仅是心室功能障碍的一个表现，但另一部分患者的继发性二尖瓣关闭不全可能在左室重构和功能障碍的进展中发挥了重要作用，从而成为影响预后的独立因素，积极干预该类患者的瓣膜反流可能可以显著改善患者的预后。

然而，合并 CS 的二尖瓣反流患者常具有很高的手术风险，不适合接受外科手术治疗，因此，在临床实践中严重限制了外科手术在该类患者中的开展，该类患者也往往被排除在有关二尖瓣反流外科治疗的临床研究之外。因此，对于二尖瓣反流合并 CS 的患者，亟需一种可有效改善瓣膜反流同时又适用于存在外科手术禁忌的替代治疗方法。

2.2 经导管二尖瓣修复术

基于临床的客观需求，近十多年来，二尖瓣的微创治疗得到了长足的发展，各类器械和治疗方法不断涌现，包括经导管二尖瓣修复术、经导管瓣膜成形术、经导管 / 心尖瓣膜置换术以及经心尖腱索植入术等（图 17-1 ）。其中，以经导管二尖瓣修复术的应用最为广泛、临床证据最为充分，并率先在 CS 的患者中开展了一系列的先期临床研究，研究结果表现出了良好的应用前景。

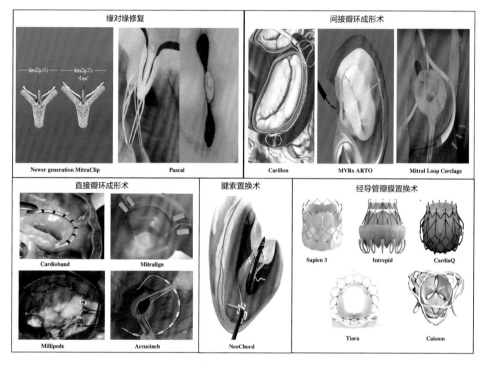

图 17-1　治疗二尖瓣反流的各种微创技术

经导管二尖瓣修复术是一种基于二尖瓣 "缘对缘" 外科修复技术的微创治疗方法，该技术使用一个特制的二尖瓣夹合器，经股静脉入路，穿刺房间隔，进入左心系统，在超声和 X 线的引导下，使用二尖瓣夹合器夹住二尖瓣前、后叶的中部，使二尖瓣在收缩期由大的单孔变成小的双孔，从而减少二尖瓣的反流（图 17-2 ）。相较于传统的外科手术，经导管二尖瓣修复技术具有创伤小、手术时间短、无需体外循环支持等优势，可能适用于具有传统外科手术禁忌的高危二尖瓣反流患者。目前已有多种经导管二尖瓣修复器械应用于临床，包括 MitraClip(Abbott 公司)、PASCAL(Edwards 公司)、DragonFlyTM （德晋医疗公司 ）等。其中 MitraClip 是临床应用最早也是使用最广泛的经导管二尖瓣修复技术，其于 2003 年即完成了第一例人体植入，随后以 EVEREST 系列研究为代表的众多临床试验均证实了

MitraClip 的有效性和安全性，欧洲 CE 和美国 FDA 分别于 2008 年和 2012 年批准将 MitraClip 用于原发性二尖瓣反流的治疗。之后，随着 COAPT 等大型临床研究结果的发表，美国 FDA 于 2019 年正式批准将 MitraClip 用于继发性二尖瓣关闭不全患者。

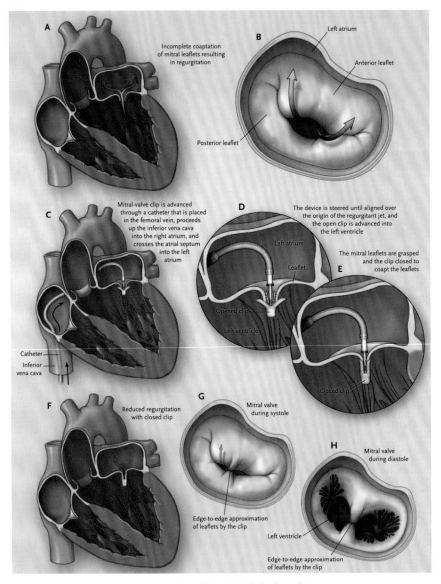

图 17-2　经导管二尖瓣修复术示意图

基于经导管二尖瓣修复术在外科手术高危患者中应用的成熟经验，近年来一些临床研究开始评估该技术在 CS 患者中的临床治疗效果。一项意大利的注册研究

（NCT04399499），纳入了来自 5 个医学中心的 28 例患者，最终有 24 例患者（86%）成功接受了 MitraClip 治疗，总体患者的院内死亡率为 25%，进一步的多因素回归分析结果还提示 MitraClip 治疗成功是患者能够存活出院的独立预测因子（*RR* 0.11，95% *CI* 0.02～0.67，*P*=0.017）。在另外几项单中心的回顾性分析中，连续纳入了一系列成功接受了 MitraClip 治疗的 CS 患者，术后患者的二尖瓣反流得到了显著的改善，且较少发生严重的手术并发症。这些研究结果均表明，在二尖瓣反流合并 CS 患者的治疗中，经导管二尖瓣修复术具有很高的手术成功率、理想的安全性及良好的可行性。

在证实二尖瓣修复术具有可行性的基础上，需要进一步回答的问题是该技术是否能最终为 CS 的患者带来临床获益。针对这一问题，对既往的相关研究进行系统评价，共纳入了来自 14 个临床研究的 141 例患者，以术后二尖瓣反流是否较术前得到有效的改善作为手术成功与否的判断标准。结果表明，成功的二尖瓣修复术可显著降低患者的院内死亡率（*RR* 0.36，95% *CI* 0.13～0.98，*P*=0.04）、90 天死亡率（*RR* 0.36，95% *CI* 0.16～0.78，*P*=0.01）以及 90 天死亡与住院的复合终点发生率（*RR* 0.41，95% *CI* 0.19～0.90，*P*=0.03）。另一项研究使用了美国医疗保险和医疗补助服务中心的数据，评估了美国全国范围内经导管二尖瓣修复对于 CS 患者生存情况的影响。该研究共纳入二尖瓣反流合并 CS 的患者 38,166 例，其中 622 例（1.6%）患者接受了 MitraClip 治疗，通过倾向评分匹配的方式对 MitraClip 的有效性进行比较分析，结果表明，无论在总体患者还是在大多数的亚组中，接受 MitraClip 治疗患者的院内死亡率（*OR* 0.6，95% *CI* 0.47～0.77，*P*<0.001）和 1 年死亡率（*RR* 0.76，95% *CI* 0.65～0.88，*P*<0.001）相较于未接受 MitraClip 治疗者均显著降低。这些积极的研究结果初步证实了二尖瓣修复术在 CS 中的有效性，很好地支持了该技术在 CS 患者中的潜在应用价值，为今后在该方向开展更高质量的研究提供了前期基础。

3 问题和展望

经导管二尖瓣修复术作为一种介入治疗技术，具有其自身的独特优势，因而可用存在于外科手术禁忌的高危患者的治疗，但在当前的临床实践中，经导管二尖瓣修复术在 CS 合并严重二尖瓣反流患者中的应用并不普及，从 2014—2019 年美国的全国性数据来看，仅有 1.6%（622 例 /38,166 例）的患者接受了该项技术。限制该技术广泛开展的原因应该是多方面的，其中可能包括如下的三个方面。首先，目前仍缺乏大规模前瞻性研究的数据支持。通过对现有的资料进行梳理可以发现，关于此方面的研究都还是回顾性研究或小样本的非随机对照研究，证据强度尚不足以建议在 CS 患者中普遍使用该项技术，但这些已取得的初步研究结果是令人鼓舞的，这为今后开展高质量研究提供了基础也注入了信心。其次，如何选择合适的患者人群目前尚不清楚。选择合适的患者对于经导管二尖瓣修复术的治疗效果可能至关重要，例如在同一时期发表的两项关于心力衰竭患者接受 MitraClip 治疗的研究中，由于在纳入人群细节方面的差异，在长期预后方面得到了完全不同的研究结果。二尖瓣反流是一类复杂的瓣膜病变，其病因多样，涉及的病理改变各异，在 CS 患者的治疗中还涉及血流动力学改变、疾病不同发展阶段、多器官功能障碍等诸多方面的挑战。这就需要开展更多有针对性的研究，从而对于二尖瓣反流在不同临床情况中所扮演的角色做出更加细致的区分，进而在临床实践中指导可获益患者的选择和合理干预时机的判断。最后，从二尖瓣反流的解剖特点来看，并非所有的二尖瓣反流均可接受经导管二尖瓣修复治疗。EVEREST II 研究对于患者的解剖入选标准有着严格的限定，这也是经导管二尖瓣修复术的经典解剖标准，虽然该标准在其后的研究中有所拓展，但基于"缘对缘"修复技术的原理特点，必然有部分类型的二尖瓣反流不适用于该项技术。对于此方面，其他二尖瓣的微创治疗技术正在不断成熟，并在外科高危患者取得了一系列的证据，相信这些技术将可作为经导管二尖瓣修复术的有益补充。

近年来，关于各类心脏瓣膜疾病的微创治疗手段得到了蓬勃的发展，高质量的临床证据不断涌现。相信随着对于二尖瓣反流认识的逐渐深入、高质量临床证据的不断获得以及手术器械 / 手术技术的持续发展和成熟，包括经导管二尖瓣修复在内的二尖瓣微创治疗方法在 CS 患者中的应用将会更加普及、更加个体化精准化，并为患者带来更多的临床获益。

闫少迪

参考文献

[1] WU S, CHAI A, ARIMIE S, et al. Incidence and treatment of severe primary mitral regurgitation in contemporary clinical practice [J]. Cardiovasc Revasc Med,2018,19:960-963.

[2] SABBAGH A E, REDDY Y N, NISHIMURA R A. Mitral Valve Regurgitation in the Contemporary Era: Insights Into Diagnosis, Management, and Future Directions [J]. JACC Cardiovasc Imaging,2018,11:628-643.

[3] AKODAD M, SCHURTZ G, ADDA J, et al. Management of valvulopathies with acute severe heart failure and cardiogenic shock [J]. Arch Cardiovasc Dis,2019,112:773-780.

[4] TANG GHL, RODRIGO ESTEVEZ-LOUREIRO R, YU Y, et al. Survival following edge-to-edge transcatheter mitral valve repair in patients with cardiogenic shock: a nationwide analysis [J]. J Am Heart Assoc,2021,10:e019882.

[5] CHAN V, MESSIKA-ZEITOUN D, LABINAZ M, et al. Percutaneous mitral repair as salvage therapy in patients with mitral regurgitation and refractory cardiogenic shock [J]. Circ Cardiovasc Interv,2019,12:e008435.

[6] BONOW R O, O'GARA P T, ADAMS D H, et al. 2020 focused update of the 2017 ACC expert consensus decision pathway on the management of mitral regurgitation: A report of the American College of Cardiology Solution Set Oversight Committee [J]. J Am Coll Cardiol,2020,75: 2236-2270.

[7] STONE G W, LINDENFELD J, ABRAHAM W T, et al. Transcatheter mitral-valve repair in patients with heart failure [J]. N Engl J Med,2018,379:2307-2318.

[8] GARCIA S, ALSIDAWI S, BAE R, et al. Use of MitraClip system for severe mitral regurgitation in cardiogenic shock: results from a multicentre observational Italian experience (the MITRA-SHOCK study) [J]. Eur Heart J,2020,41: ehaa946.2635.

[9] FLINT K, BRIEKE A, WIKTOR D, et al. Percutaneous edge-to-edge mitral valve repair may rescue select patients in cardiogenic shock: Findings from a single center case series [J]. Catheter Cardiovasc Interv,2019,94:E82-87.

[10] CHENG R, DAWKINS S, HAMILTON M A, et al. Percutaneous mitral repair for patients in cardiogenic shock requiring inotropes and temporary mechanical circulatory support [J]. JACC Cardiovasc Interv, 2019,12:2440-41. 24

[11] JUNG R G, SIMARD T, KOVACH C, et al. Transcatheter mitral valve repair in cardiogenic shock and mitral regurgitation: a patient-level, multicenter analysis [J]. JACC Cardiovasc Interv,2021,14:1-11.

[12] GRAYBURN P A, SANNINO A, PACKER M. Proportionate and disproportionate functional mitral regurgitation: a new conceptual framework that reconciles the results of the MITRA-FR and COAPT Trials [J]. JACC Cardiovasc Imaging,2019,12:353-362.

第 18 章

电生理评估和心律失常处理

急性心肌梗死所致的心原性休克是心肌梗死患者主要的死之原因之一，主要发病机制为心肌梗死后引起急性左、右心力衰竭，周围血管阻力改变，重要器官供血不足，引发炎性反应，最终多器官功能衰竭。在此过程中，心肌缺血、梗死及血流动力学障碍会引发严重的心肌代谢和电生理特性改变，进而导致无症状或危及生命的心律失常，甚至心脏性猝死。

心肌梗死合并 CS 时，房性和室性心律失常都可能发生，持续性室性快速性心律失常使原有循环衰竭进一步恶化，需要立即治疗。当心房颤动伴快速心室率使血流动力学恶化时，也需要紧急纠正。其他类型心律失常比如窦速、室上速等的治疗主要是为了缓解症状，而不是为了避免进展为更严重的心律失常。目前不提倡预防性应用抗心律失常药物的治疗策略。

1 缺血相关室性心律失常的发生机制

AMI 发生心律失常的机制包括折返、自律性增高及触发活动，其中梗死与存活心肌连接处电生理特性不均一导致的折返为引发室性心律失常的最主要原因。此外，急性心肌缺血时的损伤电流、局部儿茶酚胺浓度的增高、心肌细胞的延迟后除极、电解质紊乱及酸中毒等亦可促发心律失常的发生。

电压和浓度依赖性离子流产生的心室动作电位是单个心肌细胞收缩的基础。缺血／再灌注发生时，这种离子平衡可能会受损。急性心肌缺血导致 ATP 缺乏，无氧糖酵解导致酸中毒，细胞膜外钾（K^+）升高，溶血磷脂酰胆碱积聚。电生理上导致：①离子失衡，底物相关钾电流 IK 抗心动过速起搏的激活导致动作电位时程缩短；通过抑制内向整流钾电流 Ik_1，降低静息膜电位；②细胞内钙（Ca^{2+}）紊乱导致收缩力减弱；③功能缝隙连接减少导致传导速度减慢。上述改变都有利于触发活动和折返的形成。

AMI 可出现各种类型的心律失常，包括窦性心动过速、心房颤动、室性期前收缩、室性心动过速、心室扑动、心室颤动和房室传导阻滞等。急性冠状动脉综合征病程早期的心律失常通常表现为多形性室性心动过速或心室颤动。由于再灌注策略的广泛使用，急性心力衰竭或室性心动过速／室性颤动的住院死亡率已显著下降。

2 AMI 合并 CS 的心律失常评估

目前有多种无创和有创的评估方法用以评估心肌梗死后心脏性猝死的发生风险。左室射血分数结合心内电生理程序刺激诱发室性心动过速是目前应用最广的方法。由于急性缺血发生后心肌修复和重构有明显的动态变化，AMI 急性期评估这些参数以预测远期心律失常死亡风险并不太可靠。

AMI 后左室射血分数常常受损降低，不论是否行直接经皮冠状动脉介入治疗，远期是否恢复都难以预测。有研究发现，AMI 发病 3 月后，约有 22% 心功能受损者心功能恢复正常。在心肌梗死后早期阶段（40 天内）评估射血分数并将其作为危险分层和植入式心律转复除颤器（implantable cardioverter defibrillator，ICD）植入依据并无生存获益。

2.1 有创性分层方法：心内电生理检查

目前的数据仅支持左心室射血分数≤40% 的心肌梗死后患者接受心内电生理

检查。心内电生理检查阳性（诱发出持续性室性心动过速）的患者心原性猝死发生率33%，而阴性患者心原性猝死的发生率为4%。虽然心内电生理检查是预测心原性猝死的重要指标，但敏感性和特异性不够，而且为有创性检查，其应用收到了限制。

何时行心内电生理检查仍具有争议。研究显示，AMI 后晚期心内电生理检查诱发室性心律失常且左室射血分数≤35%的患者从 ICD 治疗中获益最大。在心肌梗死后 1 个月内的患者中，β 受体阻滞剂策略加植 ICD 研究有相同发现，室性心律失常事件发生后早期心内电生理检查诱发室性心律失常可能无法预测 ICD 获益情况。然而，AMI 后的心律失常和风险分层试验显示，心内电生理检查不仅敏感性低，而且特异性也存在问题，超过四分之一的左室射血分数≤35% 和心内电生理检查阴性的患者后续发生了严重室性心律失常事件。

2.2　无创性分层方法

无创性分层方法是临床普遍应用的危险预测和分层的方法，包括影像学（测定左室射血分数）、心电图和动态心电图、运动试验等四类检测手段。

无创性危险分层的目的是发现启动和维持导致心律失常的因子，这些因子包括心肌缺血、自主神经活性的改变、代谢紊乱、电解质紊乱、急慢性容量和压力负荷增高、离子通道异常和药物等。它们通过改变心室的结构，形成心律失常的基质或者成为心律失常的触发因子，最终引起室性心动过速心室颤动。

2.2.1　左室射血分数

左室射血分数是评估缺血性心肌病患者心原性猝死的独立预测指标，可通过核素、左室造影、超声心动图及磁共振成像等方法测定。室性心律失常的发生率与梗死面积成正比，与左室射血分数呈负相关。

经胸超声心动图常规用于评估梗死范围，左室射血分数用于对患者进行危险分层。对左室射血分数进行量化时，与磁共振成像相比，超声具有更大的操作者变异性。无论左室射血分数的测定方式如何，它在识别室性心律失常和心原性猝死风险人群方面都有局限性。相比之下，磁共振成像在定义梗死组织特征和评估瘢痕负荷方面优势明显。研究发现，组织异质性增加和梗死区周围或边缘区变大与死亡风险增加相关，磁共振成像能更好地评估这些风险。不过目前缺乏大规模数据评估磁共振成像如何在左室射血分数之外指导 ICD 一级预防。一项对 48 例已知冠心病患者进行电生理检查的研究发现，与左室射血分数相比，心脏磁共振成像测量的梗死面积和质量能够更准确地鉴别出具有单形性室性心动过速病变基质的患者。上述大多数研究都在心肌梗死后 1 个月之后进行。一项大型随机试验旨在调查左室射血分数 >35% 且磁共振成像评估为大面积瘢痕的患者心肌梗死后预防性 ICD 治疗的效果。左室射血分数对心原性猝死危险分层的界值是 40%。对于 II 级和 III 级心功能患者，左室射血分数越低则发生心原性猝死的可能性越大。左室射血分数值 30%~40% 时发生心律失常事件的相对风险 4.3%，对心律失常事件预测的敏感性和特异性分别为 59.1% 和 77.8%。虽然左室射血分数值低于 40% 的患者的心原性猝死风险度较高，但多数心原性猝死发生在左室射血分数值相对正常的患者，表明此项检测指标存在一定的局限性。

2.2.2　其他无创检查方法

其他心脏无创检测技术对病理性影响因素检测的内容的侧重点不同，如 QRS 波宽度、晚电位可检测室内传导延迟；QT 间期、QT 离散度、T 波电交替可检测心室复极不均衡；心率变异性、窦性心律震荡、运动后心率恢复、压力感受器敏感度可检测自主神经张力失衡；左室射血分数、运动试验可检测心肌受损和瘢痕形成程度；动态心电图可检测异位室性激动等。目前尚未发现评估心室传导和复极或自主神经张力的非侵入性评估方法可用于准确预测室性心律失常的风险或指导 ICD 治疗。

3　AMI 合并 CS 时的心律失常

室性心动过速 / 心室颤动、心房颤动和房室传导阻滞是 AMI 合并 CS 时常见的心律失常，发生该类心律失常与较高的短期死亡率相关。CS、急性缺血和应用正性肌力药物是发生心律失常事件的主要危险因素。因此，纠正 CS 的潜在因素、去除心律失常的基质和触发因素在心律失常的治疗中发挥主要作用。

3.1 室性心律失常

持续性室性心动过速的发生率为17%~21%，心室颤动的发生率略高（24%~29%），在接受溶栓或直接PCI治疗的CS患者中，持续性的室性心动过速/室性颤动会进一步恶化血流动力学状态和加重左室功能不全。治疗目标应该是立即恢复窦律，以避免长时低灌注导致靶器官损害。

有4种治疗室性心律失常的措施。①电复律：无论CS为何种病因引起，发生持续性室性心动过速/室性颤动后必须立即电复律治疗。②导管消融治疗：对于持续单形性室性心动过速或复发的室性心动过速，导管消融治疗是一种补救治疗措施。③抗心律失常药物治疗：室性心动过速发作急性期可以考虑抗心律失常药物治疗（通常是静脉注射胺碘酮、利多卡因）和纠正电解质失衡。静注胺碘酮时应慎重，以避免低血压。④器械治疗：对于某些难治性室性心动过速/室性颤动且血流动力学和临床状态迅速恶化的患者，植入左心辅助装置和体外膜肺氧合（ECMO）支持下的直接PCI可以改善预后、促进康复。AMI合并CS或心脏骤停的患者植入左心辅助装置，可缓解组织缺氧，稳定血流动力学，改善神经症状。

对于合并CS和难治性室性心动过速/室性颤动的患者，ECMO辅助下PCI治疗较主动脉内球囊反搏而言，可明显改善远期预后，ECMO组脱机成功率为69.23%，IABP组仅为12.5%（P=0.02），因此目前不再建议IABP治疗。研究显示，与药物治疗相比，IABP对组织缺氧、血流动力学稳定时间、患者的短期和长期病死率均无改善。一项根据心肌梗死和CS患者的再灌注类型对IABP的效果进行的荟萃分析研究显示，IABP对接受直接PCI的患者的住院和长期死亡风险没有改善，接受IABP支持的患者有更高的住院死亡风险（RR 1.18,95% CI 1.04~1.34）。由于不增加循环血流，IABP不适用于心室颤动患者。

可以应用正性肌力药和血管升压剂进行适当的血流动力学支持，但需注意，应用多巴胺可能会增加休克患者心律失常的风险，而其他正性肌力药物则较少出现。冠状动脉再灌注治疗是提高存活率的关键。一项荟萃分析显示，与药物治疗相比，对CS患者进行早期血运重建死亡风险降低了18%（RR 0.82,95% CI：0.70~0.96）。因此，早期稳定血流动力学和处理心律失常不应延误血运重建。

3.2　心房颤动

AMI-CS 患者中约有 11%～20% 会发生心房颤动。导致 CS 的几种潜在病变基质可通过产生心律失常基质或触发灶而导致心房颤动。血流动力学改变如肺毛细血管楔压和左房压升高，也可导致心房颤动。心房颤动的危害主要体现在快速心室率导致血流动力学恶化，症状加重。当心输出量降低时，应立即进行电复律恢复窦性心律和血流动力学。尽管循证证据有限，胺碘酮是此种情况下可以应用的药物之一，主要用于急性期控制心室率，部分患者也可能会转复窦律，但应用时需要注意胺碘酮的降压作用。对已经口服胺碘酮的心房颤动患者，它也可以提高电转复的成功率。对难治性心房颤动患者，可以考虑采用消融房室结后进行双心室、左心室或者左束支起搏来控制心室率，以往研究显示此种方法可以纠正 CS 和严重心力衰竭患者的血流动力学紊乱。

3.3　房室阻滞

AMI 合并 CS 患者中有 23%～35% 发生高度房室传导阻滞和停搏，以右冠状动脉近端闭塞引起下壁心肌梗死为甚。在完全血运重建的心肌梗死患者中，三度房室传导阻滞的发生率要低得多，因此应尝试对梗死相关动脉进行迅速血运重建。房室阻滞是由自主神经失衡或传导系统缺血坏死引起的。

需要明确哪些情况是可逆和暂时性的，哪些可能进展为不可逆的、有症状的高度房室传导阻滞，后者死亡率接近 80%，提示发生大面积心肌坏死。如果症状性、严重的缓慢性心律失常在再灌注后几分钟内不能缓解，则需要经静脉植入临时起搏电极。该类患者由于存在右室及下壁心肌梗死，其局部心肌起搏阈值可能增高，此时，右室流出道起搏可能是更好的方式。

4　持续性室性心律失常的导管消融治疗

经完全血运重建和最佳药物治疗后室性心动过速或心室颤动仍频繁发作者，

可考虑导管消融治疗。反复发作的心室颤动可能源于损伤的浦肯野纤维，或由缺血和（或）再灌注心肌损伤致室早触发，几乎所有病例均可从心内膜行基质消融。由于这些患者往往血液动力学不稳，因此，需要训练有素的电生理专家和手术经验丰富的电生理中心来完成该类手术。

在三维电解剖标测系统指导下进行激动顺序标测和起搏标测，寻找室早触发灶和／或折返环关键峡部。在大多数病例中，由于 Purkinje 纤维和缺血心肌致心律失常基质在心内膜下，心内膜标测和消融就足够了。折返环常位于心肌梗死灶的缺血交界区，激动顺序标测需要在室性心动过速和／或室早发作时进行，同时在附近标测浦肯野电位。当无自发的室性早搏和室性心动过速时，可以根据术前记录的室性早搏进行起搏标测；消融终点是室性心动过速终止、消除室性早搏以及浦肯野电位。此外，对病变基质进行均质化消融、关键峡部区的线性消融也是可取的消融策略。

与导管消融相关的并发症包括心脏压塞、缺血性卒中、房室传导阻滞、瓣膜损伤、心脏失代偿和死亡。据报道，在血流动力学不稳定的患者中，围手术期死亡率高达 3%，而且大多与无法控制的、顽固性心律失常有关。消融后的长期死亡率高达 18%，主要是室性心动过速和急性失代偿性心力衰竭所致。

对于缺血性心肌病患者，室性心律失常的处理原则包括：①对长期服用胺碘酮治疗后反复出现单形性室性心动过速的缺血性心肌病患者，施行导管消融治疗，而不是强化抗心律失常药物治疗；②对于尽管已行抗心律失常药物治疗但仍有复发症状性单形性室性心动过速的缺血性心肌病患者，或者存在抗心律失常药物治疗禁忌及不能耐受时，施行导管消融以减少室性心动过速的复发。③对于抗心律失常药物治疗无效的缺血性心肌病和室性心动过速风暴患者，施行导管消融。④对于不需要抗心律失常药物的缺血性心肌病和复发性单形性室性心动过速患者，可以考虑施行导管消融。⑤对于首次出现单形性室性心动过速的缺血性心肌病和 ICD 患者，导管消融可以降低室性心动过速或 ICD 治疗复发的风险。⑥对于既往有心肌梗死和反复发作有症状的持续性室性心动过速的患者，如果之前的心内膜导管消融没有成功，并且有心电图、心内膜标测或心外膜下室性心动过速的影像证据，可以考虑心外膜消融术。

5 ICD 植入

在 AMI 后 40 天内，一般不考虑植入 ICD 作为猝死的一级预防。然而，对无法完全血运重建、既往有收缩功能不全、急性冠状动脉综合征 48 h 后出现电风暴的患者，可以考虑早期植入 ICD。条件允许的话，可临时使用穿戴式复律除颤器，到时机合适时再评价是否需行 ICD 植入。

5.1 ICD 植入原则

目前 ICD 的植入原则包括：①对于缺血性心脏病，室性心动过速 / 室性颤动所致心脏骤停的幸存者，或有血流动力学不稳定的室性心动过速，或非可逆因素导致的稳定室性心动过速，预期生存期＞1 年，建议植入 ICD。②ICD 二级预防心原性猝死的价值中等，尤其是对于以并发症负荷与心功能状态推断室性心律失常所致的死亡风险高者，而非心律失常死亡（心脏或非心脏）的风险低者。③缺血性心脏病伴晕厥者，若电生理检查诱发单形持续性室性心动过速，预期生存期＞1 年，建议植入 ICD。④冠状动脉痉挛所致心脏骤停生存者，若药物治疗无效或不能耐受，预期生存期＞1 年，可以使用 ICD。⑤冠状动脉痉挛所致心脏骤停者，若预期生存期＞1 年，可以使用 ICD 与药物治疗合用。⑥缺血性心脏病左室射血分数＜35%，心肌梗死后至少 40 天，或血运重建后 90 天，药物治疗后心功能仍为 II 或 III 级者，可以使用 ICD 作一级预防。⑦陈旧性心肌梗死有非持续性室性心动过速，左室射血分数＜40%，电生理检查可诱发室性心动过速或心室颤动者，若预期生存期＞1 年，可以应用 ICD。⑧心功能 IV 级的非住院患者，若等待心脏移植或左室辅助装置，预期生存期＞1 年，可以使用 ICD。

5.2 室性心律失常电风暴和 ICD 不适当放电的处理

在 AMI 合并 CS 患者中，电风暴和不适当的 ICD 放电与预后不良有关。电风暴是指在任意 24 h 内发生 3 次或 3 次以上的室性心动过速或心室颤动。急性心肌缺血更容易诱发心室颤动或多形性室性心动过速，而不是单形性室性心动过速。大多数不适当放电与室上性心动过速有关。适当和不适当的 ICD 放电都是死亡的重要预测因子，而在那些接受抗心动过速起搏治疗（快速起搏超速抑制）的心律失常患者中，并未发现死亡率方面的变化。

5.3   降低 ICD 放电发生率的急诊处理及方法

一旦发生致命的心室电风暴，应立即进行电复律，同时应采用恰当的抗心律失常药物以防止电风暴再次发生。β 受体拮抗剂可作用于电风暴发生机制的核心环节，是防治心室电风暴最有效的药物，临床上与胺碘酮等药物联合使用。非药物的治疗手段包括通气支持、自主神经调节、麻醉、导管消融等，可在必要时应用。最后，针对心室电风暴的病因或诱因进行治疗是预防其再次发作的根本措施。

ICD 程控可以防止电风暴的发生。与传统程控相比，在室性心动过速＞200/min 时给予抗心动过速起搏是安全的，减少了放电的需要。可以谨慎地延长再检测时间，以降低在许多患者中不适当检测导致非持续性室性心动过速的风险。在某些情况下，可能建议关闭 ICD 以避免多次无效电击，前提是在重症监护病房对患者进行严格监测，并且在发生危及生命的心律失常时及时除颤。此外，应用 ICD 突发性和稳定性标准有助于鉴别室上性心律失常，降低不适当电击的风险。而采用窦律 QRS 模板功能可以和室性心动过速体表 QRS 波群相鉴别。

射频消融对于起源于浦肯野纤维的电风暴有很好的疗效。消融的典型适应证是同时接受多次 ICD 电击的药物难治性室性心动过速。在有电风暴的患者中，导管消融应该在早期阶段作为一种有效的治疗手段使用。

6   小结

AMI 合并 CS 是临床的巨大挑战，病程中常常发生各种心律失常，尤其是室性心律失常，往往是 ACS 的主要死因，需要及时处理以降低死亡率。及时充分的血运重建是预防和治疗心律失常的关键，应用药物或者器械稳定血流动力学，纠正内环境紊乱、应用抗心律失常药物、导管消融、ICD 治疗等可以改善或者消除心律失常。

丁立刚　廖志勇

参考文献

[1] Bloch Thomsen P E, Jons C, Raatikainen M J, et al. Long-term recording of cardiac arrhythmias with an implantable cardiac monitor in patients with reduced ejection fraction after acute myocardial infarction: the Cardiac Arrhythmias and Risk Stratification after Acute Myocardial Infarction (CARISMA) study.[J]. Circulation,2010,122(13):1258-1264.

[2] Kim H, Lim S H, Hong J, et al. Efficacy of veno-arterial extracorporeal membrane oxygenation in acute myocardial infarction with cardiogenic shock[J]. Resuscitation,2012,83(8):971-975.

[3] Thiele H, Zeymer U, Neumann F J, et al. Intraaortic balloon support for myocardial infarction with cardiogenic shock.[J]. The New England journal of medicine,2012,367(14):1287-1296.

[4] Cronin E M, Bogun F M, Maury P, et al. 2019 HRS/EHRA/APHRS/LAHRS expert consensus statement on catheter ablation of ventricular arrhythmias: Executive summary.[J]. Heart rhythm,2020,17(1):e155-e205.

[5] Al-Khatib S M, Stevenson W G, Ackerman M J, et al. 2017 AHA/ACC/HRS guideline for management of patients with ventricular arrhythmias and the prevention of sudden cardiac death: Executive summary: A Report of the American College of Cardiology/American Heart Association Task Force on Clinical Practice Guidelines and the Heart Rhythm Society.[J]. Heart rhythm,2018,15(10):e190-e252.

[6] Cronin E M, Bogun F M, Maury P, et al. 2019 HRS/EHRA/APHRS/LAHRS expert consensus statement on catheter ablation of ventricular arrhythmias: Executive summary. Journal of arrhythmia,2020,36(1):1-58.

第 19 章

超声心动图评估

超声心动图现已成为最常用的心血管疾病诊断与手术监测的手段之一。超声设备的小型化和微型化，使其更方便进入床边，随时随地对患者进行观察。掌上超声、手机超声、口袋超声、平板超声、超声听诊器概念产品等应运而生，受到临床医师的青睐，其便携性可与听诊器，被誉为可视化听诊器相比。不同的超声模式，从基本的即时超声到先进的超声心动图成像，都适用于对急性心血管病患者进行评估，经胸超声心动图常作为一线成像方式。

对怀疑心原性急性心血管症状的患者可选择的超声检查措施包括：①即时心脏超声（床旁超声）；②全面的经胸超声心动图；③有重点的经胸超声心动图；④经食管超声心动图；⑤心脏超声造影；⑥负荷超声心动图；⑦斑点追踪超声（应变超声）；⑧三维超声心动图；⑨肺超声；⑩血管超声引导穿刺。

随着国内各地胸痛中心的建立和运行，超声心动图在急性胸痛的病因诊断、心脏状态评估及鉴别诊断中发挥着越来越重要的作用，尤其是在急性冠状动脉综合征的诊断、心功能评估、并发症的监测及介入治疗评估方面。

心原性休克是一组血流动力学复杂的多系统临床综合征，病情发展快，需要超声心动图进行及时的准确的评估，为临床及早的精准的干预提供影像学依据。应对 CS 患者进行快速评估，评估内容包括心包积液，明显的瓣膜功能异常、大动脉、室壁运动情况、心功能状态、肺动脉压力。常见的导致急性胸痛症状的两种临床情况分别为急性冠状动脉综合征和急性主动脉夹层综合征。

1 超声心动图检查技术

超声心动图主要包括 M 型超声、二维超声（灰阶）、彩色 Doppler 超声、脉冲 Doppler 超声、连续 Doppler 超声、组织 Doppler 超声、实时三维超声、应变分析和涡流分析。

1.1 M 型超声

M 型超声心动图能记录心脏结构的细微运动，其时间分辨率好，是超声心动图检查的重要组成部分。在二维超声心动图引导下，M 型超声心动图取样线通过感兴趣区域，可以测量室壁厚度、心腔大小，分析室壁运动、瓣膜活动、大血管搏动、下腔静脉内径变化及膈肌运动，操作简便快捷。目前主要用来快速测量左室壁运动和进行左心功能分析。

二维引导切面可选择胸骨旁左室长轴或者左室短轴腱索水平切面进行左室内径和室壁厚度的测量。测量时相舒张末期为心电图 R 波的顶点，收缩末期为左室后壁前向运动的最高点。测量标准包括测量时相左室舒张末期为心电图 QRS 波的起点，收缩末期则为室间隔后向运动的最低点。在测量室间隔和左室后壁厚度时，应注意识别右室调节束、室间隔束、腱索、假腱索、乳头肌等结构。注意 M 型取样线必须与室壁垂直，如果不能垂直，可尝试任意解剖 M 型。

1.2 二维超声

二维超声心动图可显示心腔的形态结构，实时评价心脏瓣膜、室壁运动，准确测定心腔大小和功能。美国超声心动图学会建议应用二维断层切面测量左室大小，二维进行左房、左室容积测量时，采用两个正交平面，即双平面圆盘法（改良的 Simpson 法）。左房容积的测量是取心尖切面四腔心和二腔心充分显示左房，一般测量左房最大容积。左室容积的测量也是分别在心尖四腔心和心尖二腔心的同一时相（舒张期或收缩期）充分显示完整心腔及清晰心内膜，然后按测量指示依次勾画心内膜或自动识别。通过上述方法依次获得舒张末期容积和收缩末期容积，计算每搏量、射血分数和心输出量。改良的 Simpson 法对心腔容积的测量与三维超声和磁共振的一致性较好，可作为三维超声的替代，尤其是对于存在节段性室壁运动异常或室壁瘤的患者。二维对心腔的测量要求心内膜清晰，对于声窗较差的情况，可以使用心脏超声造影技术以改善对心内膜边界的识别，准确测量心室的容积。

1.3　Doppler 超声

Doppler 超声的原理是当声源移向观察者时声波频率增加，声源远离观察者时声波频率减少，这种频率变化称为 Doppler 频移，依据频移大小可以计算出声源的运动速度。在心血管系统中也存在这种现象，运动目标为血液中的红细胞，超声探头以发射频率（fo）发射至心脏和大血管时，运动中的红细胞反射声束，如红细胞运动朝向声源，接收声束频率（fr）增加，反之，如红细胞运动远离声源，接收声束频率减少；接收频率和发射频率的差别即为 Doppler 频移（$\Delta f = fr - fo$）。Doppler 频移依赖于发射频率、血流速度（v）以及声束方向和血流方向的角度（θ），Doppler 频移公式为：

$$\Delta \mathrm{f} = 2fo \times \frac{v\cos\theta}{C} \quad \text{或} \quad v = \frac{C\,\Delta f}{2\,fo\,\cos\theta}$$

假设声束与血流方向平行，$v=C \times \Delta f/(2fo)$，$C$ 为声波在人体组织中的速度（1540 m/s，约为 1.5 mm/μs），从 Doppler 频移公式可推知，Δf 取决于 fo；对某一定的 Δf，fo 越小则可测定的血流速度 v 就越大。如果想测定高速血流，就应选择较低频率的探头。Doppler 频移通常位于可听区域，因此在测定血流速度时，Doppler 信号既可听到又可显示。

常见的 Doppler 脉技术有脉冲、连续、高脉冲重复频率 Doppler 和彩色 Doppler 超声心动图，流速测定主要依靠脉冲和连续 Doppler。显示组织低速运动的技术为组织 Doppler 超声，包括组织速度显像、组织脉冲 Doppler 显像。

● 脉冲 Doppler（PW）

PW 由单一晶片发射和接受声束，晶片在一定时间间隔（T）间断发射脉冲然后接受脉冲，也称为脉冲重复频率（PRF，$PRF =1/T$）。PRF 依声束在组织的速度（C）和探查部位深度（R）而定，即 $PRF= C/2R$。因此 PW 可以准确测定心腔内某一点的流速，其制约因素包括探头频率和距离。探头频率越低，深度越浅，可测量流速越高。

● 连续 Doppler（CW）

CW 为双晶体片探头，一晶体片连续发射声波，另一晶体片同时连续接受声波。CW 接受声束方向的所有 Doppler 频移，因此 CW 能测定高速血流而无 PRF 的限制，但无距离分辨能力，无法对声束方向的任意一点取样评估。CW 的可测血流流速一般大于 7 m/s，足以满足临床需要。通常用于测定瓣膜狭窄、瓣膜反流、高速分流的频谱，可计算峰值压差和平均压差。

● 高脉冲重复频率 Doppler（HPRF）

HPRF 是在 PW 基础上的改进，仍由单一晶体片发射和接受声束，探头发射一组脉冲波后，不等采样部位的回声信号返回探头，探头又发射新的一组脉冲波，超声束方向上的不同深度可有一个以上的取样容积。HPRF 增加了速度可测定范围，但代价为定位模糊，是介于 PW 和 CW 之间的一种技术。主要应用于在多处血流加速部位（如肺动脉瓣狭窄合并肺动脉瓣上狭窄）确定各部位的血流速度。

● 彩色 Doppler 血流显像（CDFI）

基于 PW Doppler 原理，CDFI 采用多点选通技术，即众多超声声束上多点取样方法，通过自动相关技术和彩色数字扫描转换技术而实现，根据感兴趣区内血流流速、方向和湍流程度，应用红、蓝、绿和三基色的混色显示心腔内血流。红、蓝色显示血流速度方向，颜色色调表示速度大小，血流速度超过尼奎斯特极限时导致彩色逆转和血流分散则以混色显示。朝向探头的血流彩色编码为红色，远离探头的血流彩色编码为蓝色，在尼奎斯特极限内颜色明亮表示血流速度较快，而颜色黯淡则表示血流缓慢。当血流流速超过尼奎斯特极限，就出现色彩反转。

CDFI 是血流动力学评价的重要组成部分，可直观地显示心腔内和大血管内血流分布、瓣膜狭窄或返流以及心腔之间的分流信号。CDFI 是心血管超声诊断上的一项重大技术进展，在评价血液动力学异常方面较 PW、CW 有一定的优越性，但在定量测定血流流速和压差方面需要利用 PW、CW 作为补充。另外，CDFI 与 PW 一样，其彩色显示受脉冲重复频率的影响，血流速度超过尼奎斯特极限速度时可出现颜色反转。CDFI 的血流显像质量受帧速和仪器性能的影响，高性能的超声仪对正常和异常血流信号显像更清晰，有助于提高诊断信心。

● 组织 Doppler

组织 Doppler 是采用特殊的滤波装置将高频率和低振幅的血流信号滤掉而保留低频率和高振幅的室壁运动信号，并以色彩、频谱或曲线选择性地显示室壁运动的频率或振幅信息的新型显像技术。用途包括：①显示心肌组织的运动速度；②显示心肌 12 节段心肌速度曲线；③评估 12 节段室壁收缩运动的同步性；④测量分析三尖瓣、二尖瓣瓣环的速度曲线，可以评估左右室收缩功能和舒张功能，计算做功指数。

1.4 应变超声

应变是指心肌发生变形的能力，即心肌长度的变化占心肌原长度的百分数，而应变率则反映了心肌发生变形的速度，是心肌运动在声束方向上的速度梯度。可以定量分析局部与整体心肌的变形，尤其是长轴方向的应变。心肌应变及应变率作为一种客观、无创、方便、准确乃至可定量反映整体和局部心肌发生形变能力及速度的新参数，能够用于评估整体和局部心肌运动及功能，进而检测出处于亚临床状态的心脏早期疾病，对于临床上心脏疾病的早期诊断、及时治疗和预后评估都具有重要价值。二维应变超声心动图（2D-SE）及其自动功能成像软件所生成的牛眼图可定量评价左室心肌局部应变、整体应变、右室应变及左房应变。三维超声容积成像可以分析左室的三维应变，如面积应变、扭转。

1.5 心肌造影和负荷超声

负荷超声心动图是指药物或运动等方法负荷状态下的超声心动图检查，负荷超声心动图的观察重点是左室壁运动分析，是目前评价心肌缺血、心肌存活和左室功能的常见诊断手段。

负荷超声心动图的适应证包括：①诊断心肌缺血；② 评价存活心肌；③识别严重冠心病；④心肌梗死后危险分层；⑤非心脏大手术的术前评价。

负荷试验的理论基础是负荷时心肌耗氧增加，如果冠状动脉有狭窄，心肌供氧增加有限，将出现相对心肌缺血。随着负荷的增加，心肌缺血反应出现顺序为灌注异常→代谢异常→舒张功能异常→节段性室壁运动异常→心电图缺血改变→胸痛。运动负荷或多巴酚丁胺负荷的终止标准：①达到靶心率；②出现严重高血压（SBP＞220 mmHg 或 DBP＞110 mmHg）；③低血压反应（SBP 较前一负荷阶段降低＞20 mmHg）；④出现室性心动过速；⑤运动负荷时出现胸痛气促及心电图严重缺血，多巴酚丁胺负荷时出现节段性室壁运动异常。

多巴酚丁胺负荷的判定和解释（表 19-1）主要依据负荷时左室壁运动的反应而定，新出现或加重的节段性室壁运动异常提示负荷诱发出现心肌缺血。

表 19-1　多巴酚丁胺负荷的判定和解释

静息时	负荷时	判定结果
室壁运动正常	动增强	正常
室壁运动正常	新出现节段性室壁运动异常	缺血
室壁运动异常	恶化（减弱→无运动）	缺血
室壁运动异常	无变化	梗死
室壁无运动	改善，或二相反应	存活心肌

如果负荷超声心动图试验正常，则患者出现心脏事件（心原性死亡、非致命性心肌梗死和冠状动脉血运重建）的可能性很小。而负荷超声心动图试验也有助于心肌梗死后患者的预后分析。

2 心脏功能评估

2.1 左室收缩功能

M 型指标：射血分数（EF）、左室短轴缩短率（FS）、室壁增厚率、每搏量、心输出量。EF 正常值＞50%，FS 正常值＞25%。

二维超声指标：左室长轴测量舒张末左室内径和收缩末左室内径，计算 EF 和 EF；双平面辛普森法分别在心尖四腔心和心尖二腔心的同一时相（舒张期或收缩期）充分显示完整心腔及清晰心内膜，然后按测量指示依次勾画心内膜或自动识别。依次获得舒张末期容积（EDV）和收缩末期容积（ESV），计算每搏量、射血分数（EF）和心输出量（CO）。实时动态观察室壁运动，用目测法预估左室 EF。EF 正常值男性 52%～72%，女性 54%～74%。

三维超声指标：评估左室容积、射血分数、心输出量、17 节段收缩同步指数。近期出现新的指标：左室三维应变如面积应变。EF 正常值男性＞54%，女性＞57%。

组织 Doppler 超声：二尖瓣环收缩速度 s 波。心肌做功指数 =（等容舒张时间 + 等容收缩时间）/ 射血时间，反映左室整体功能，通过测量侧壁二尖瓣环速度曲线获得。

二维斑点追踪技术指标：单个平面心肌长轴应变、三个平面左室整体长轴应变及每个节段的应变和应变率。左室整体长轴应变参考值为＜-20%。

二维结合血流频谱：计算左室每搏量和心输出量。二尖瓣反流的 Dp/dt 反映左室收缩力。

2.2 左室舒张功能

舒张功能异常在心力衰竭的症状和体征方面起主要作用，约占充血性心力衰竭患者的 40%，了解和识别心脏的舒张功能状态对诊断、治疗和预后有着重要的意义。主要分析指标包括以下参数：

（1）二尖瓣频谱的 E、A 峰及 E/A 比值、E 峰减速时间、等容舒张时间；

（2）二尖瓣环组织 Dopplere'、a'、e'/a'、E/e'；

（3）肺静脉频谱的 S 波、D 波、Ar；

（4）心肌做功指数：通过二尖瓣和左室流出道频谱测量获得。心肌做功指数＝（等容舒张时间＋等容收缩时间）/ 射血时间。

根据左室充盈血流频谱，左室舒张功能异常严重程度分级为：

①Ⅰ级为弛缓异常；②Ⅱ级为伪正常左室充盈频谱；③Ⅲ级为限制型左室充盈频谱（可逆转）；④Ⅳ级为限制型左室充盈频谱（不可逆转）。

目前较为公认的诊断左室舒张功能异常的金标准为：①存在确切的心功能不全证据（自觉症状、体检发现、胸部 X 线等）；②心功能不全急性期（发病 72 h 内左室射血分数≥50%）；③心导管检查实现左室舒张功能异常的证据（左室舒张末压增加，左室弛缓异常）；满足以上①②③三个条件的可肯定诊断，只满足①和②标准的为高度可能诊断，而满足①以及心功能不全急性期 72 h 后左室射血分数≥50% 的为可能。临床上绝大部分的怀疑左室舒张功能异常的患者无法进行心导管检查，故超声心动图对于判断左室舒张功能异常的存在有重要作用。

2.3 右室功能评估

对右室功能失调与矫正失衡的问题日益受到临床重视。随着检测手段的不断改进，右室功能在循环中的意义越来越受到重视，发生急性和慢性冠状动脉病变、瓣膜性心脏病及感染性休克时，右室功能有明显受损；而右室功能异常也影响者急性和慢性左室受损患者及先天性心脏病术前和术后患者的存活率。

评价右室功能的常用指标包括：①三尖瓣血流 E、A 峰，E/A；②右心室面积变化率（FAC），正常值＞35%；③组织 Doppler，游离壁三尖瓣环收缩期速度 s（正常＞6 cm/s）、舒张期 e'、a'、e' /a'、E/e'（正常＜6 cm/s）；④二尖瓣反流速度；⑤下腔静脉内径及吸气塌陷率（正常下腔内径＜21 mm，吸气塌陷率＞50%）；⑥三尖瓣环位移（TAPSE），正常值≥17 mm；⑦右室游离壁的长轴应变，正常值＜-20%；⑧做功指数，正常 PW 法 ＜0.43，DTI 法＜0.55；⑨三维超声，右室射血分数正常＞45%。

3　心脏容量评估

容量状态和容量反应性评估是重症患者容量管理的核心内容，容量状态是指机体循环血量的整体评估，评价患者是处于过负荷还是不足。容量反应性评估主要是评估心脏前负荷的储备能力，即增加心脏前负荷是否可引起心输出量的相应增加，以及对心脏前负荷反应的潜能，包括压力负荷和容量负荷。这也是临床上指导扩容最最常用的方法之一，可观察下腔静脉内径及吸气塌陷率变化。

4　急性心肌梗死机械并发症评估

急性期并发症包括室间隔穿孔、左室游离壁破裂、右室梗死、急性二尖瓣反流，大多可导致严重血液动力学障碍，需要紧急手术及积极内科救助。

4.1　室间隔穿孔（室间隔破裂或夹层）

通常发生于心肌梗死 1 周内，平均时间为症状出现后 3～5 天，为急性心肌梗死的严重致死性并发症之一，但较少见，发生率为 1%～3%。常见危险因素包括高血压、高龄、女性、单支冠状动脉病变及无心肌梗死或心绞痛病史。积极的再灌注治疗对并发症的减少及预后有益。主要临床症状为由心力衰竭及心原性休克导致的血压下降，四肢潮凉，循环不稳定，胸闷、气短、呼吸困难，不能平卧，少尿，在心前区胸骨左缘可以闻及突然出现的粗糙的全收缩期杂音，并且触及震颤。

穿孔部位：前壁梗死多在前室间隔肌部；后下壁心肌梗死常在后室间肌，且常靠近心尖部的室间隔。超声所见有室间隔的连续中断，或出现分层，彩色 Doppler 探及左向右分流信号。超声可显示出室间隔穿孔的大小、部位以及心室间隔过隔血流的分流量，并对是否合并室壁瘤及二尖瓣功能异常做出诊断。

4.2　急性二尖瓣反流

　　急性二尖瓣反流是 AMI 主要致死性机械并发症之一，AMI 出现二尖瓣反流是常见的，其机制为缺血性乳头肌功能不全、乳头肌或腱索断裂及左室扩张。

　　乳头肌断裂是一种很少见的急性疾病，主要致病原因为 AMI 累及乳头肌供血导致其断裂，约占 AMI 的 1%。前外侧乳头肌为双重血液供应（前降支和回旋支），后内侧乳头肌为右冠单支冠状动脉供血，因此下壁心心肌梗死合并后内侧乳头肌发生断裂远远多于前侧壁心肌梗死合并前外侧乳头肌。乳头肌断裂患者半数以上梗死范围较为局限，乳头肌完全断裂常导致重度二尖瓣关闭不全、急性充血性心力衰竭而危及生命。

　　治疗上乳头肌断裂常导致重度二尖瓣关闭不全和血液动力学失调，需要紧急二尖瓣置换术；乳头肌功能不全或瓣环扩大者可经内科治疗或冠状动脉血运重建术后好转。因此鉴别乳头肌断裂和乳头肌功能不全非常重要的，超声心动图是诊断乳头肌功能不全或断裂的最好手段。

　　乳头肌功能不全的超声心动图的特征表现有：①二尖瓣瓣叶不完全关闭。由于收缩期二尖瓣瓣叶失去乳头肌正常收缩的支撑力，导致二尖瓣一个或两个瓣叶无法抵达相当于二尖瓣瓣环的正常最大收缩期位置，而二尖瓣瓣尖对合可正常。左室增大也加大腱索和瓣叶的分离，导致二尖瓣瓣叶张力增加，瓣叶在收缩期无法回到二尖瓣瓣环水平。②乳头肌及邻近心肌等部位出现室壁运动异常。③乳头肌及邻近心肌缺血后纤维化回声增强，可似手指形状。乳头肌断裂的超声诊断所见为连枷二尖瓣、腱索上部分心肌组织随心动周期而飘动。

4.3　左室游离壁破裂

　　左室游离壁破裂是一种具有普遍致死性的 AMI 并发症，尽管预对其的防和治疗方面有了很大进步，但相关的死亡率仍很高。若 AMI 患者 2～7 天后突然出现心功能不全进展、全收缩期杂音或低血压状态，须注意心脏破裂的可能。心脏破裂更常发生于左心室而不是右心室，且很少发生于心房；部位为左室前壁与侧壁，在临近正常心肌与梗死心肌交界处发生破裂，左室游离壁破入心包，可致心包填塞、突然的血液动力学崩溃。

超声诊断左室游离壁破裂依靠高度的临床敏锐和细致检查，如发现休克伴电—机械分离或超声发现心包积液和右室舒张期室壁塌陷，可诊断为左室游离壁破裂。如发现左室壁菲薄或局限包裹积液或凝块回声，则高度怀疑可能存在左室游离壁破裂，游离壁破裂处狭小外层有心包包裹时，则称为假性室壁瘤。

假性室壁瘤是左室游离壁破裂的一种特殊过程，室壁破裂处心包和心外膜愈合形成局限性血肿，构成瘤壁的为心外膜和心包，而不包含心内膜和心肌。假性室壁瘤的特征超声表现：与左室腔相通的圆形或椭圆形无回声区，回声区壁内偶可见增强的团块回声（血栓）；该无回声区与左室腔的交通孔通常较小，如 Doppler 可检出收缩期进入瘤体和舒张期从瘤体返流入左室的血流，则、有特异性的确诊价值。

心肌梗死，特别是透壁心肌梗死，出现无显著血液动力学意义的心包积液是常见的，6%～20% AMI 合并心包积液。然而，心脏破裂可出现心包填塞，这时心包囊内可见凝胶状血块回声。心包填塞一旦出现，必须紧急手术，而紧急的心包穿刺能帮助稳定手术前患者的血液动力学状态。

4.4 右室心肌梗死

右冠状动脉是供应右室的主要冠状动脉供血动脉，大多数患者通过锐缘支供应右室，在冠状动脉右优势型患者中通过后降支供应下壁与后间隔，右冠近端至锐缘支闭塞时可发生经典右室梗死。在冠状动脉左优势型患者中，左回旋支闭塞可发生右室梗死。前降支动脉闭塞可导致右室前壁梗死。下壁心肌梗死有近 50% 可出现右室心肌梗死，右室心肌梗死几乎都合并下壁心肌梗死。右室心肌梗死常见累及部位有右室下壁、侧壁或前壁。右室游离壁与邻近室间隔急性灌注减低导致右室收缩与顺应性减低。右室收缩力减低导致左室前负荷明显减低，心排量减低、体循环低血压。急性右室扩张导致室间隔左移，使左室舒末压升高，进而导致左室顺应性与心排量减低。下壁心肌梗死合并右室心肌梗死经常出现完全性心脏阻滞。

右室心肌梗死的临床特征有低血压或心原性休克，体循环淤血而肺野清晰。血液动力学的诊断标准包括平均右房压 > 10 mmHg、肺毛细血管楔压 > 15 mmHg。

右室心肌梗死超声表现：①右室壁无运动或反常运动。右室壁无运动是右室心肌梗死的高度敏感指标，几乎所有有临床血液动力学依据的右室心肌梗死都可出现室壁壁运动异常；②右心房室扩大；③三尖瓣反流，流速往往低于 2 m/s。

4.5　室壁瘤及左室血栓

室壁瘤的形成与透壁性心肌梗死延展及左室重构有关。室壁瘤最常见的部位为心尖，室壁瘤的超声特征是心肌菲薄和收缩期外向膨出。左室血栓好发于左室室壁无运动节段以及左室室壁瘤处，左室血栓最常见的部位是左室心尖，心尖切面是观察室壁瘤及左室血栓的最佳切面。超声表现为梗死区室壁运动消失或形成室壁瘤，局部血流可自发显影，不均匀团块回声，与室壁有一定界限，无活动或轻度活动。

5　肺超声

近 10 年，肺超声在重症医学领域逐渐为一线临床医师认可，应用于呼吸困难的鉴别诊断，对心原性肺水肿、急性呼吸窘迫综合征、肺炎、气胸、胸腔积液诊断及循环容量的判断非常有帮助。

江勇

参考文献

[1] Sengupta SP, Burkule N, Bansal M, et al. Normative values of cardiac chamber dimensions and global longitudinal strain in Indians: the Indian Normative Data of Echocardiography Analyzed (INDEA) study. Int J Cardiovasc Imaging. 2021;37:871-880.

[2] Thiele H, Ohman EM, de Waha-Thiele S, et al. Management of cardiogenic shock complicating myocardial infarction: an update 2019.Eur Heart J. 2019;40:2671-2683

[3] Zeymer U, Bueno H, Granger CB, et al. Acute Cardiovascular Care Association position

statement for the diagnosis and treatment of patients with acute myocardial infarction complicated by cardiogenic shock: A document of the Acute Cardiovascular Care Association of the European Society of Cardiology.Eur Heart J Acute Cardiovasc Care. 2020;9:183-197.

[4] Gaubert M, Resseguier N, Thuny F, et al. Doppler echocardiography for assessment of systemic vascular resistances in cardiogenic shock patients. Eur Heart J Acute Cardiovasc Care. 2020 ;9:102-107.

[5] Ben Driss A, Ben Driss Lepage C, Sfaxi A, et al. Strain predicts left ventricular functional recovery after acute myocardial infarction with systolic dysfunction. Int J Cardiol. 2020;307:1-7.

[6] Ali YA, Alashry AM, Saad MT, et al. A Pilot Study to Predict Future Cardiovascular Events by Novel Four-dimensional Echocardiography Global Area Strain in ST-Elevation Myocardial Infarction Patients Managed by Primary Percutaneous Coronary Intervention. J Cardiovasc Echogr. 2020;30:82-87.

[7] Joseph G, Zaremba T, Johansen MB, et al. Echocardiographic global longitudinal strain is associated with infarct size assessed by cardiac magnetic resonance in acute myocardial infarction. Echo Res Pract. 2019;6:81-89.

[8] Evrin T, Unluer EE, Kuday E, et al. Bedside Echocardiography in Acute Myocardial Infarction Patients with Hemodynamic Deterioration. J Natl Med Assoc. 2018;110:396-398

[9] 吴伟春 . 超声心动图规范化诊断精要 [M]. 北京：中国医药科技出版社，2020.

[10] （意）欧亨尼奥·毕加诺（E 孤疆你欧尼 Picano）. 负荷超声心动图：第 6 版 [M] 王浩，译 . 北京：科学技术文献出版社，2020.

[11] （美）埃亚尔·赫尔佐格（Eyal Herzog）. 超声心动图在心脏监护病房的应用 [M]. 朱丹，译 . 北京：北京大学医学出版社，2021.

第 20 章

磁共振评估

影像学检查的作用在于判断急 AMI 患者发生 CS 的高风险因素、提供预后信息并追踪患者临床转归。AMI 患者发生 CS 进程的核心是左心室收缩功能急性降低，并伴随冠状动脉血流减少、心肌需氧量增加、舒张功能障碍及左室舒张末期压力增高；其次为机械性并发症，如室间隔穿孔、游离壁破裂、重度二尖瓣关闭不全，以及右心室功能衰竭和心包填塞。

心脏磁共振（CMR）以多模态、多参数成像评价心脏解剖、功能及心肌活性，能早期诊断 AMI，判断心肌梗死累及节段及心肌坏死范围，评估再血管化可行性，并定量评估左右室功能、瓣膜关闭不全和浆膜腔积液。AMI-CS 患者常需早期血运重建，并重症监护及机械循环支持。处于重症监护及应用机械循环支持的 CS 患者，因安全问题，属磁共振检查的禁忌证。磁共振对于 AMI 患者检查的意义在于判断患者是否存在 CS 高危风险，即为 A 期：患者存在 CS 风险，尚无 CS 相应症状和体征，识别 CS 相关高危因素，提示临床启动适当的管理策略防止进展到显性 CS 以降低死亡率，必要时应尽可能对其他重要组织器官灌注水平进行评估，尤其是脑组织。目前临床采用的 AMI 患者 CS 风险评估和 CS 诊断标准中尚未纳入 CMR 相关指标。多模态 CMR 成像可揭示心肌组织病变、判断心肌梗死程度及类型并评估心脏功能，是 AMI 危险分层的重要影像学方法，有助于实现患者个性化治疗。

1 磁共振评估 AMI-CS 高危因素

AMI-CS 患者中有超过 70% 为多支冠状动脉病变和（或）左主干病变。一项多中心随机临床试验研究纳入 706 例因 AMI 致 CS 的患者，将初次犯罪血管经皮冠状动脉介入治疗并适时分次多血管 PCI 与直接多血管 PCI 进行对照研究，结果表明直接行多血管 PCI 治疗对于 AMI 合并 CS 患者可能是有害的，因其有可能增加动脉粥样硬化血栓碎片栓塞脑循环的风险。因此，判断 AMI 的冠状动脉犯罪血管及梗死心肌的血运重建可能，对于临床决策尤为重要。

CMR 是评价心脏结构和功能的金标准，应用电影序列可多层面、多视角观察左室整体及节段性运动异常，测量左室各节段室壁厚度；通过心肌首过灌注及钆对比剂延迟增强成像，观察心肌灌注水平，检测心肌活性，明确心肌梗死发生的节段，由此推断冠状动脉犯罪血管。此外，CMR 可以定量评价心肌梗死范围和左室不良重构，并以多模态多参数成像为研究 AMI 后心肌水肿、微血管阻塞、心肌内出血和心肌间质变化等病理生理学改变提供了新的视野和检测方法。

1.1 心肌梗死范围、微血管阻塞及心肌内出血

心肌梗死范围是指梗死心肌的质量或体积，CMR 晚期钆对比剂延迟强化（late gadolinium enhancement，LGE）是最常采用的影像学量化方法。LGE 显示强化心肌节段与心肌梗死节段具有高度一致性，能分辨心内膜下心肌梗死和透壁性心肌梗死等不同程度病变，可对心肌强化范围进行定量，亦被称为心肌活性成像。LGE 最常应用相位敏感反转恢复序列（phase-sensitive inversion recovery，PSIR），采用心电门控，屏气扫描。LGE 心肌活性成像的原理是急性心肌缺血坏死后心肌细胞膜破裂，原本不能穿过正常完整细胞膜的钆螯合物进入失活心肌细胞及周围组织间隙，坏死心肌的钆对比剂浓度高于正常心肌组织，从而呈现为高信号。PSIR 序列心肌梗死病变呈现高亮信号，与周围低信号的正常心肌及邻近血池具有良好对比。尽管 CMR 的 LGE 成像只需注入少量钆对比剂（剂量为 0.2～0.3 mmol/kg），但其具有钆沉积和肾功能损害风险，甚至会造成肾源性系统性纤维化。有研究显示，

无需注入钆对比剂的初值 T1 mapping 可以准确定量心肌梗死范围，由此可减少钆对比剂使用，大大缩短扫描时间，使用 CMR 检查适于更多患者，尤其是重度肾功能损害（eGFR＜30 mL/min）、钆剂过敏的患者。

心肌梗死范围与 AMI 的发生率和死亡率密切相关。心肌梗死范围超过左室体积 40%，是 AMI 合并 CS 的诊断指标之一。越来越多研究证实测量心肌梗死范围可评估 AMI 预后，与左心室射血分数或左心室容积相比，通过 CMR 测定急性和陈旧心肌梗死范围均被证明是更强的临床预后因子。一般认为延迟强化范围低于室壁厚度 25%，血运重建后大多数心肌收缩功能可明显改善或恢复，当延迟强化范围大于室壁厚度 75% 时，室壁运动功能多无明显改善。一项荟萃分析结果显示，心肌梗死范围每增加 5%，1 年内因心功能衰竭住院治疗的相对危险比和全因死亡率增加 20%；心肌梗死范围≤左室体积 8%，临床事件发生率为 1.2%；若心肌梗死范围达左心室体积 8%～17.9%，临床事件发生率上升至 2.5%；当心肌梗死范围达左室体积 17.9%～29.8% 时，临床事件发生率达到 5.6%；心肌梗死范围超过左室体积 29.8% 时，临床事件发生率达到 8.8%。影响 CMR 对 AMI 定量评估的因素较多，包括扫描时间、钆对比剂剂量、钆对比剂注入至晚期钆增强成像采集的时间，以及心肌梗死范围的具体量化方法。心肌梗死范围与预后密切相关，LGE 是动物实验和临床试验中测量心肌梗死范围的 CMR 终点方法。

微血管阻塞是指发生心肌缺血区域，虽然心外膜血管开放，但心内膜下存在冠状动脉微循环无法再灌注区域。微血管阻塞在早期或晚期钆对比剂增强上均表现为在高强化梗死区域内的暗黑低信号核心，亦被称为无复流或低复流心肌，常提示患者预后不良。AMI 中，微血管阻塞于早期钆对比增强的发生率约 60%～65%，晚期钆对比增强的发生率为 50%～55%。大约 50% 接受 PCI 治疗的 AMI 患者行 CMR 检查可以发现微血管阻塞存在。

微血管阻塞的存在、数量和范围与左心室收缩和舒张功能恶化、较大范围心肌梗死、非梗死心肌弥漫性组织改变、心功能恢复不良和继发左室不良重构相关。重要的是微血管阻塞的存在和程度不仅在心肌梗死愈合和心室不良重构中起着至关重要作用，而且与更高的心血管事件再发率和死亡率密切相关。CMR 定量左心室射血分数、心肌梗死范围和微血管阻塞可纳入 AMI CMR 风险分层评分。相对于其他基于临床症状和体征的经典危险因素，CMR 评分对于 AMI 临床不良后果具有更高的预测价值，能提供更丰富的预后信息。

AMI 后若冠状动脉微血管损伤严重导致血管完整性受损，红细胞渗入心肌组织，此称心肌内出血，可能是再灌注延迟的结果。AMI 再灌注的患者中约 35%～40% 发生心肌内出血。T2* 加权成像或 T2* mapping 可以检测到心肌梗死区心肌内出血后血红蛋白分解产物形成的低信号，其中 T2* mapping 对于检测 AMI 后心肌内出血具有更高的敏感度。大多数研究以 T2* 值＜20 ms 作为判断心肌内出血的临界值。心肌内铁残留和持续的残留铁周围组织 T2 值升高，可能代表心肌延迟性炎症，而过度炎症反应和心肌梗死范围可能是 AMI 后左室不良重构的重要影响因素。研究表明，行 PCI 治疗的 AMI 患者心肌内出血与心血管不良事件发生率的相关性比微血管阻塞更密切，而心肌梗死累及范围较大的患者更有可能出现微血管阻塞和心肌内出血。AMI 存在微血管阻塞患者比无微血管阻塞患者预后更差，而微血管阻塞伴有心肌内出血的患者预后最差。临床对于冠状动脉微血管病变，包括微血管阻塞和心肌内出血的检测和判断取决于 CMR 成像技术、成像的时机和所使用的定义。

1.2　心肌梗死危险区域及相关概念

AMI 冠状动脉阻塞导致时间依赖性心肌细胞死亡，由心内膜下开始，逐渐向心外膜侧推进，这一过程被称为"波前现象"。如果阻塞冠状动脉所供血的心肌区域的血供未及时恢复，有发生心肌坏死的风险，此即心肌梗死危险区。心肌梗死危险区由心内膜向心外膜发展，包括梗死心肌和可逆性损伤心肌（亦可挽救心肌）。及时行血运重建的目的是尽可能防止心肌梗死危险区的不可逆损伤。可挽救心肌是指经血运重建心肌梗死危险区中可被挽救、恢复功能的部分，定义为心肌梗死危险区与梗死心肌之差，心肌可挽救指数是可挽救心肌与心肌梗死危险区的比值。心肌梗死危险区最主要的组织学特点是水肿，可由 CMR 晚期钆增强成像、T2 加权成像、T2 mapping、初值 T1 mapping、早期钆增强成像及电影序列来进行直接或间接评估。

CMR 具有较高空间分辨率，能在一次检查中确定心肌梗死危险区和梗死心肌，是评价心肌梗死危险区的首选影像学方法。梗死心肌如前所述由 LGE 定量。T2 加权水肿成像是 CMR 检测心肌梗死危险区的主要技术方法，最常采用短时反转恢复序列（short-tau inversion recovery，STIR），该序列在黑血技术的基础上实施脂肪抑制，使组织内病理性液性成分积聚呈现高信号；对比增强电影序列亦可准确定量评估心肌梗死危险区，具有较高准确度。T2 mapping 可清晰显示心肌水肿并测量心肌的 T2 时间，提供组织特征参数，具有比 STIR 序列更优越的诊断效能，并且可重复性更好。T2 mapping 在临床试验中已被纳入作为评价心肌水肿的定量测量指标，但是心肌组织 T2 时间的变化对 AMI 后临床事件的预测价值有待进一步研究阐明。

应用 CMR 定量心肌梗死危险区、可挽救心肌还存在一定程度受限，主要受到成像因素的影响，比如图像信噪比较低、运动伪影、血池信号抑制不完全，尤其是对于梗死节段心肌的心内膜下小梁间隙内慢血流信号的抑制欠佳。已有研究表明心肌梗死危险区和心肌可挽救指数与 AMI 后左室不良重构明确相关，心肌可挽救指数在以往 AMI 大型随机临床试验中常用于临床疗效评价，但目前心肌梗死危险区和心肌可挽救指数评价 AMI 疗效和预后的临床价值及其阈值的确定尚需进一步大样本研究证实。

与心肌梗死危险区相对应的是远程心肌，其定义为在左室短轴层面与心肌梗死危险区呈 180° 对应的心肌节段（图 20-1）。AMI 患者远程心肌细胞外基质的变化与左心室不良重构之间的关系是目前正在研究中的课题。对 40 例 AMI 患者进行半自动细胞外体积分数检测，结果显示心肌梗死的远程心肌细胞外体积分数急剧升高，这种细胞外体积分数升高现象在心肌梗死后 5 个月出现左心室不良重构的患者中持续存在，该征象可能的解释是心肌梗死后远程心肌细胞外基质发生的补偿性变化。应用 CMR 特征追踪技术对 1034 例 AMI 患者行远程心肌的应变分析显示，远程心肌的周向应变减低可强烈预测心血管不良事件，周向应变是描述急性心肌梗死后远程心肌反应特征的关键参数，利于高危患者的风险分层。

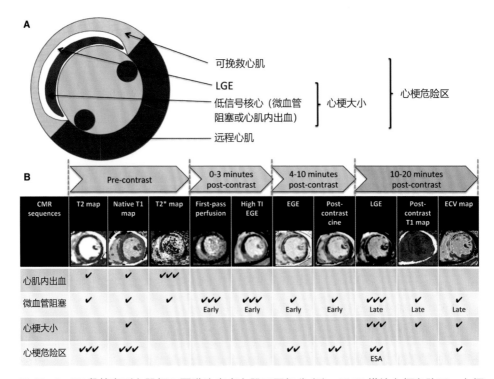

图 20-1　ST 段抬高型心肌梗死再灌注患者心肌不同组分 (A)，CMR 描绘心梗危险区、心梗大小、微血管阻塞和心肌内出血的成像方法 (B)

A：STEMI 再灌注患者心肌的不同组分可由 CMR 区分，LGE 呈高强化的心梗危险区和可挽救心肌，呈低信号的核心及远程心肌。心梗大小包括 LGE 高强化部分及其内低信号核心，即冠脉微血管阻塞，部分患者该区域内也可有心肌内出血（T2*WI 或 T2* mapping）。心梗危险区包括梗死心肌和可挽救心肌。

B：CMR 用以描绘心梗危险区、心梗大小、冠脉微血管阻塞（早期延迟强化）和心肌内出血的成像方法及其在检查过程中的采集时机。目前区分梗死危险区最可靠的成像方法是 T1 和 T2 mapping。LGE 是检测心梗大小和晚期冠脉微血管阻塞的金标准。T2* mapping 是检测心肌内出血的金标准。

该表格显示了每种成像序列对 STEMI 各种心肌组分的检测能力，分级如下：√√√表示由大多数研究证实，即可靠证据，√√由部分研究证实即为可能证据，√即理论上可能，由 1 到 2 项研究证实。

EGE：早期钆对比增强　ESA：心内膜下表面积。

1.3　CMR 评价心脏功能

1.3.1　左心室功能评价

　　CMR 对于左室功能的评价已成为体评估左室射血分数的金标准，相比于其他影像学，方法更精确、可重复性更好。稳态自由进动电影序列具有较高信号噪声比，能提供优异的心肌组织与血池信号对比，是 CMR 评估左心室射血分数的建议成像序列。基于深度学习的图像分析算法可能提供快速的心脏功能分析，可自动或半自动计算射血分数，为临床带来更多便利。左室射血分数是评估左室整体收缩功能的定量参数，不能评估左室节段性运动异常，但左室射血分数仍是评价左室整体收缩功能的首选参数和评估 AMI 后风险分层的指标。

　　左心室心肌应变成像是指对心肌形变的量化，即心动周期内心肌的缩短或延长、增厚或变薄，可以评估左心室整体和节段的运动功能，相对于室壁运动异常或射血分数，心肌应变是早期心功能障碍的标志物。AMI 后早期 CMR 成像得到的左室整体应变参数（整体纵向、径向和周向应变）具有可靠的预后价值，尤其是左室整体纵向应变对于预测 AMI 后主要心血管不良事件具有强大有效性和高敏感度，也是左室射血分数变化、心肌梗死严重程度的可靠标记物。心内膜下肌纤维排列呈纵向走行的特征，可能是心肌梗死后左室整体纵向应变与临床预后相关的可能解释。

　　一项比较超声心动图斑点追踪技术与 CMR 特征追踪评价 AMI 心肌应变的可行性及一致性的研究显示，两者评价左室整体纵向应变具有良好一致性，而 CMR 心肌应变分析具有更好的可重复性。

　　应用 CMR 特征追踪技术评价左室心肌机械均匀性（包括周向、径向均匀度比），其中周向均匀度比可作为 AMI 后风险评估的新标记，并为梗死后左室射血分数保留或射血分数中度减低（左室射血分数＞35%）的患者提供独立的预测信息。评价左心室机械均匀性改变有助于丰富左心室心肌梗死后风险分层信息，如预测左室不良重构或心律失常等心血管事件。

1.3.2　右心室功能评价

　　与左心室相比，关于 AMI 后右心室功能的评价及其预后有效性的 CMR 数据很少，而且右心室缺血梗死的发生及其在 AMI 临床进程中的作用常常被忽略。然而，"被遗忘"的右心室在 AMI 过程中可能发生梗死、心肌顿抑，继而导致心室功能衰竭。右心室功能最常由右心室射血分数量化，CMR 评价方式与左心室射血分数一样。心肌梗死后持续出现右心室功能障碍的患者在长期随访中发生不良临床事件的风险较高。

由于右心室形状复杂，目前对右心室功能的评估仍然具有挑战性。心肌应变成像在高精度评测右室功能方面有巨大潜力。已有研究结果强调右心室心肌应变参数对不同心脏疾病具有良好预后作用，但目前尚缺乏评价 AMI 右心室心肌应变预后价值的研究数据。

1.3.3 心房功能评价

心房结构和功能的变化逐渐成为心血管病研究的焦点。已有文献引入了"心房性心肌病"这一概念。CMR 具有较高的时间、空间分辨率，可精确评估心房容积和功能。测量 684 例 AMI 患者的左房射血分数，发现左房射血分数与不良临床事件独立相关，并且左房射血分数的临床预后价值与左心室射血分数相比没有明显统计学差异。应用 CMR 行左房应变分析，可全面评估左房的复杂功能，包括储存功能、传导功能和压缩泵功能。应用 CMR 特征追踪技术评估 1046 例 ST 段抬高心肌梗死患者和非 ST 段抬高心肌梗死患者的左房功能相关参数的预后价值，结果显示左房应变参数（左房收缩峰值应变、传导应变、压缩主动应变）均与主要心血管不良事件密切相关，其中左房收缩峰值应变可作为独立的预后指标，且预后价值超过左心室射血分数、梗死严重程度标记物及左心室整体纵向应变。CMR 常规成像联合左室、左房应变参数，可优化 AMI 的风险评估。

1.4 CMR 识别 AMI 机械并发症

机械性并发症是 AMI 少见且具潜在致命性的严重并发症，亦是发生 CS 的高危因素。机械性并发症更多见于 AMI，包括左室游离壁破裂、室间隔穿孔、乳头肌断裂，若未及时手术干预，患者早期死亡率明显升高。随着心脏影像学的进展和对 AMI 机械并发症认识的提高，临床对心肌梗死后机械并发症的识别显著增加。尽管在预防和治疗策略方面取得了进步，AMI 患者机械并发症的发生率并没有明显降低。

回顾 2003—2015 年 9 月美国国家住院患者样本数据库，对约 900 万 AMI 住院患者进行观察分析，研究所有 ST 段抬高心肌梗死和非 ST 段抬高心肌梗死住院患者机械并发症的时间变化趋势和临床结果。机械并发症在 ST 段抬高心肌梗死和非 ST 段抬高心肌梗死患者的发生率分别为 0.27% 和 0.06%，住院死亡率分别为 42.4% 和 18.0%，AMI 患者的机械并发症发生率很低，但临床预后并没有随着时间推移得到改善。ST 段抬高心肌梗死发生部位不同，机械并发症类型亦不同：下壁和侧壁 ST 段抬高心肌梗死易并发乳头肌断裂，前壁 ST 段抬高心肌梗死易形成室间隔穿孔。ST 段抬高心肌梗死合并机械并发症是导致 CS 发生率增高的原因之一。

AMI 合并左室游离壁破裂是致命的，临床表现为突发或进行性血流动力学恶化及低心排血量、肺水肿、休克，占 AMI 总死亡率的 15%。大多数患者在再发胸痛数分钟内死亡，临床难以及时干预。亚急性室壁破裂亦有较高发生率，21%～42% 心肌梗死后游离壁破裂是亚急性破裂，可由 CMR 准确识别。虽然左室游离壁破裂患者手术的危险性和病死率均较高，但应在明确诊断的情况下，尽快外科手术治疗。

AMI 并发室间隔穿孔病情凶险，患者常迅速出现急性心力衰竭、CS 而死亡，常规治疗效果不佳，早期诊断极为重要。外科治疗原则是无论患者处于何种状态，均应急诊手术治疗。目前临床采用的确诊方法主要有超声心动图、床旁漂浮导管或右心导管检查、左室及冠状动脉造影。

AMI 早期有 13%～26% 患者合并二尖瓣反流，大多数为轻至中度反流，通常为心肌梗死后左室重构造成瓣膜结构受累或乳头肌缺血梗死所致。而乳头肌断裂合并急性重度二尖瓣反流，则病情进展迅速，导致左室容量负荷增加，严重者可发生急性肺水肿、CS，如未及时外科手术治疗，90% 患者在 1 周内死亡。外科二尖瓣置换或成形术，并同期行冠状动脉旁路移植术，可改善左室功能，提高存活率。

合并游离壁破裂和室间隔穿孔的 AMI 患者通常病情凶险，难以进行或完成 CMR 检查。因乳头肌缺血梗死造成的瓣膜反流常为偏心性，可在 LGE 图像观察乳头肌的强化情况。CMR 可以清晰显示左心房室扩大，观察二尖瓣反流的血流信号，根据反流束的宽度、长度判断返流程度。应用流速编码电影序列行经二尖瓣口的 2D 血流成像，可以定量一个心动周期的左心室排血量、瓣膜反流量，计算反流指数。

1.5　CMR 评价心包损伤

CMR 成像能准确描述早期心肌梗死后的心包损伤。存在心包损伤的患者肌钙蛋白和 C 反应蛋白水平较高，且 CMR 检查常发现更广泛的心肌和微血管损伤。心肌梗死后炎症标志物的升高可能为心肌损伤所致，也可能是心包损伤所致。心包损伤在 AMI 后的急性期很常见，是心肌损伤的标志。评价心包积液对 AMI 预后价值的 CMR 研究，在 780 例患者心肌梗死后 3 天行 CMR 成像，其中四分之一患者有中到大量心包积液，这些患者心肌损伤更严重，并且左心室功能恶化。中到大量心包积液与 AMI 临床结果恶化（包括全因死亡、心肌梗死复发、新发充血性心力衰竭）显著相关，亦是 CS 的高危因素之一。因此，AMI 后早期阶段出现中到大量心包积液是提示存在更严重心肌梗死且临床预后不良的征象。

2　AMI 合并 CS 的临床及 CMR 风险评分

2.1　休克指数与 CMR

5%～15% 的 AMI 患者发生 CS。AMI 患者早期风险分层对临床决策和优化治疗至关重要。目前常用的几种风险评分不适合作为日常临床快速风险分层的工具。休克指数定义为心率与收缩压的比率，其作为一种简单的临床工具，允许快速的风险分层。研究休克指数与 AMI 患者心肌损伤程度的关系，纳入 791 例 AMI 患者，根据入院休克指数（切点值 =0.62）分为两组，通过 CMR 成像确定心肌缺血梗死的严重程度。结果显示入院休克指数升高的 AMII 患者心肌梗死危险区面积和左心室容量明显较大，心肌梗死范围亦更大，可挽救心肌指数较低，并存在较大范围微血管阻塞，证实 AMI 患者入院时休克指数升高与更严重的心肌和微血管损伤有关。休克指数这一简单、客观的指标有助于在日常临床程序中准确识别高风险 AMI 患者，被确定为主要心血管不良事件的独立预测因子。

分析 306 例接受直接 PCI 患者的 CMR 成像，观察初始休克指数与心肌梗死范围的相关性。休克指数 > 0.7 组的心肌梗死范围明显大于休克指数 ≤ 0.7 组，休克

指数＞0.7 与更大范围的微血管阻塞相关，并且心肌可挽救指数较低。休克指数＞0.7
是大范围心肌梗死的独立预测因子。

2.2　CMR 风险评分

虽然 CMR 对于预测 AMI 患者主要心血管不良事件有很大的潜力，但目前临床并没有 AMI 合并 CS 的 CMR 风险分层标准。基于 CMR 的 AMI 患者风险评分，将 CMR 的影像信息整合到风险评分中，结果显示左室射血分数 ≤ 47%、心肌梗死范围≥左室质量 19% 和微血管阻塞≥左室质量 1.4%，为预测 MACE 的最佳界值。

CMR 具有多参数多模态成像特点，能综合评价心脏形态、功能，定量评价心肌梗死病理生理学改变、判断预后，提供丰富的定量指标和数据，为 AMI 患者提供丰富的个性化风险分层信息。随着 CMR 技术的不断进步和改良，扫描成像时间逐步缩短，梗死心肌的识别及定量信息更加丰富，CMR 应是 AMI 患者的首选影像学检查方法，在患者的风险分层和预后判断方面发挥重要作用。

高立

参考文献

[1] Holger T, Magnus OE, de Waha Thiele S, et al. Management of cardiogenic shock complicating myocardial infarction: an update 2019 [J]. Eur Heart J, 2019(40):2671-2683.

[2] Martino P, Santo BA, Arturo G, et al. Cardiogenic Shock Following Acute Myocardial Infarction: What's New? [J]. Shock, 2020(53): 391-399.

[3] Tehrani BN, Truesdell AG, Psotka MA, et al. A standardized and comprehensive approach to the management of cardiogenic shock [J]. JACC: Heart Failure, 2020(8): 879-891.

[4] Aissaoui N, Puymirat E, Delmas C, et al. Trends in cardiogenic shock complicating acute myocardial infarction [J]. Eur J Heart Fail, 2020(22):664-672.

[5] Maznyczka AM, Ford TJ, Oldroyd KG. Revascularisation and mechanical circulatory support in patients with ischaemic cardiogenic shock [J]. Heart, 2019(105): 1364-1374.

[6] Neumann FJ, Sousa Uva M, Ahlsson A, et al. 2018 ESC/EACTS Guidelines on myocardial revascularization [J]. Eur Heart J, 2019(40): 87–165.

[7] Ibanez B, Aletras AH, Arai AE, et al. Cardiac MRI Endpoints in Myocardial Infarction Experimental and Clinical Trials: JACC Scientific Expert Panel [J]. J Am Coll Cardiol,

2019(74): 238–256.

[8] Stiermaier T, Backhaus SJ, Lange T, et al. Cardiac magnetic resonance left ventricular mechanical uniformity alterations for risk assessment after acute myocardial infarction [J]. J Am Heart Assoc, 2019(8): 1-11.

[9] Schuster A, Backhaus SJ, Stiermaier T, et al. Left atrial function with MRI enables prediction of cardiovascular events after myocardial infarction: Insights from the AIDA STEMI and TATORT NSTEMI Trials [J]. Radiology, 2019(293): 292–302.

[10] Elbadawi A, Elgendy IY, Mahmoud K, et al.Temporal trends and outcomes of mechanical complications in patients with acute myocardial Infarction [J]. JACC Cardiovasc Interv, 2019(18): 1825-1836.

[11] Alkhalil M, Borlotti A, De Maria GL, et al. Hyper-acute cardiovascular magnetic resonance T1 mapping predicts infarct characteristics in patients with ST elevation myocardial infarction [J]. J Cardiovasc Magn Reson, 2020(22): 1-12.

第 21 章

心脏康复治疗

经皮冠状动脉介入治疗已成为 AMI 的首选方法，可重建冠状动脉血运，改善患者预后，但手术治疗只是治疗 CS 的一个环节，患者的远期预后有赖于完整有效的全程心脏康复模式干预。心脏康复的益处和安全性已有大量循证医学证据支持。因此，CS 后患者进行心脏康复是十分重要。

1 CS 后心脏康复的团队组成及职责

CS 后的心脏康复团队，包括心血管科医师、康复治疗师、护士、心理医师、营养师等，主要从运动、睡眠、营养、心理、戒烟、二级预防用药、呼吸、疼痛管理和中医药九个方面共同干预患者，改善 CS 后患者的心肺及全身功能，防止可能再次出现 AMI-CS 的情况，帮助患者早日回归家庭和社会。

1.2 工作人员职责

心脏康复医师负责对患者进行系统评估，把控风险、制定心脏康复方案；心脏康复专科护士负责建立心脏康复患者档案、记录评估数据、监测并指导患者 I 期心脏康复治疗；康复治疗师在心脏重症患者的康复中发挥主导作用，提供专业物理康复治疗；心理医师或受过专业训练的人员负责评估、干预患者的心理状态。2020 年欧洲指南再次强调，心血管病患者的运动处方应该由心血管科医师提供制定，通过个体化的评估，排除禁忌证、平衡获益和风险后，心脏康复可广泛应用于所有 AMI 导致 CS 的患者。

2 心脏康复的分期

传统的心脏康复的标准模式包括 3 期：急性期 I 期康复（院内康复）、II 期康复以及院外长期 III 期康复。鉴于心脏康复的临床获益，欧美国家已将心脏康复作为心血管疾病临床治疗的重要组成部分，而我国尚未将心脏康复纳入心血管疾病治疗临床路径。国内大部分医院尚未完善早期心脏康复标准化治疗方案，对其重视程度也不高，特别是对于 AMI 合并 CS 的高危患者，即使病情处于稳定期也很少考虑在住院期间进行心脏康复。在 AMI 导致的 CS 的幸存者中，康复缺失引起的心血管疾病的复发率风险居高不下、医疗开支加重及致残率、致死率增高等都加重了个人、家庭与社会的负担。因此，我国 CS 康复的开展迫在眉睫、势在必行。

2.1 CS 患者的 I 期康复

2.1.1 I 期康复的时机

有数据表明，发生 CS 的患者在出院很长一段时间内死亡风险仍在增加。究其原因，70%～80% 的 CS 患者存在冠状动脉多支病变，除梗死相关血管外还有其他冠状动脉狭窄或闭塞，与单支血管病变者相比，这些患者的病死率更高，在临床实践中，AMI 后 CS 患者存在多支病变时，急诊经皮冠状动脉介入治疗的处理应仅限于罪犯血管，择期再行其他病变血管的血运重建。而运动训练对心肌梗死后左室功能障碍患者的左室重构及心肺功能康复具有良好的作用。有研究报道，在心肌梗死后的急性期开始时进行运动训练，获益最大，故对于符合心脏康复适应证的患者应尽早启动 I 期心脏康复治疗。

CS 患者开始心脏康复的指征：①过去 8 h 没有新发或再发胸痛；②肌钙蛋白水平无进一步升高；③没有出现新的心功能失代偿表现（静息时呼吸困难伴湿啰音）④没有新的明显的心律失常或心电图动态改变，静息心率 50～100 次 /min，静息血压 90～150/60～100 mmHg，呼吸 16～24 次 / 分；⑥血氧饱和度 >95%。

CS 患者心脏康复终止指标：平均动脉压 <65 mmHg 或 >110 mmHg；心率 <50 次 /min 或 >130 次 /min；呼吸频率 <12 次 /min 或 >4 次 /min；氧饱和度

<88%；出现明显的人机对抗；患者主观感受状态很差；出现恶性事件，如患者出现摔倒、气切管移位、引流管脱垂等情况，此时应及时暂停康复内容，并立即告知主管医师。

2.1.2　I期康复内容

I期康复主要以住院期间的康复为主，涵盖心脏重症监护病房期间康复及术后病房康复，主要减少患者术后并发症，可改善患者术后的血流动力学，增加左心室射血功能，提高身体功能及运动储备，减少术后并发症和住院时间，增加患者的康复意识，降低全因死亡率，提高患者的生活质量。

I期康复评估的内容包括：

（1）评估：每日对患者的心肺功能、血压、中心动脉压、氧分压、呼吸状况、神经系统情况、体温、疼痛、睡眠、心理、营养、谵妄进行评估。

（2）肺康复：CS后患者可能合并肺功能减低，肺康复可缓解该部分患者的呼吸困难，减少机械通气时间和肺部并发症，提高运动能力，改善生活质量。

①对于需要脱机的机械通气患者，需对其动脉血气、胸片、症状等情况综合评估，对患者进行腹式呼吸训练，训练时适当调节呼吸机参数，建议患者在自主呼吸的状态下进行。

②对于有气道分泌物的患者，可通过主动呼吸循环技术及正确咳痰训练，使支气管树内的分泌物向近端移动，促进肺内分泌物的有效排出，优化气道功能。

③对于呼吸肌力量不足、肺不张的患者，可通过高强度吸气肌训练、腹式呼吸、腹部抗阻训练、深呼吸训练，增加最大吸气压力，加强膈肌及腹部力量，改善术后肺活量，增加潮气量。

④对于术后可能出现肺功能障碍的患者，可进行呼吸训练器的练习，提高气道气流流通功能。

⑤对于非机械通气的患者，可进行包括腹式呼吸、呼吸训练器、有效咳嗽、胸部叩击和呼吸操等呼吸锻炼，增加肺部功能，降低可能出现肺部感染。

（3）早期床上活动：CS后早期在CCU内的活动，可促进肺功能康复，防止或延缓肌肉萎缩，提高身体机能。患者一旦脱离急性危险期、病情稳定并排除禁忌证后，即可开始早期床上活动。早期床上活动必须在心电和血压监护下进行，运动量宜控制在较静息心率增10次/min左右，同时患者应感觉不大费力（Borg评分<11～12分）

①早期床上活动可从增加患者的床头角度开始，使患者逐步开始半坐位、坐位、独立坐位、床旁坐位、床旁立位。对于肌力＜3级的患者，可进行被动关节活动训练、主动助力活动、静力性肌肉收缩训练。对于肌力≥3级的患者，可开始主动关节活动训练、抗阻训练。

②肢体活动从5～10 min开始，逐步增加。在床上活动过程中，活动强度依据心率、血压、血氧饱和度、呼吸频率和Borg评分而定（Borg评分12-13分为佳）。Borg评分的数值范围是由6～20。

③对于超过3天未从心脏重症监护病房转回普通病房的患者，在排除禁忌证后，可在心脏重症监护病房阶段开始逐步的肢体活动。

（4）心理干预：研究显示，在住院期间对患者进行疾病、危险因素和治疗等知识进行教育和宣传，有助于改善AMI术后的康复过程，患者也更有动力去改变生活方式和行为。然而，由于入院时的急性应激所导致的休克，心理干预在一些AMI患者住院的早期阶段可能效果不佳。15%～25%的心肌梗死患者会出现创伤后应激障碍，会导致情绪冷漠、缺乏兴趣和记忆丧失，导致沟通困难和失忆。故最好的心理干预时机应该是在出院前，患者情绪稳定了，也放心了，知道自己很快能出院。护士可以在这个过程中发挥重要作用，与患者积极沟通并提供医师所需的必要信息。心理医师可以开始对疾病的感知和个体化的行为改变进行简短的干预，并在门诊心脏康复中继续加强。但这并不意味着在重症病房时不需要对患者进行心理干预。患者意识清楚后，应向患者解释AMI合并CS对身体和心理变化的影响，以减少患者过度焦虑和抑郁，帮助患者接受并适应现阶段的情绪心理状况。早期心理干预可以心理疏导为主，由受过专业训练的人员（可物理治疗师兼职）进行。同时可指导患者进行冥想训练和放松训练，帮助患者减轻压力；鼓励患者听正念音频，保持积极的情绪。对于有严重心理问题的患者，可转介至心理咨询师或精神医师处，进行专业指导。

（5）戒烟干预：在患者住院期间，由专业人士对患者进行戒烟指导。积极与患者的主治医师沟通，使患者得到来自主治医师的戒烟支持。戒烟是能够挽救生命的有效治疗手段。面对吸烟患者，需用明确清晰的态度建议患者戒烟。药物结合行为干预疗法会提高戒烟的成功率。基于戒断症状对心血管系统的影响，建议有心血管病史且吸烟的患者使用戒烟药物辅助戒烟（一线戒烟药物：盐酸伐尼克兰、盐酸安非他酮、尼古丁替代治疗），以减弱神经内分泌紊乱对心血管系统的损害。建议所有患者避免暴露在工作、家庭和公共场所的环境烟草烟雾中。

（6）出院前评估：出院前需评估患者焦虑、抑郁状况、睡眠状况、疼痛、与健康相关的生活质量、腿部力量和耐力及心肺耐力，如 6 min 步行试验。指导患者进行风险因素管理、戒烟管理、营养摄入管理和适当的体力活动等，根据患者的肺功能及体能，为其制定出院后短期的康复方案，并推介其至Ⅱ期门诊心脏康复。

2.2　CS 患者的Ⅱ期康复

虽然有相当多的调查和质量改进措施都努力集中于 CS 患者急性生存救治，但对这类患者的长期健康状态的关注却相对较少。现有数据表明，CS 患者在出院后很长一段时间内死亡风险仍在增加。有学者就孤立性休克或心脏骤停后存活到医院出院的患者的长期死亡率进行了分析，其中 86.5% 的患者获得了 5 年随访数据。无论何种心脏节律，CS 患者的生存概率为 0.69（95% CI 0.61～0.76），而急性 ST 段抬高心肌梗死合并心脏骤停患者的生存概率为 0.89（95% CI 0.84～0.93）。而另一项研究显示，由急性 ST 段抬高心肌梗死导致的 CS，经过 5 年的随访，CS 患者仍然处于致命事件的高风险中。这种预后首先考虑可能与后期心律失常、充血性心力衰竭、复发缺血性事件或神经损伤等相关；也可能与休克患者年龄较大、有更严重的共病情况相关，这种死亡危险似乎在出院后的前几个月最高。为了提高这些 CS 患者的远期生存率，除按照不同病因制定 CS 患者的治疗方案以外，对于能够成功渡过危险期，经历Ⅰ期康复后并顺利出院的患者，都应过渡至Ⅱ期康复。可通过持续干预（包括康复训练、多学科管理）以减少 CS 再发生率，改善患者远期预后。Ⅱ期心脏康复是第一阶段的延续和第三阶段的基础，起着承上启下的枢纽作用。

心脏康复Ⅱ期的评估内容、院内身体活动或运动指导和患者教育内容参考相关指南。发生 CS 的患者进行Ⅱ期康复需完成 36 次院内心电监护下的运动训练，以最大程度保证患者运动中的安全，降低运动风险。

2.3 CS 患者的Ⅲ期康复

Ⅲ期心脏康复（院外长期康复）为心血管事件 1 年后的院外患者提供了预防和康复服务，是第Ⅱ期康复的延续。这个时期，部分患者已恢复工作和恢复日常活动，此期的关键是维持已形成的健康生活方式和运动习惯。

3 小结

近年来 AMI 合并 CS 的临床诊治取得了很多的进展，但拥有良好生活质量的心脏骤停患者的存活率仍然很差。许多人经历 CS 后无法回到原来的工作岗位。以运动为基础的心脏康复治疗可以降低冠心病（包括心肌梗死、慢性稳定型心绞痛）患者的总死亡率和再住院率，提高生活质量。医院监护下的运动与基于家庭的运动方式相结合的心脏康复，可使 AMI 患者长期获益。但 AMI 导致 CS 的治疗仍然存在许多尚未解决的问题，包括：CS 患者开展早期心脏康复治疗对远期生存率及再发 CS 发生率的影响；机械通气患者脱机困难的呼吸训练难点；CS 患者Ⅱ期心脏康复中的中医治疗；早期心脏康复是否能有效地减少主要不良心血管事件的发生；心脏骤停后神经损伤和功能恢复等，需要多学科开展更多的大规模临床试验来探究，以优化治疗策略，进一步改善预后。

张瑜

参考文献

[1] Kim C，Sung J， Lee J H.et al. Clinical practice guideline for cardiac rehabilitation in Korea[J]. Korean J Thorac Cardiovasc Surg,2019,52(4):248-285.

[2] The Task Force on sports cardiology and exercise in patients with cardiovascular disease of the European Society of Cardiology (ESC). 2020 ESC Guidelines on sports cardiology and exercise in patients with cardiovascular disease[J]. European Heart Journal,2021,42:17-96.

[3] Lemor A, Basir MB, Patel K. et al. Multi-versus culprit-vessel percutaneous coronary intervention in cardiogenic shock[J]. JACC Cardiovasc Interv, 2020,13:1179-1181.

[4] 中国康复医学会心血管病专业委员会. 中国心脏康复与二级预防指南 2018[J]. 中华内科杂志, 2018, 11: 802-810.

[5] Fernandes AC, McIntyre T, Coelho R. et al. Impact of a brief psychological intervention on lifestyle, risk factors and disease knowledge during phase I of cardiac rehabilitation after acute coronary syndrome. Rev Port Cardiol,2019,38:361-368.

[6] Omer MA, Tyler JM, Henry TD, et al. Clinical characteristics and outcomes of STEMI patients with cardiogenic shock and cardiac arrest[J]. JACC Cardiovasc Interv,2020,13:1211-1219.

第 22 章

团队与学科建设

急性心肌梗死占心原性休克病因的 30%。尽管直接经皮冠状动脉介入治疗和冠状动脉旁路移植术改善了 AMI-CS 的生存率，其死亡率仍然高达 50%。研究显示，当代心脏重症监护病房的措施并没有改善 CS 的预后，例如输注血管升压药或正性肌力药、血流动力学监测和主动脉内球囊反搏。机械循环支持装置例如左室辅助装置和微型轴流泵导管，相比于 IABP 可以提供更好的血流动力学支持，因而也越来越受到关注。然而，研究显示 MCS 也没有带来临床获益。因此，MCS 和血运重建之外的新手段成为 CS 治疗的焦点。建立 CS 团队有助于 CS 人群的快速诊断、早期血运重建、早期复苏和多学科管理，是近期一种有潜力的新方案。多学科方案可以涵盖 CS 诊疗的各个方面，更贴近 CS 动态病程中治疗靶标快速变化的特点。初步研究结果较为乐观，显示以团队为基础的方案可以优化药物和有创治疗并改善临床结果。

美国大多数的医院都进行心脏病急症的救治，然而具备先进 MCS 设备、辅助人员、专业介入医师和重症医学专家的、有能力救治休克的中心却较少。较小的中心由于操作例数较少，费用和操作的复杂性限制了机械循环支持的使用。每年美国 AMI 患者中有 8%（60,000 例）发生 CS，即便是三级医疗中心的 CS 患者的生存率也不乐观。只有少数中心能做到合理治疗，在农村地区尤其显著。美国国家心血管数据注册（National Cardiovascular Data Registry，NCDR）数据显示，MCS 使用率为 3.1%、高级支持使用率仅为 0.7%。MCS 在 PCI 术前、术中和术后的使用率分别为 27.7%、49.9% 和 22.4%。因此，为了提高 CS 患者的生存率，建议建立休克中心和路径以优化治疗效果。

1　建立休克团队与休克中心的必要性

如前所述，尽管在介入和外科血运重建以及机械循环支持方面取得了显著进展，CS 患者的结局依然令人失望。这可能部分归因于休克的识别和资源调动方面存在延迟。严重 CS 需要初步干预稳定病情，也会导致指南指导的干预措施出现延迟。研究显示，合并 CS 的急性 ST 段抬高型心肌梗死患者中达成首次医疗接触 - 器械时间目标的不足 40%。AMI-CS 最初几小时内死亡率较血流动力学稳定患者增加 10 倍。首次医疗接触 - 球囊时间每延长 10 min，每 100 例 PCI 患者中死亡增加 3.3 例。首次医疗接触 - 球囊时间缩短到 90 min 以内，CS 患者生存率可以提高 20%。因此，合理调动相关部门并及时转运 CS 患者到专业中心进行治疗，可以改善这类严重疾病的预后。但成立休克团队不应该取代传统的 STEMI 救治网络，而应是对已有 STEMI 救治体系进行补充、解决最重 AMI-CS 患者的治疗需求。

以团队为基础对重症患者进行治疗是一项基本原则。相比于休克团队在近期受到的关注，多学科心脏团队已在复杂心律失常、心脏移植、复杂冠状动脉血运重建和结构性心脏病介入治疗领域得到推广。最近，成立心脏骤停中心针对院外心脏骤停患者提供全面并符合最新循证医学证据的复苏和复苏后治疗成为一种趋势。与非专业化中心相比，在心脏骤停中心实施集约化治疗可以改善出院和 1 个月时的生存率以及神经功能。2019 年美国心脏协会提高了转运心脏骤停患者至心脏骤停中心的建议级别。心脏骤停通常伴有 CS，CS 患者心脏骤停的风险也增加，可以想象设立 CS 中心应该同样会获益。

设立 CS 中心和流程体系的主要原因是在临床实践中 CS 的诊治模式差别较大，诊疗数量少的医院的患者预后较差。相比于私立或社区医院，NCDR 数据显示大型医院（床位 > 600 张）、大学或教学医院使用 IABP 或 MCS 更为普遍。美国一项涉及 50 余万例 CS 患者的数据显示，诊治体量为上四位数的医院与下四位数的医院相比，CS 死亡率低 5%（住院死亡率 *RR* 为 1.12 vs 1.27）。其原因可能与大体量中心早期血运重建（36.4% vs 20.6%）和 MCS（33.5% vs 16.9%）比例高于低体量中心有关。一项涉及 362,065 例患者的研究显示，AMI-CS 死亡率随着医院体量的增加而下降。大医院和小医院的死亡率分别为 39% 和 42.4%，早期冠状动脉造影、PCI 和 MCS 使用率分别为 41.8% vs 30.3%、49.9% vs 36.6% 和 46.3% vs 32.9%。此外，甄选合适的患者给予高级治疗手段也可能是影响预后的因素。不同医院之间 MCS 的患者选择和使用率存在差异，这可能是影响治疗效果的因素。

总之，鉴于 CS 的复杂性，需要有专业的培训和经验以保障实施安全有效的有创和无创干预措施。在相关中心组建胜任全方位治疗的多学科 CS 团队，有可能实现体量优势，从而改善 CS 的预后。

2 休克团队的组成与分级

最早的休克团队为"移动团队"，由辐射医疗网络内擅长 CS 诊治的内科专家组成。梅奥诊所亚利桑那团队（The Mayo Clinic Arizona Team）由心胸外科医师、心力衰竭（或）心脏移植专家、灌注师和心脏重症监护病房护士组成。流动团队专注于使患者病情初步稳定并决定在转运前开始机械循环支持。该团队的前瞻性研究结果显示，27 例患者中 15 例转运前予以体外膜肺氧合，25 例患者成功转运至三级 CS 中心，14 例患者出院。巴黎一项由心脏外科医师、介入医师、灌注师和护士组成的移动团队 DE GUANYU 非三级中心提供机械循环支持联合 ECMO 支持的研究显示，顽固性 CS 的长期生存率接近三分之一（32 例 /75 例）。

目前，CS 团队通常由高级心力衰竭专家、心胸外科医师、心脏介入医师和重症医师（包括心脏重症医师）组成，其他成员包括重症医学护士、灌注师和呼吸治疗师。心导管室员工、重症医学护士和灌注师应该能在必要时到场。通常由心脏重症病房主治医师或心力衰竭专家初步评估后按既定标准启动团队。一旦启动，所有团队成员都要参与有关患者管理和治疗的决策。负责协调决策和干预措施（比如紧急 MCS 装置置入、心脏重症病房流程和患者的日程管理）的内科医师称为休克医师。

团队成员之间日常应持续保持沟通，针对 CS 治疗方案的升级和降级进行讨论。

建议根据医院能力对进 CS 中心进行分级。这一分级与 CICU 三级分类体系：I 级心脏重症病房为区域中心，Ⅱ 级心脏重症病房为次级转诊中心，Ⅲ 级心脏重症病房为社区心脏重症病房。

● **CS 中心分为 3 级**

I 级CS中心：专业性CS中心，指具备全天候(24 h、7 天)PCI 和高级 MCS 能力、有心胸外科现场支持的三级医院。这些中心也应该有针对院外心脏骤停进行低温治疗的方案。I 级 CS 中心多学科 CS 团队应该包括心脏介入医师、重症医师、心胸外科医师和高级心力衰竭专家。CS 中心应当启动导管室并通知团队其他成员，做到快速讨论、决策、启动高级 MCS 以及移植选项。

Ⅱ 级 CS 中心：指具备全天候（24 h、7 天）PCI，然而不具备 MCS 和心胸外科现场支持的医院。这些医院至少要具备 IABP，少数可以有 MCS。对于院外心脏骤停、需要高级 MCS 和心胸外科手术支持的患者，应该确立低温治疗的方案并持有转运至至少 1 个 I 级 CS 中心的书面转运计划。如果再灌注治疗后仍有 CS，应该迅速转运至专业的 I 级 CS 中心。转运过程应该迅速，而且应该尽量在 PCI 后从导管室直接转至 I 级 CS 中心的导管室。尽管临床试验显示 IABP 没有生存获益，但 Ⅱ 级 CS 中心仍应该具备 IABP。一些 Ⅱ 级 CS 中心可以有 MCS（例如 Impella）。建议在 PCI 术前使用这些设备，然后转运至 I 级 CS 中心进一步治疗。

Ⅲ 级 CS 中心：指没有 PCI 能力的医院，通常指社区医院或乡村医院。Ⅲ 级 CS 中心至少要具备高级生命支持能力，有针对无意识的院外心脏骤停患者的低温治疗方案和紧急转运至专业休克中心的书面计划，应能将 CS 患者从现场或无 PCI 能力的医院直接转运至 CS 中心。

3 休克团队与休克中心的运行模式和效果

顽固性 CS 经高级心力衰竭专家评估后应当启动休克团队，把患者转运至 I 级区域中心并请心脏介入专家会诊。同时，也要通知导管室人员（包括介入医师）

和心外科医师以便立即进行冠状动脉造影或可能的 MCS。INOVA 心血管研究所（INOVA Heart and Vascular Institute，IHVI）的 CS 路径由"休克专线"启动休克团队，驱动 4 名专家进行多学科讨论。渥太华大学心脏研究所（University of Ottawa Heart Institute，UOHI）休克流程使用智能手机 APP 启动休克团队，并支持 CS 团队成员之间在线讨论。

北美四项有关休克中心的研究显示，多学科 CS 团队根据流程进行诊治可以改善预后。底特律 CS 方案是一项地方 AMI-CS 诊疗流程，涉及早期启动导管室、早期（最好在接诊后 90 min 以内）使用 MCS 和常规进行有创血流动力学监测。结果显示患者的出院生存率由历史对照的 50% 左右提高至 71.9%。IHVI 的研究结果显示，CS 团队诊疗流程使 CS 患者 30 天死亡率由前一年的 47% 提高至当年的 57.9%，第二年则达到 76.6%。相比于失代偿性心力衰竭，AMI-CS 患者的 30 天生存率改善效果更加显著（2016 年、2017 年和 2018 年的生存率分别为 44%、63% 和 82% 比 60%、63% 和 72%）。犹他州心脏恢复休克团队（Utah cardiac recovery shock team，UCAR）的结果显示，CS 团队诊疗流程相比传统方案使顽固性 CS 的住院死亡风险下降 13.1%，30 天全因死风险下降，校正 RR 0.61（95% CI，0.41～0.93）。UOHI 的结果显示，多学科 CS 团队诊疗流程相比既往流程改善长期生存率，随访中位数时间为 240 天，校正 RR 0.50（95% CI 0.28～0.99）。然而，该研究没有显示住院或 30 d 生存获益。这可能与研究对象中死亡率较高的 AMI-CS 和缺血性心肌病比例较低有关。总之，尽管在多种干预措施下 CS 的结局仍然不尽人意，但 CS 中心和多学科 CS 团队的兴起给 CS 的治疗带来了希望。建立休克团队和流程之前与之后的生存率比较见图 22-1。

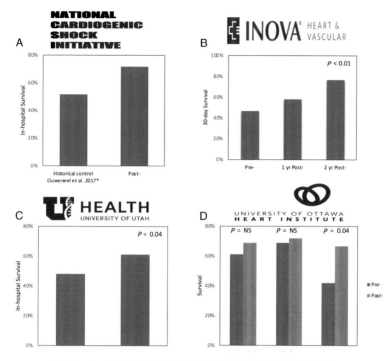

图 22-1　建立休克团队和流程之前与之后的生存率比较。

　　A ：底特律 CS 方案；B：NOVA 心血管研究所流程；C：犹他州心脏恢复休克团队流程；D：渥太华大学心脏研究所流程。

4　几个关键问题

4.1　急救系统早期识别

　　医疗急救系统人员应该在首次医疗接触时有认识 AMI-CS 的能力。一旦诊断或怀疑 CS，现场启动应该包括通知最近的具备机械循环支持能力的专业 CS 中心，并控制首次医疗接触 - 支持时间≤90 min。应该避免将患者转运至没有 PCI 能力和没有专业 CS 中心的医院。如果预计转运时间＞120 min，可以考虑将患者转运至有 PCI 能力但不是 CS 中心的医院，目的是不延误直接 PCI 再灌注时间。

4.2 急诊室早期分诊和会诊

急诊科医师对可疑 CS 患者进行初步评估后应立即通知休克团队。急诊室应该为这类特殊类型患者设置专用诊疗室或重症监护仓。这些专用区域应配备床旁超声心动图以便进行初始评估和筛查。经过培训的急诊科医师或休克团队的心脏科医师迅速地、有针对性地进行床旁超声心动图检查非常重要，可以评价左心室功能、右心力衰竭和急性机械并发症（二尖瓣反流、乳头肌功能不全、室间隔缺损、游离壁破裂或乳头肌断裂、心包积液或心脏压塞以及主动脉夹层）。此外，主动脉瓣狭窄、反流或左室血栓是置入 Impella 的禁忌证。超声心动图筛查应该在急诊室评估时进行，但不能因为超声心动图筛查延误患者转运至导管室。

● **正性肌力药**

尽管正性肌力药（首选去甲肾上腺素）对于维持血压非常重要，但是其会使每搏功和心肌氧耗增加，并且对微循环有损害，因而不利于急性期心脏恢复。相对于增加正性肌力药而言，尽快开始机械循环支持更为重要。

● **低温治疗**

尽管指南对 I、II、III 级中心都建议实施低温治疗，但对于院外心脏骤停恢复自主循环仍然无意识的患者不应过分强调。AMI 导致的心脏骤停患者恢复自主循环后仍有 CS 时，应该考虑在 PCI 前置入 Impella。没有恢复自主循环的患者进行静脉 - 动脉 ECMO（VA-ECMO）心肺复苏或体外心肺复苏可能提高生存率。低温治疗的神经保护功能对于提高存活患者的神经功能也很重要，应该在急诊室尽快开始体表降温或体内经导管降温。低温治疗应该在 MCS 之前或与机械循环支持同时以及 PCI 之前开始。

4.3 机械循环支持

在 I 级和 II 级休克中心，强调快速置入 MCS 装置和 PCI 术后进行有创血流动力学监测（通常为右心导管）以指导以进一步治疗，例如停用血管升压药和正性肌力药以及 MCS 的脱机或升级。根据低氧血症和右心力衰竭指标（如肺动脉搏动指数＜0.9）将左心室辅助升级为双心室辅助（Bipella: Impella CP 左室辅助和

Impella RP 右室辅助）。

在Ⅱ级休克中心，再灌注后 CS 仍持续存在时应该立即将患者转运至Ⅰ级中心的导管室。休克团队应该对转运至Ⅰ级休克中心的顽固性休克患者进行仔细评估。年龄、永久心室辅助或移植的适应证、休克开始的时间、患者意愿等都是 MCS 升级时需要考虑的因素。美国数据显示，Impella 支持超过 12 h 仍然处于休克状态（心输出功率<0.6 w）和低灌注（乳酸水平＞ 4 mmol/L）的缓和死亡率高达 50%，此时应该考虑升级 MCS。

● 主动脉内球囊反搏

SHOCK Ⅱ研究显示 AMI-CS 患者常规使用 IABP 没有获益，但在临床实践中，多数导管室都为 CS 患者备有 IABP，也在继续使用。

● 高级机械循环支持

AMI-CS 的主要原因是前降支闭塞导致前壁心肌梗死和左心力衰竭。左主干闭塞会在 2 h 内导致休克，而前降支闭塞会在 8 h 内导致休克。因此，前壁心肌梗死导致的 CS 患者早期使用 MCS 以降低左室负荷，然后行 PCI 再灌注非常重要。早期干预有助于心脏快速恢复，从而缩短器械使用时间和重症监护病房的住院时间。高级 MCS 装置已用于治疗手段有限且预后极差的 CS 的治疗。尽管美国批准了 Impella 用于 CS，但是目前还没有前瞻性随机显示其能带来生存获益。

● 经皮经瓣膜持续微型轴流泵

Impella 系列为短期经皮左室辅助装置，通过去左室负荷、减少舒张期容积、减少压力容积环面积和心脏做功机制提供心脏支持。Impella 可以通过股动脉鞘经皮迅速置入（Impella 2.5 用 13 F 鞘、Impella CP 用 14 F 鞘）。ISAR-SHOCK（25例）研究显示在 AMI-CS 患者使用 Impella 2.5 血流动脉血指标好于 IABP，但死亡率无差异。IMPRESS（48 例）研究显示严重 CS（多数为心脏骤停后）患者使用 Impella CP 与 IABP 相比 30 天死亡率无差异（多数 PCI 后置入）。全球注册资料显示 PCI 前使用 IABP+ 正性肌力药的患者和使用 Impella 2.5 的患者的生存率分别为 41% 和 65%。底特律 CS 方案（41 例）资料显示 CS 患者 PCI 前使用 Impella CP 患者的出院时的生存率为 74%。乳酸水平＞ 4 mmol/L 和心输出功率<0.6 w 患者的 24 h 生存率不佳。因此，CS 患者考虑使用 Impella 时，应该首选较大流量的 Impella CP。

● 经皮持续离心泵

Tandem Heart 是另一种经皮左室辅助装置，需要较大的鞘管置入和房间隔穿刺，后者限制了其大范围使用。相比 IABP，研究没有显示 Tandem Heart 可改善 30 天死亡率，而血管和出血并发症却增加。Tandem-Life 装置类似于 ECMO 系统，使用类似 Tandem 持续离心泵但不需房间隔穿刺。

● 体外膜肺氧合

VA-ECMO 可增加左室收缩压和舒张压，降低左室每搏输出量。由于 VA-ECMO 不能为心室减负荷，因而可能需要 IABP 或 Impella（ECMO 联合 Impella）为左室减负荷。髂动脉置管的直径较大，因此可能需要在远侧肢体动脉置管提供灌注。去除置管需要外科操作。患者也可能出现上身接受来源于心脏的低氧血液灌注导致脑缺氧，而下身接受来源于氧合器的氧合血的风险。VA-ECMO 适用于全循环心脏骤停和 CS 合并低氧血症的患者。不过，VA-ECMO 的生存率大约为 40%，依然没有明显改善。

AMI-CS 的管理流程见表 22-1 和图 22-2。

表 22-1　急性心肌梗死患者心原性休克处理的护理途径

分层	目标	参数	干预	考虑
紧急医疗服务	心原性休克的早期识别 AMI/STEMI 的早期识别 将患者转移到 PCI 和心脏休克护理中心	·收缩压<90 mmHg ·心率>100 或<60 次/分钟 ·器官灌注不良的体征/症状 ·血氧饱和度<90% ·心电图异常 ·POC 化验异常、乳酸水平、动脉血气	·现场气管插管	如果估计的 FMC 到器械的时间<120 分钟，则绕过非休克和非 STEMI 中心

分层	目标	参数	干预	考虑
急诊	急性心肌梗死继发心原休克的鉴定 休克护理团队的早期启动 心脏骤停后 ROSC 昏迷患者的低温治疗	休克指数： · CI <2.2 · PCWP >15 mm Hg · LVEDP >15 mm Hg · CPO<0.6 Watts · Calculated · PAPI<0.9	气管插管 超声心动图 用于低温治疗的表面冷却装置	急诊室休克患者专用抢救间用于初始评估
启动高级 MCS	建立足够的循环和灌注 FMC 到支持时间 ≤90 分钟 经胸手术置入高级 MCS	—	高级 MCS： · Impella · Tandem Heart · ECMO/Tandem Life · Bipella	个体化 MCS 策略
早期心脏介入	恢复冠状动脉血流 FMC 到设备的时间 ≤ 90 分钟	—	· PCI 入路，桡动脉>股动脉入路 – 建立中心静脉通路和右心导管检查。 · 用于低温治疗的内部导管冷却装置	PCI 策略：仅限处理罪犯病变
介入后护理	PCI 和 MCS 后护理 预防 PCI 术后和 MCS 并发症 LVAD 评估 心脏移植评估 姑息治疗	· 休克指数 · 实验室：CBC、CMP、乳酸水平 - 动脉血气	· 有创血流动力学监测 · CRRT · 机械通气	· 停止和升级 MCS · 考虑早期转移到 LVAD/ 心脏移植机构进行早期移植评估

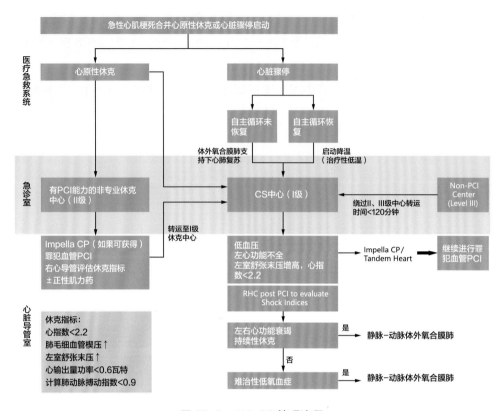

图 22-2　AMI-CS 管理流程

　　目前还没有基于循证医学的休克中心流程方案。I 级休克中心应该具备专业的重症医学专家和护理队伍，熟练掌握 MCS 的升级、降级以及低温治疗的方案。MCS 应该至少持续 24 h。升级至永久心室辅助和心脏移植的决策应由包括心力衰竭专家和外科医师在内的团队决定。

5　小结

　　尽管目前在血运重建和 MCS 方面取得了进步，但 CS 的碎片化管理和实际治疗模式差异很大程度上导致了其结局不尽人意。自从提出建立休克团队和方案以来，关于 CS 的认识和治疗手段在进步。既往有关 CS 的研究在定义、患者入选、治疗方案和结果评价方面存在较大差异。2019 年美国心血管造影和介入学会对 CS 的新定义和分期，有利于休克严重程度的判定、便于多学科沟通。MCS 在不同 CS 阶段效果也不同，因而 SCAI 新的 CS 分期也有利于机械循环支持的选择。CS 的治疗效果有时间依存度高和治疗方案需要不断升级和降级的特点，专业的 CS 团队有利于制定各种方案并优化治疗效果。观察性注册研究支持建立辐射状区域性 CS 救治体系。多学科休克团队和流程化管理能够提高 CS 患者生存率。CS 团队的作用是促进及时诊断 CS、合理使用有创血流动力学监测、及时进行血运重建策略和置入 MCS 装置。鉴于目前相关研究还限于观察性资料，还需要进行大规模随机对照研究来评价标准化 CS 团队方案的有效性和成本效率。

赵汉军

参考文献

[1] Moghaddam N, Diepen S V, So D, et al. Cardiogenic shock teams and centres: a contemporary review of multidisciplinary care for cardiogenic shock [J]. ESC Heart Fail, 2021, 8:988-998.

[2] Rab T, Ratanapo S, Kern KB, et al. Cardiac Shock Care Centers: JACC Review Topic of the Week [J]. J Am Coll Cardiol, 2018, 72:1972-1980.

[3] Baran DA, Grines CL, Bailey S, et al. SCAI clinical expert consensus statement on the classification of cardiogenic shock: This document was endorsed by the American College of Cardiology (ACC), the American Heart Association (AHA), the Society of Critical Care Medicine (SCCM), and the Society of Thoracic Surgeons (STS) in April 2019 [J]. Catheter Cardiovasc Interv, 2019, 94:29-37.